急危重症
护理查房

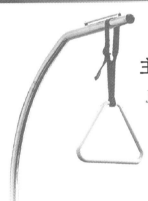

主编◎张 伟 周 晶

JIWEI ZHONGZHENG
HULI CHAFANG

U0254886

四川科学技术出版社

图书在版编目（CIP）数据

急危重症护理查房 / 张伟, 周晶主编. -- 成都：
四川科学技术出版社, 2024.3
ISBN 978-7-5727-1252-4

Ⅰ . ①急… Ⅱ . ①张… ②周… Ⅲ . ①急性病 – 护理
学②险症 – 护理学 Ⅳ . ①R472.2

中国国家版本馆CIP数据核字（2024）第053179号

急危重症护理查房

主　编　张　伟　周　晶

出 品 人　程佳月
组　稿　肖　伊
责任编辑　唐晓莹
助理编辑　王　芝　唐于力
责任出版　欧晓春
出版发行　四川科学技术出版社
　　　　　成都市锦江区三色路238号　邮政编码 610023
　　　　　官方微博 http://weibo.com/sckjcbs
　　　　　官方微信公众号 sckjcbs
　　　　　传真 028-86361756
成品尺寸　185 mm × 260 mm
印　　张　20.5
字　　数　474 千
印　　刷　成都蜀通印务有限责任公司
版　　次　2024年3月第1版
印　　次　2024年5月第1次印刷
定　　价　88.00元

ISBN 978-7-5727-1252-4

邮购：成都市锦江区三色路238号新华之星A座25层　邮政编码：610023
电话：028-86361770

编 委 会

特别感谢四川省科技计划项目（No.2023YF0240）对本书的资助。

目　　录

第一章 急诊普通内科疾病患者的救治和护理

案例一 慢性阻塞性肺疾病急性加重患者的救治和护理

一、病例概述

【病情】

患者，男，59岁。主诉：反复咳嗽、咳痰30余年，加重伴胸闷、气紧2天。

【疾病史】

现病史：患者30余年前开始反复出现间断咳嗽、咳痰，长期门诊规律随访，2天前患者咳嗽、咳痰加重，咳白色痰及少量黄色痰，伴有胸痛、胸闷、心累、气紧、双下肢水肿，全身乏力，无畏寒、发热，无腹痛、腹泻，现为求进一步诊治入院。

既往史：慢性阻塞性肺疾病（COPD）30余年。

【辅助检查】

实验室检查：血钾3.11 mmol/L，全血碱剩余3.5 mmol/L，阴离子间隙7.8 mmol/L，缓冲碱51.1 mmol/L，细胞外液碱剩余3.7 mmol/L，实际碳酸氢盐27.7 mmol/L，碳氧血红蛋白2.6%，血钙1.020 mmol/L，氧合血红蛋白96.7%，pH 7.452，标准碳酸氢盐27.2 mmol/L，动脉血氧饱和度（SaO_2）100.0%，动脉血氧分压（PaO_2）142.0 mmHg[①]，胆红素 < 51.270 μmol/L，平均红细胞体积100.2 fL，平均血红蛋白314 g/L，红细胞体积分布宽度 – 标准差（RDW-SD）54.3 fL，红细胞体积分布宽度 – 变异系数（RDW-CV）14.6%，白细胞计数10.27 × 10^9/L，中性分叶核粒细胞百分比75.7%，淋巴细胞百分比13.2%，中性分叶核粒细胞绝对值7.77 × 10^9/L，单核细胞绝对值0.85 × 10^9/L，嗜碱性粒细胞绝对值0.07 × 10^9/L，血小板计数203 × 10^9/L，血红蛋白140 g/L。

---

① 1 mmHg ≈ 0.133 kPa。

【诊断】

慢性阻塞性肺疾病急性加重（AECOPD），伴有坏死性肺炎、肺部感染。

【用药及治疗】

予以哌拉西林他唑巴坦抗感染、布地奈德＋特布他林雾化、输注盐酸氨溴索注射液、口服氯化钾口服液；心电监护、吸氧。

二、护理体检、诊断及措施

【护理体检】

心率（HR）76 次 /min，呼吸（R）22 次 /min，血压（BP）90/69 mmHg，血氧饱和度（SpO_2）95%。患者神志清楚，对答准确切题，皮肤及巩膜无特殊，双侧瞳孔等大等圆、对光反射灵敏，呼吸平稳，咽部无充血，扁桃体无肿大，心音减弱，心律齐，心脏各瓣膜区无杂音，双肺呼吸音对称，双肺呼吸音低，双肺可闻及干、湿啰音，触诊全腹柔软，全腹无压痛、无反跳痛。肝脾未触及，肠鸣音活跃，双侧病理征阴性，脑膜刺激征阴性，四肢肌力 4 级，双下肢凹陷性水肿。骶尾部皮肤存在 10 cm×10 cm 压红，压之褪色。

【护理诊断】

1. 气体交换受损：与气道阻塞、通气不足、分泌物过多、肺泡呼吸面积减少有关。

2. 清理呼吸道无效：与分泌物多而黏稠、气道湿度减低和无效咳嗽有关。

3. 焦虑：与健康状况的改变、经济状况、病情严重程度等有关。

4. 活动无耐力：与疲劳、呼吸困难、氧供与氧耗失衡有关。

5. 营养失调（低于机体需要量）：与食欲降低、摄入量减少有关。

6. 潜在并发症：慢性呼吸衰竭、自发性气胸、水及电解质紊乱。

【护理措施】

1. 经常与患者交流，了解其心理状态，针对患者心理问题采取相应的护理措施。耐心细致地回答患者的提问以减轻患者对病症的恐惧和焦虑。以娴熟的技术赢得患者的信赖，建立起良好的护患关系。

2. 指导患者少食油腻和不易消化的食物，进食清淡、低盐或无盐、高热量、高蛋白、高维生素且易消化的食物。

3. 观察患者咳嗽、咳痰情况，呼吸困难程度，营养状况、肺部体征；观察患者有无并发症，如慢性呼吸衰竭、自发性气胸；监测患者动脉血气分析，以及水、电解质和酸碱平衡情况。

4. 呼吸道护理

（1）加强呼吸道湿化，保持呼吸道通畅，促进痰液稀释排出，能有效解除支气管痉挛，控制肺部感染，改善通气障碍，缓解缺氧症状。

（2）超声雾化以稀释痰液，促进痰液排出，一般每次使用时间为 15 ～ 20 min。

（3）指导神志清楚且尚能配合者有效咳嗽，协助患者取舒适卧位，指导患者先行5～6次深呼吸，后于吸气末保持张口状，连续咳嗽数次，使痰到咽喉附近时再用力咳嗽，将痰排出；或患者取坐位，两腿上置一软枕顶住腹部，使膈肌上升，咳嗽时身体前倾，头颈屈曲，张口咳嗽将痰液排出。

（4）面对久病长期卧床、体弱无力咳嗽的患者，应协助其每2～3 h翻身1次，经常变换其体位，有利于其体内深部痰液向上方移动，以及呼吸道分泌物的引流。

5. 遵医嘱给予患者吸氧。一般采用低浓度、低流量持续给氧方式。吸入的氧浓度为25%～29%，氧流量为1～2 L/min，使$PaO_2 > 60$ mmHg或$SaO_2 > 90\%$。提倡长期家庭氧疗。氧疗有效的指标为患者呼吸困难减轻、呼吸减慢、发绀减轻、心率减慢、活动耐力增强。

6. 告知患者抗生素必须在医生指导下使用；抗生素不宜长期使用，一般使用7～14天，避免菌群失调；服用口服药后应多饮水，以免尿液形成结晶；服用止咳糖浆服后少饮水，以免影响疗效。注意观察用药疗效及副作用。

7. 指导患者学会缩唇呼吸：嘱患者闭嘴经鼻吸气，然后通过缩唇（吹口哨样）缓慢呼气，同时收缩腹部。吸气与呼气时间比为1：2或1：3。每日2次，每次10～15 min，熟练后增加次数，可采用各种体位随时练习。注意呼气以距离患者口唇10～15 cm处与口唇等高点水平的蜡烛火焰随气流倾斜又不致熄灭为宜。

三、护理查房总结

COPD是呼吸科的常见病、多发病，我们一定要掌握对这类慢性疾病的管理和护理，减少急性加重的次数，延长患者的生命，提高患者的生活质量。在患者急性加重期，应特别注意如下问题。

（1）预防发生呼吸衰竭。COPD患者发生呼吸衰竭，以Ⅱ型呼吸衰竭为主，感染是发生呼吸衰竭的首要诱因。选择合理的抗生素控制感染很关键，应定时复查血常规。

（2）合理正确使用抗生素，第一时间采集标本行药敏试验，尽早找出使用抗生素的依据。

（3）尽快缓解患者的呼吸困难症状，采用雾化吸入治疗效果好。

（4）保持呼吸道通畅。注意气道的湿化，指导患者有效咳嗽，拍背辅助患者排痰，有条件时可采用机械振动排痰。

（5）选择合适的氧疗方式，定时复查血气分析。

（6）可以根据病情采取有创或无创序贯治疗。

四、知识拓展

【慢性阻塞性肺疾病急性加重】

COPD是一种具有气流受限特征的可以预防和治疗的疾病。其气流受限不完全可逆，呈进行性发展，与肺脏对吸入烟草、烟雾等有害气体或颗粒的异常炎症反应有关。如果患者出现超越日常状况的持续恶化，并需改变 COPD 基础的常规用药的情况时，称为慢性阻塞性肺疾病急性加重。

【Ⅰ型、Ⅱ型呼吸衰竭的判断标准】

呼吸衰竭是指由各种原因导致严重呼吸功能障碍，引起 PaO_2 降低，伴或不伴有动脉血二氧化碳分压（$PaCO_2$）增高而出现一系列病理生理紊乱的临床综合征。临床上常依据血气分析中的 PaO_2 和 $PaCO_2$ 值来判断呼吸衰竭类型。若血气分析结果显示 $PaO_2 < 60\ mmHg$，$PaCO_2$ 正常或降低，则为Ⅰ型呼吸衰竭；若血气分析结果显示 PaO_2 正常或降低，$PaCO_2 > 50\ mmHg$，则为Ⅱ型呼吸衰竭。

案例二　支气管扩张伴感染患者的救治和护理

一、病例概述

【病情】

患者，男，67 岁。主诉：间断发热、咳嗽 5 天。

【疾病史】

现病史：5 天前患者开始出现发热，自测最高体温 38.8℃，咳嗽，痰少，为白痰，感胸闷、气紧，遂到外院就诊，诊断"支气管扩张伴感染、COPD"，予头孢美唑、多索茶碱、热毒宁等对症处理后，患者仍间断发热，症状缓解不明显，遂至急诊行进一步就诊。

既往史：COPD 7 年多。

【辅助检查】

实验室检查：平均血红蛋白 309 g/L，嗜酸性粒细胞百分比 0.2%，淋巴细胞绝对值 $1.03 \times 10^9/L$，嗜酸性粒细胞绝对值 $0.01 \times 10^9/L$，纤维蛋白原 4.01 g/L，红细胞比容 50.3%，血钙 0.930 mmol/L，氧合血红蛋白 95.8%，SaO_2 98.1%，胆红素 < 51.270 μmol/L，血钠 128.4 mmol/L，血氯 96.1 mmol/L，葡萄糖 5.13 mmol/L，全血碱剩余 3.4 mmol/L，阴离子间隙 7.3 mmol/L，缓冲碱 51.1 mmol/L，细胞外液碱剩余 4.1 mmol/L，实际碳酸氢盐 28.5 mmol/L，碳氧血红蛋白 1.8%。

【诊断】

支气管扩张伴感染、COPD，发热。

【用药及治疗】

予盐酸氨溴索、盐酸莫西沙星片对症治疗；吸氧、心电监护、空腹及三餐后血糖测量、雾化。

二、护理体检、诊断及措施

【护理体检】

HR 112 次 /min，R 25 次 /min，BP 154/78 mmHg，SpO_2 96%。患者神志清楚，对答准确切题，皮肤及巩膜无特殊，双侧瞳孔等大等圆、对光反射灵敏，呼吸急促，咽部无充血，扁桃体无肿大，心音正常，心律齐，心脏各瓣膜区无杂音，双肺呼吸音对称、粗糙，双肺可闻及湿啰音，触诊全腹柔软，全腹无压痛、无反跳痛。肝脾未触及，肠鸣音活跃，病理征阴性，脑膜刺激征阴性，四肢肌力 5 级，双下肢无水肿。骶尾部皮肤存在 10 cm×10 cm 压红，压之褪色。

【护理诊断】

1. 清理呼吸道无效：与支气管感染导致痰液黏稠不易咳出有关。

2. 急性意识障碍：与痰窒息导致缺氧有关。

3. 活动无耐力：与疾病导致身体虚弱有关。

4. 气体交换受损：与支气管扩张伴感染有关。

5. 头痛：与椎基底动脉供血不足有关。

6. 体温过高：与支气管扩张伴感染有关。

7. 营养失调（低于机体需要量）：与摄入不足有关。

8. 知识缺乏：缺乏疾病预防、治疗的相关知识。

【护理措施】

1. 清理呼吸道无效的护理

（1）备好吸引器，予吸痰，严格无菌操作，每次吸痰时间不超过 15 s，动作轻柔，避免损伤呼吸道黏膜。

（2）观察痰液的颜色、性质、量，遵医嘱留取痰标本送检。

（3）遵医嘱予止咳化痰、抗感染药物，观察药物疗效和药物副作用。

（4）指导患者及其家属掌握恰当的咳嗽技巧，如拍背、有效咳嗽。拍背时要由下向上，由外向内。嘱患者咳嗽时尽量坐直，缓慢深呼吸后屏住呼吸 3 ～ 5 s，然后慢慢地由口将气体呼出，做第二次深呼吸，屏住气，然后用力咳出肺深部的痰。

（5）在患者心脏能耐受的范围内鼓励其多饮水。

（6）必要时给予患者雾化吸入或体位引流。

2. 急性意识障碍的护理

（1）密切观察患者神志、瞳孔及生命体征的变化，予心电监护、氧气吸入，发现异常立即报告医生并记录。

（2）加强巡视，做好交接班。

（3）保护患者，防止可能的损伤，病床安装床栏。

（4）要求家属 24 h 看护。

3. 活动无耐力的护理

（1）鼓励患者卧床休息，家属陪护。

（2）根据患者的需要把呼叫铃、常用的生活用品放在患者易拿到的位置。

（3）协助患者日常生活活动，如洗漱、更衣、进食等，以减少其能量消耗。

（4）在患者身体虚弱的时候，指导其床上排便。

（5）鼓励患者在身体耐受的范围内进行活动。

（6）加强巡视。

4. 气体交换受损的护理

（1）氧气吸入，氧流量 1 ～ 2 L/min，或者面罩给氧。

（2）密切观察患者呼吸的频率、节律、深度。

（3）监测患者动脉血气值。

（4）观察患者口唇、四肢、皮肤颜色有无异常。

（5）指导患者取有利呼吸的体位，如半卧位。

5. 头痛的护理

（1）观察疼痛的部位、性质、程度、持续时间。

（2）遵医嘱予罗通定 60 mg 口服，评估镇痛效果及观察可能出现的副作用。

（3）给患者提供充足的休息时间。

（4）可以教会患者分散注意力的方法，如与同室病友聊天等。

6. 体温过高的护理

（1）密切监测患者体温，体温在 37.5 ℃以上者，每日测量体温 4 次；体温在 38.5 ℃以上者，每 4 h 测量 1 次，发现体温与病情不相符时，应重复测量。

（2）观察患者热型及伴随症状，以协助诊断。

（3）遵医嘱给予患者抗生素，观察药物疗效及其副作用。

（4）保持室内空气新鲜，并注意保暖。

7. 营养失调（低于机体需要量）的护理

（1）提供干净的进餐环境，在患者进餐时不进行治疗活动，如静脉输液。

（2）鼓励家属给患者带其喜欢的食物。

（3）三餐定时定量。

（4）遵医嘱予患者氨基酸注射液 250 mL 静脉滴注。

8. 对知识缺乏患者的指导

（1）针对患者的疑问给予解释。

（2）做好健康宣教。

三、护理查房总结

支气管扩张是呼吸科比较常见的疾病之一，一定要掌握这类疾病的常规护理方法。

患者病情急性加重合并感染时，要特别注意以下几点。

（1）控制感染是急性感染期的主要治疗措施。应根据患者的临床表现和痰培养结果，选用有效的抗菌药物。另外，支气管扩张与感染密切相关，需积极防治百日咳、麻疹、支气管肺炎、肺结核等呼吸道感染疾病；及时治疗上呼吸道慢性病灶（如扁桃体炎、鼻窦炎等）；避免受凉，预防感冒；减少刺激性气体吸入等对预防支气管扩张有重要意义。戒烟、避免烟雾和灰尘刺激有助于避免疾病复发，防止病情恶化。

（2）强调清除痰液对减轻症状、预防感染的重要性，指导患者及其家属学习和掌握有效咳嗽、胸部叩击、雾化吸入及体位引流等排痰方法，并嘱其长期坚持，以控制病情的进展。

（3）讲明加强营养对机体康复的作用，使患者能主动摄取必需的营养元素，以增强机体抗病能力。鼓励患者参加适当的体育锻炼，建立良好的生活习惯，劳逸结合，以维护心肺功能状态。

四、知识拓展

【雾化吸入前】

临床上常通过雾化吸入对呼吸系统疾病进行治疗，如吸入特布他林、沙丁胺醇等药物以舒张支气管，从而改善支气管哮喘等疾病的症状。雾化吸入存在如下一些注意事项。

（1）患者应与医生说明自身有无药物过敏史及自身的基础疾病和用药史，或有无怀孕、哺乳等特殊情况，以避免因用药不当而引起其他不良反应。

（2）雾化吸入前，患者应将颜面部及口腔内的异物清洁干净，以避免异物进入气管或咽部，造成呛咳或堵塞。

【雾化吸入时】

雾化吸入时存在如下注意事项。

（1）体位：雾化吸入时，建议患者取坐位或半卧位，这样不但胸腔较为扩张，而且有利于痰液的排出。

（2）操作：操作时应将面罩紧贴于患者颜面部，以利于药物进入气管和肺部，并且嘱患者深呼吸与缓慢呼吸交替进行，以促进药物吸收。另外，雾化过程中需注意避免药物进入眼睛，还需观察患者面色及呼吸情况。

（3）其他：如果患者在吸入药物过程中有任何不适症状，应立即停止雾化治疗。如果为儿童进行雾化，家长需注意安抚儿童情绪，以达到更好的治疗效果。

【雾化吸入后】

如果患者在雾化吸入治疗后出现不适症状，或经治疗症状未得到缓解，建议咨询主管医生是否继续进行雾化治疗。

案例三　支气管哮喘患者的救治和护理

一、病例概述

【病情】

患者，男，46岁。主诉：咳嗽、咳痰伴喘息6天。

【疾病史】

现病史：6天前患者无明显诱因出现咳嗽、咳痰，痰初始为白色，后逐渐转为黄色，自诉痰量较多，较易咳出，伴喘息、头晕、胸闷、气紧、活动耐量较前明显下降，夜间不能平卧，无咳血、胸痛、恶心、呕吐、意识障碍等。

既往史：既往左下肢因外伤骨折，行手术治疗。

【辅助检查】

1. 实验室检查：γ-谷氨酰转移酶69 IU/L，白蛋白37.9 g/L，胱抑素C 1.17 mg/L，血钠136.9 mmol/L，血钾2.98 mmol/L，β-羟丁酸0.31 mmol/L，中性分叶核粒细胞百分比80.9%，淋巴细胞百分比11.1%，淋巴细胞绝对值0.71×10^9/L，阴离子间隙9.7 mmol/L，碳氧血红蛋白2.0%，血钙0.980 mmol/L，$PaCO_2$ 32.8 mmHg，pH 7.478，PaO_2 59.7 mmHg，胆红素<51.270 μmol/L，血钾2.9 mmol/L，血氯107.9 mmol/L。

2. 心肌标志物检查：B型利钠肽97 ng/L。

【诊断】

支气管哮喘、肺部感染。

【用药及治疗】

1. 予注射用甲泼尼龙琥珀酸钠10 mg＋生理盐水100 mL静脉滴入。

2. 予头孢美唑抗感染治疗。

3. 予无创呼吸机S/T模式辅助呼吸，面罩吸氧交替进行。

4. 予雾化吸入用布地奈德混悬液、硫酸特布他林配制的雾化吸入用溶液（2 mL∶5 mg）解痉。

二、护理体检、诊断及措施

【护理体检】

HR 121次/min，R 28次/min，BP 118/83 mmHg，SpO_2 90%。患者神志清楚，对答准确切题，左下肢皮肤可见陈旧性手术瘢痕，巩膜无特殊，双侧瞳孔等大等圆、对光反射灵敏，呼吸急促，咽部无充血，扁桃体无肿大，心音正常，心律齐，心脏各瓣膜区无杂音，双肺呼吸音对称、粗糙，双肺可闻及干啰音，触诊全腹柔软，全腹无压痛、无反跳痛。肝脾未触及，肠鸣音活跃，双侧病理征阴性，脑膜刺激征阴性，四肢肌力 5 级，双下肢无水肿。

【护理诊断】

1. 低效性呼吸型态：与支气管痉挛、气道炎症、气道阻力增加有关。

2. 清理呼吸道无效：与支气管黏膜水肿、分泌物多、痰液黏稠有关。

3. 执行治疗方案无效（个人）：与不能正确使用止喘气雾剂或担忧激素的副作用有关。

4. 焦虑：与反复哮喘发作和呼吸困难有关。

5. 潜在并发症：自发性气胸、呼吸衰竭、肺不张、肺气肿、支气管扩张、慢性肺源性心脏病。

【护理措施】

1. 一般护理

（1）环境与体位：提供安静、舒适、清洁的环境，根据病情提供舒适的体位，适时翻身，保持床单位清洁，注意防止发生压力性损伤。

（2）饮食护理：提供清淡、易消化、足够热量的饮食，避免进食硬、冷、油煎食物，不宜食用鱼、虾、蟹等。

（3）生活护理：保持身体清洁舒适，勤换衣服、被单，注意个人卫生。

2. 病情观察

（1）加强巡视和观察，监测患者生命体征变化，注意患者的主诉，及时发现前驱症状。

（2）对于重症患者，每隔 10 ～ 20 min 监测生命体征 1 次，监测血气分析和肺功能。

3. 对症护理

（1）氧疗护理：遵医嘱予患者面罩吸氧，予无创呼吸机辅助呼吸，注意复查血气，评估治疗效果。

（2）促进排痰，保持患者呼吸道通畅，指导患者有效咳嗽，必要时予雾化吸入、体位引流、吸痰，嘱患者每日饮水 2 500 ～ 3 000 mL。

4. 用药护理

（1）观察药物疗效和不良反应：遵医嘱用药，不宜长期、单一、大量使用药物，宜与吸入性糖皮质激素等抗炎药配伍使用，注意心悸、骨骼肌震颤等不良反应的发生。

（2）吸入性糖皮质激素：指导患者正确掌握药物吸入方法，吸入药物后立即用清水充分漱口，口服用药宜在饭后服用，严格按医嘱用药，不得自行减量或停药，观察药物不良反应，如肥胖、糖尿病、高血压、骨质疏松、消化性溃疡等，对于有糖尿病的患者在用药期间应注意监测血糖的变化。

5. 潜在并发症的护理

加强宣教与巡视，发现气胸征象，立即报告医生，协助做好排气治疗的准备和配合工作，与患者及家属做好沟通解释工作，签署知情同意书。

6. 心理护理

（1）发作期：加强巡视，陪伴、安慰患者，减轻其紧张、恐惧心理。

（2）缓解期：鼓励患者参加体育锻炼和社会活动，提高其社会适应能力。指导患者家属多关心、照顾患者，听取患者心声。

7. 健康宣教

（1）疾病预防知识指导：避免接触过敏原及非特异性刺激物。

（2）生活指导：避免诱发因素，居室内禁放花、草、地毯，不养宠物，避免摄入过敏的食物，避免精神刺激和剧烈运动，充分休息，合理饮食，预防感冒，避免接触刺激性气体，发作时及时就医。

（3）自我监测病情：识别哮喘发作先兆和加重征象，紧急自我处理，可适当备用相关解痉药品。

（4）用药指导：了解所用药物的用法与不良反应，指导患者及其家属掌握正确的药物吸入技术，掌握用药相关保健措施。

（5）心理社会指导：支持身心健康的家人或朋友参与对哮喘患者的管理。

三、护理查房总结

支气管哮喘患者应重视在日常生活中的预防。

（1）冬天最好不要穿羽绒服及蚕丝、丝绵做的棉衣，因为部分哮喘患者会对动物羽毛、蚕丝等过敏。

（2）食物过敏在儿童中常见，儿童年龄越小越容易对食物过敏，随着年龄的增长，机体可能会逐渐对各种食物产生耐受。能引起过敏的食物很多，如牛奶、鸡蛋、虾、豆类、面粉、花生、巧克力和某些水果等，但并不是每位哮喘病患者都对这些食物过敏，所以不能一概而论，如"凡是海鲜都不能吃"是错误的，更不能因为是哮喘患者就禁食所有的海鲜或河鲜。注意患者哮喘发作是否与进食某些异体蛋白如鱼、虾、蟹、禽蛋、牛奶有关，如有关，应忌食。此外，还应注意观察患者哮喘发作是否与吃腰果、芝麻、桃子等有关，某些食品添加剂如酒石黄、亚硝酸盐也可诱发哮喘发作，应当引起注意。

（3）哮喘患者可能在室内停留的时间长，因此，改善居室内环境对于预防哮喘发作十分重要。①减少花粉吸入：在花粉量高的季节关上窗户，日间或午后最好留在室内不要外出；不要在室内摆放鲜花。②减少尘螨吸入：尘螨喜欢生活在潮湿温暖的环境中，主要滋生在卧室中，以床、枕头、地毯和软垫椅中最多。我国许多地区春秋季为尘螨生存的适宜季节，因此，由尘螨过敏引起的哮喘在春秋季发作增多。减少和避免接触尘螨的主要方法是多开门窗，保持室内空气流通，避免潮湿的环境，经常清洗和晾晒被子、衣服等。室内不要挂置绒毛饰品，不要放置地毯、布艺沙发等有利于尘螨滋生的物品。卧室应避免潮湿，室内相对湿度应保持在 50% 以下。居室的清理应由其他人员进行，以免患者在清理过程中接触大量过敏原引起哮喘发作。

四、知识拓展

【支气管哮喘患者就诊指导】

如果患者哮喘发作出现下述情况之一，应尽快到附近医院就诊，以免贻误病情，丧失治疗良机。

1.哮喘高危患者再次发作哮喘。高危患者包括：①以往发生过濒死性哮喘需要气管插管和机械通气者。②在过去的一年里曾因哮喘而住院或紧急就诊者。③目前正在使用或近期停用口服吸入性糖皮质激素者。④近期没有使用吸入性糖皮质激素者。⑤过度依赖短效 β_2 受体激动剂者。⑥有精神或心理疾病，包括使用镇静药者。⑦对哮喘治疗方案依从性不佳者。⑧应用某些可能诱发哮喘发作药物的患者，如对乙酰氨基酚、阿司匹林、吲哚美辛、普萘洛尔、美托洛尔等。

2.重度哮喘发作时患者出冷汗，端坐呼吸、不能平卧，休息时呼吸困难，口唇、指端青紫，不能说完整的语句（婴儿表现为拒食），烦躁不安，嗜睡或意识模糊，心动过缓或心率＞120次/min（婴儿＞160次/min），呼吸频率＞30次/min，哮喘音响亮或消失。

3.吸入短效 β_2 受体激动剂（如沙丁胺醇）1 h后仍无缓解，或吸入此类药物后哮喘虽有好转，但是哮喘症状缓解持续时间小于4 h，或间隔3～4 h就需要吸入短效 β_2 受体激动剂。

4.口服泼尼松4～6 h病情仍无任何改善。

5.肺功能指标呼气峰流速（PEF）低于正常预计值的60%或低于平时最佳值的60%。

案例四　肺部感染患者的救治和护理

一、病例概述

【病情】

患者，女，53岁。主诉：呼吸困难5天。

【疾病史】

现病史：（转诊医生代诉）5天前患者无明显诱因出现呼吸困难，伴咳嗽、咳痰，伴双下肢水肿，活动后加重，无胸痛，无腹痛、腹泻，无恶心、呕吐，无头晕、头痛，于外院就诊，完善相关检查，考虑"肺部感染；风湿性心脏病，心房纤颤，心功能Ⅳ级；肾功能不全"，予以头孢噻肟抗感染，去乙酰毛花苷丙强心，注射用甲泼尼龙琥珀酸钠解痉平喘，雾化治疗，现患者仍有咳嗽，为进一步治疗来院就诊。

既往史：2013 年诊断肾功能不全，每日小便 1 000 mL 以上。2017 年诊断风湿性心脏病，心房纤颤。

【辅助检查】

1. 实验室检查：红细胞计数 3.75×10^{12}/L，血红蛋白 114 g/L，白细胞计数 9.58×10^9/L，中性分叶核粒细胞百分比 79.4%，淋巴细胞百分比 8.8%，单核细胞百分比 11.6%，嗜酸性粒细胞百分比 0.1%，中性分叶核粒细胞绝对值 7.61×10^9/L，淋巴细胞绝对值 0.84×10^9/L，单核细胞绝对值 1.11×10^9/L，嗜酸性粒细胞绝对值 0.01×10^9/L，凝血酶原时间 14.9 s，国际标准化比值 1.30，总胆红素 28.8 μmol/L，直接胆红素 12.3 μmol/L，丙氨酸氨基转移酶 41 IU/L，天冬氨酸氨基转移酶 40 IU/L，γ - 谷氨酰转移酶 143 IU/L，尿素 14.0 mmol/L，肌酐 134.00 μmol/L，胱抑素 C 2.13 mg/L，尿酸 451 μmol/L，肌酸激酶 266 IU/L，羟丁酸脱氢酶 201 IU/L，血钠 129.5 mmol/L，血钾 2.73 mmol/L，血氯 89.4 mmol/L，二氧化碳结合力 29.2 mmol/L，β - 羟丁酸 0.28 mmol/L。

2. 心肌标志物检查：肌红蛋白 143.80 ng/mL，B 型利钠肽 10 792 ng/L，心肌肌钙蛋白 T（cTnT）29.9 ng/L。

【诊断】

肺部感染、风湿性心脏病、心房纤颤、肾功能不全、低钾血症。

【用药及治疗】

予哌拉西林、口服螺内酯、泵入冻干重组人脑利钠肽对症治疗；吸氧、记录 24 h 尿量。

二、护理体检、诊断及措施

【护理体检】

HR 88 次 /min，R 22 次 /min，BP 121/67 mmHg，SpO_2 96%。患者神志清楚，对答准确切题，皮肤及巩膜无特殊，双侧瞳孔等大等圆、对光反射灵敏，呼吸急促，咽部无充血，扁桃体无肿大，心音正常，心律不齐，心脏各瓣膜区有杂音，双肺呼吸音对称、粗糙，双肺可闻及干、湿啰音，触诊全腹柔软，全腹无压痛、无反跳痛。肝脾未触及，肠鸣音活跃，双侧病理征阴性，脑膜刺激征阴性，四肢肌力 5 级，双下肢凹陷性水肿。患者消瘦，颜面部潮红，骶尾部皮肤存在 10 cm×10 cm 1 期压力性损伤。

【护理诊断】

1. 气体交换受损：与肺部感染、肺泡通气量不足有关。

2. 清理呼吸道无效：与肺部感染所致痰液增多，不能自主咳痰有关。

3. 发热：与肺部感染有关。

4. 营养失调（低于机体需要量）：与疾病消耗有关。

5. 有皮肤完整性受损的危险：与长期卧床、压力性损伤有关。

6. 其他潜在并发症：感染性休克。

【护理措施】

1. 保持室内温度、湿度，室温 18～22℃，湿度 50%～60%，每日开窗通风 2 次，每次 15～30 min；予无创呼吸机辅助呼吸；定时巡视患者，严密观察患者的生命体征，持续监测 SaO_2；定时予以翻身、拍背，拍背需自外向内、自下而上，促进患者有效排痰，密切观察痰液的性质与量，发现异常及时告知医生，备吸引器，必要时吸痰；遵医嘱使用止咳、化痰药，注意用药效果及反应；做好口腔护理。

2. 患者取仰卧位，抬高头胸部和下肢约 30°，以利于呼吸，增强回心血量，尽量减少搬动，注意保暖。给氧，迅速采取鼻塞法或鼻导管、面罩吸氧，流量为 4～6 L/min。患者发绀明显或抽搐时，使用机械通气辅助呼吸，适当加大氧浓度，改善组织缺氧状态。迅速建立两条静脉输液通道，遵医嘱给予扩容、纠正酸中毒、应用血管活性药物和吸入性糖皮质激素等抗休克及抗感染治疗，恢复正常组织灌注。

3. 监测患者的生命体征、血清电解质、白蛋白、血红蛋白水平；指导患者家属准备高热量、高蛋白、高维生素的流质食物，由护士定时、定量为患者通过鼻饲管注入；遵医嘱用药，给予患者高能量的静脉营养及肠内营养。

4. 嘱患者注意保暖，及时增减衣物。患者体温高于 38.5℃时，给予物理降温，如温水擦浴；降温治疗后及时为患者更换掉潮湿的衣服及被褥。加强皮肤护理，保持清洁、干燥。患者应及时补充水及电解质，防止出汗过多引起电解质紊乱。监测患者的体温、呼吸、脉搏，并做好记录。

5. 予患者卧气垫床，背部垫"R"形枕，对患者骨隆突出部位予软枕保护，避免局部受压；发现皮肤问题及时处理，破溃处清理创面后贴以溃疡贴，并注意观察；翻身时避免拖、拉、拽，防止皮肤擦伤；保持床单位的平整、清洁、干燥，无渣、无屑；每日擦身 2 次，尤其注意会阴和肛周皮肤；遵医嘱使用抗生素。

6. 健康宣教

（1）忌食刺激性食物。肺炎患者应忌食辣椒、葱、蒜、酒等辛辣刺激性食物。

（2）要多吃富含优质蛋白的食物，如精瘦肉、螃蟹、海鱼、奶制品、豆制品、鸡蛋等，以提高人体免疫力。

（3）多吃富含维生素的食物，如猕猴桃、苹果、番茄、菜花等富含维生素 C 的新鲜水果、蔬菜。

（4）每日开窗通风，保持室内空气新鲜，通风注意保暖，避免着凉。

（5）避免淋雨、吸烟、酗酒，注意休息，劳逸结合，防止过度疲劳，生活有规律。

三、护理查房总结

1. 早期合理使用抗生素是治愈的关键。第一时间采集患者呼吸道分泌物或血标本行药敏试验，尽早找出使用抗生素的依据。对重症感染者，可先"重拳猛击"，再降阶梯治疗。

2. 支持治疗：卧床休息；避免疲劳、醉酒等使病情加重的因素；补充含足够的热量、蛋白质和维生素的食物，多饮水。

3. 对症处理：剧烈胸痛者可给予少量镇痛药，烦躁不安、谵妄、失眠者可给予地西泮 5 mg 肌内注射或水合氯醛 1 ～ 1.5 g 保留灌肠。禁用抑制呼吸的镇静药。禁用阿司匹林或其他解热药，以免过度出汗及干扰真实热型。

4. 并发症的处理：密切观察患者病情变化，注意预防休克。

5. 心理护理：应与患者交流沟通，鼓励其倾诉焦虑不安的想法，帮助其采取有效方法，尽快熟悉环境，安心养病。

四、知识拓展

【风湿性心脏瓣膜病概述】

风湿性心脏瓣膜病是风湿热引起的风湿性心脏炎症过程所致的心瓣膜损害，属于自身免疫性疾病，常见于 40 岁以下人群。表现为二尖瓣、三尖瓣、主动脉瓣中有一个或几个瓣膜狭窄和（或）关闭不全，临床上以二尖瓣最常受累，其次为主动脉瓣。

【风湿性心脏瓣膜病的主要并发症】

1. 心功能不全、心力衰竭。

2. 心律失常、快速型心房颤动（简称房颤）。

3. 呼吸道感染。

4. 栓塞，多以脑梗死为主。

5. 急性肺水肿。

6. 吞咽困难。

7. 声音嘶哑。

【该类患者目前首优的护理问题、目标及该采取的护理措施】

1. 首优的护理问题为气促、气体交换受损，与左心衰竭、肺循环淤血有关。

2. 护理的目标是改善患者呼吸困难。

3. 具体措施为：①限制活动量，减少活动中的疲劳。②给氧。③使用血管扩张药，注意控制滴速，监测血压。④使用利尿剂，注意准确记录出入水量，防止低钾血症。

【病情稳定后应注意的事项】

1. 注意防寒保暖，防止受凉受湿，尽可能改善潮湿、寒冷的居住环境。积极防治溶血性链球菌感染，以防风湿热复发。平时注意口腔卫生，积极治疗牙周感染等口腔疾病，注意饭后漱口。

2. 长期服用地高辛者应严格按时服药，并注意药物不良反应，要坚持自我监测，建立记录本，记录脉率、尿量、体重。

3.服用华法林者应严格按时服药，做牙科或其他外科手术前须告知医生。避免磕碰受伤，使用软毛牙刷刷牙，防止牙龈出血，有不正常的淤青或出血征应及时告诉医生。

4.宜进食高蛋白、富含维生素、丰富膳食纤维、易消化的食物，多吃新鲜水果、蔬菜，保持大便通畅。避免大量食用含维生素K的食物，如猪肉、牛奶、包心菜、莴苣、芦笋、西兰花、菜花、菠菜、白萝卜、豆制品、豆芽等。

案例五　呼吸衰竭患者的救治和护理

一、病例概述

【病情】

患者，男，81岁。主诉：活动后心累、呼吸困难伴乏力6个多月。

【疾病史】

现病史：患者诉6个多月前无明显诱因出现活动后心累、呼吸困难伴乏力，无发热，无胸闷、胸痛，无头晕、头痛，无恶心、呕吐，无腹痛、腹泻，于当地医院就诊，当地医院考虑肺部感染，予对症支持治疗（具体不详），患者症状无好转，为求进一步诊治入院就诊。

既往史：高血压10余年，血压控制在140～150/90～110 mmHg。

【辅助检查】

1.实验室检查：血红蛋白77 g/L，中性分叶核粒细胞百分比84.2%，白细胞计数7.54×10⁹/L，血小板计数228×10⁹/L，白蛋白27.6 g/L，肌酐135.00 μmol/L，血钠130.9 mmol/L，血氯98.1 mmol/L，无机磷0.43 mmol/L，肾小球滤过率估算值（eGFR）42.12 mL/（min·1.73 m²），纤维蛋白原4.06 g/L，抗凝血酶Ⅲ 68.8%，血浆D-二聚体1.26 mg/L FEU。

2.心肌标志物检查：B型利钠肽1 283 ng/L，cTnT 24.6 ng/L。

【诊断】

呼吸衰竭、肺部感染、低蛋白血症、高血压。

【用药及治疗】

予哌拉西林抗感染；吸氧、心电监护、高蛋白饮食。

二、护理体检、诊断及措施

【护理体检】

HR 85次/min，R 16次/min，BP 146/73 mmHg，SpO₂ 98%。患者神志清楚，对答准

确切题，皮肤及巩膜无特殊，双侧瞳孔等大等圆，对光反射灵敏，呼吸平稳，咽部无充血，扁桃体无肿大，心音正常，心律齐，心脏各瓣膜区无明显杂音，双肺呼吸音对称、粗糙，双肺可闻及干、湿啰音，触诊全腹柔软，全腹无压痛、无反跳痛。肝脾未触及，肠鸣音活跃，双侧病理征阴性，脑膜刺激征阴性，四肢肌力 5 级，双下肢无水肿。患者骶尾部一处 10 cm×10 cm 的皮肤有压红伴色素沉着，压之褪色，双侧股骨粗隆可见色素沉着。

【护理诊断】

1. 气体交换受损：与呼吸衰竭、患者采用人工辅助通气有关。

2. 急性意识障碍：与患者急性脑缺氧或二氧化碳潴留有关。

3. 感染：与呼吸道感染有关。

4. 生活自理能力丧失：与严重缺氧、呼吸困难有关。

5. 营养失调（低于机体需要量）：与进食障碍及高消耗有关。

6. 有皮肤完整性受损的危险：与长期卧床有关。

7. 其他潜在并发症：心搏骤停。

【护理措施】

1. 保持室内清洁，定时开窗通风，限制家属探视；及时清除患者呼吸道分泌物，吸痰时无菌操作；加强气道的湿化，定时向气道内滴入湿化液；做好机械通气的护理。

2. 合理用氧：Ⅰ型呼吸衰竭应给予低浓度、低流量鼻导管持续吸氧；病情加重时，配合医生机械通气。保持呼吸道通畅，及时清理痰液，及时正确执行医嘱，观察平喘药物的疗效及副作用；加强安全防护，行相关健康宣教，予床栏、约束带等措施。

3. 遵医嘱予抗生素治疗；加强呼吸道管理，严格执行无菌技术操作；加强生活护理，保持床单位的整洁与干燥。

4. 抬高患者肢体并保持肢体功能位，防止肢体水肿；保持患者清洁舒适；协助患者取舒适卧位，以及翻身、拍背。

5. 给予高热量、高蛋白、高维生素、低脂、易消化流质饮食；定期检测血生化水平，遵医嘱予静脉补充脂肪乳、氨基酸及人血清白蛋白等营养物质；积极治疗感染，降低机体消耗。

6. 加强营养，增强患者的皮肤弹性；嘱患者着宽松的衣服，并勤更换，以保护皮肤的完整性，防止受损。

7. 严密观察患者神志及生命体征变化，加强巡视，做好交接班，遵医嘱正确用药，观察用药效果及不良反应。

三、护理查房总结

呼吸衰竭的发病机制有多种，任何原因引起的肺泡通气不足、弥散障碍、肺泡通

气 / 血流比例失调、肺内动 – 静脉解剖分流增加和氧耗量增加，都可能导致呼吸衰竭。临床上往往是多种机制并存。

治疗上除了保持呼吸道通畅、氧疗、增加通气量、纠正酸碱平衡等之外，主要还要进行病因治疗，针对不同病因采取适当的治疗措施是治疗呼吸衰竭的根本所在。感染是慢性呼吸衰竭急性加重的最常见诱因，因此需积极进行抗感染治疗。呼吸衰竭导致的严重低氧血症常会引起其他器官的损害，要注意预防多器官功能障碍综合征（MODS）的发生。

四、知识拓展

【诊断为 I 型呼吸衰竭的依据有哪些】

呼吸衰竭是指各种原因引起的肺通气和（或）换气功能严重障碍，以致在静息状态下亦不能维持足够的气体交换，导致低氧血症伴（或不伴）高碳酸血症，进而引起一系列病理生理改变和相应临床表现的综合征。由于呼吸衰竭的临床表现缺乏特异性，明确诊断应根据动脉血气分析，若在海平面、静息状态、呼吸空气条件下，$PaO_2 < 60$ mmHg，$PaCO_2$ 降低或正常，并排除心内解剖分流和原发于心排血量降低等因素所致的低氧血症，即可诊断为 I 型呼吸衰竭。I 型呼吸衰竭又称缺氧性呼吸衰竭，无 CO_2 潴留。

案例六　肺栓塞患者的救治和护理

一、病例概述

【病情】

患者，男，45 岁。主诉：呼吸困难 2 个月。

【疾病史】

现病史：入院前 2 个月，患者无明显诱因出现呼吸困难，伴右侧胸痛，患者外院行肺动脉计算机体层成像（CT）示肺动脉栓塞，外院抗凝治疗效果欠佳，入院前 1 个月予住院治疗，予以利伐沙班抗凝治疗后复查 CT 肺动脉造影（CTPA）示肺动脉主干稍增粗，肺动脉主干、左右肺动脉干及双肺叶、段动脉见多发充盈缺损影，考虑肺栓塞，心脏彩超提示重度肺动脉高压。

【辅助检查】

1. 实验室检查：总胆汁酸（TBA）18.4 μmol/L，丙氨酸氨基转移酶 207 IU/L，天冬氨酸氨基转移酶 92 IU/L，γ – 谷氨酰转移酶 78 IU/L，甘油三酯 2.60 mmol/L，血钠 132.8 mmol/L，血钙 2.54 mmol/L，凝血酶原时间 14.8 s，国际标准化比值 1.29。

2. CT 检查

（1）CTPA 检查：左肺上叶尖后段软组织肿块影，大小约 1.6 cm × 1.3 cm，增强扫描可见病变呈轻度强化，边缘模糊，内见空洞形成，周围见少许磨玻璃影，邻近胸膜及斜裂粘连。双肺另见斑片影、小结节影及条索影，邻近胸膜增厚、粘连。气管及叶段支气管未见扩张、狭窄或闭塞。纵隔淋巴结稍增大，最大者短径约 1.1 cm。心脏未见增大，心包未见积液。左侧胸膜增厚粘连。双侧胸腔未见积液。

（2）CT 血管造影（CTA）检查：肺动脉主干稍增粗，肺动脉主干、左右肺动脉干及双肺叶、段动脉见多发充盈缺损影，考虑肺栓塞，左肺上叶尖后段肿块伴空洞形成，对比上述 CT 片，病灶稍缩小，其内空洞缩小，病灶周围磨玻璃影稍减少，双肺斑片及条片影、小结节影，提示炎症可能，较前左肺下叶病灶略吸收缩小、局限，右肺新增少许斑片影，要求随访复查。左侧胸膜增厚粘连。纵隔淋巴结稍增大，较前未见明显变化。

【诊断】

肺栓塞。

【用药及治疗】

吸氧、氨溴索祛痰、依诺肝素钠注射液皮下注射抗凝治疗。

二、护理体检、诊断及措施

【护理体检】

HR 68 次 /min，R 15 次 /min，BP 134/80 mmHg，SpO_2 100%。患者神志清楚，对答准确切题，皮肤及巩膜无特殊，双侧瞳孔等大等圆、对光反射灵敏，呼吸平稳，咽部无充血，扁桃体无肿大，心音正常，心律齐，心脏各瓣膜区无杂音。

【护理诊断】

1. 有皮肤完整性受损的危险：与卧床时间长有关。

2. 气体交换受损：与疾病导致胸痛、呼吸困难有关。

3. 心输出量减少：与疾病导致循环障碍有关。

4. 其他潜在并发症：快速型心律失常、出血。

5. 恐惧和焦虑：与对疾病缺乏认识有关。

【护理措施】

1. 安置心电监护，加强巡视，严格交接班；掌握快速性心律失常的抢救处理流程；备好溶栓药品；掌握常规静脉留置针的使用。

2. 协助患者取有利于呼吸的体位；提供舒适的环境、适宜的温湿度；遵医嘱给予患者吸氧，监测其动脉血气分析；保持呼吸道通畅。

3. 严密观察患者生命体征变化、心电监护；观察患者末梢循环、肢体温度、监测

SaO_2；准确记录 24 h 出入量。

4.有效制动，卧床期间所有的外出检查均要平车接送，专人陪送；保持大便通畅。

5.嘱患者不挖鼻孔、剔牙，使用软毛牙刷，不要用锋利剃须刀，禁食辛辣、坚硬的食物；掌握注射技巧，避免皮下出血及血肿形成；指导患者对早期出血征象和体征的自我监测。

6.协助患者翻身、拍背，检查受压部位，促进局部血液循环，防止压力性损伤，做好交接班；保持患者皮肤清洁干燥，有出汗或呕吐、分泌物多时，及时擦洗，以保护皮肤免受刺激；床单、被褥要保持清洁、平整、干燥、无碎屑。

7.给予患者心理护理，耐心听取患者倾诉，给予适当安慰，减轻其心理负担；与患者家属沟通以取得合作，共同关心患者，以减轻患者的孤独无助感和焦虑、恐惧感。

三、护理查房总结

在护理这类患者时，应该制订详细的护理计划，并将护理措施落实到位。在面对这类疾病时，可从以下几个方面出发，加强预防。

（1）改变生活方式，如戒烟、适当运动、控制体重、保持心情舒畅等。饮食方面应减少胆固醇的摄入，多进食新鲜蔬菜，适当饮茶。

（2）工作、生活中久坐或久站的，应穿宽松的衣服及鞋袜，多饮水并适当活动下肢。

（3）长期卧床时，在下肢没有静脉血栓的情况下，适当按摩下肢，或者使用预防血栓形成的药物或弹力袜。

（4）有静脉血栓史的患者应定期接受检查。

（5）经过胸部或腹部大型手术等需要使用抗凝血药来预防深静脉血栓形成，尤其对于先天缺乏某些抗凝因子的易栓症患者，更需要终身口服抗凝血药来预防。

四、知识拓展

【肺栓塞概述】

肺栓塞是指嵌塞物质进入肺动脉及其分支，阻断组织血液供应所引起的病理和临床状态。常见的栓子是血栓，其余为少见的新生物细胞、脂肪滴、气泡、静脉输入的药物颗粒，甚至导管断端等。呼吸困难是肺栓塞最常见的症状，另外还有咳嗽、胸闷、胸痛、咯血等。

【决定肺栓塞严重程度的因素】

肺栓塞的严重程度取决于：①栓子性质。②栓子大小。③栓子阻塞范围。④原心肺功能。⑤栓塞后释放的液体因子。

【进行溶栓治疗的禁忌证】

1.绝对禁忌证：活动性内出血；近期自发性颅内出血。对于致命性大面积肺栓塞患者，上述绝对禁忌证应被视为相对禁忌证。

2. 相对禁忌证：① 2 周内接受过大手术。② 2 个月内出现过缺血性脑卒中。③ 10 天内出现过胃肠出血。④ 15 天内出现过严重创伤。⑤ 1 个月内出现过脑卒中。⑥外科手术或眼科手术术后。⑦难以控制的重度高血压。⑧近期曾行心肺复苏。⑨血小板计数低于 $100 \times 10^9/L$。⑩妊娠。⑪细菌性心内膜炎。⑫严重肝肾功能不全。⑬糖尿病出血性视网膜病变。⑭出血性疾病等。

【溶栓时出现出血并发症时的处理】

1. 颅内出血：停止溶栓及抗凝；立即行头颅 CT 检查；经检查排除颅内出血后则可以继续溶栓治疗。

2. 溶栓时发生大出血：溶栓时出现大咯血或消化道大出血，或腹膜后出血，引起出血性休克或低血压时需要输血。

3. 溶栓时少量出血：指皮肤、黏膜少量出血，显微镜下血尿、血痰或少量咯血等。体表局部出血时，可局部压迫止血。

【肺栓塞患者有高血压、高脂血症病史时应注意的方面】

1. 高血压、高脂血症患者血液处于高凝状态，易形成血栓，故应将血压、血脂控制在正常范围内，控制体重、忌烟酒，降低血液的高凝状态，预防或减少血栓形成。

2. 保证每日的饮水量，多饮水可降低血液黏滞度，增加血流速度。多食纤维素丰富的食物，多食蔬菜及水果，多饮水，保持排便通畅；排便时切勿用力，如有便秘，可以在医生指导下服用通便药物或缓泻药。

3. 不宜长时间保持一个体位，防止下蹲过久。

4. 用抗凝血药期间，避免食用萝卜、菠菜、咖啡等食物。

5. 定期复查，如有不适随时复诊。

案例七　咯血患者的救治和护理

一、病例概述

【病情】

患者，男，73 岁。主诉：咯血 2 周多。

【疾病史】

现病史：患者 2 周多前无明显诱因出现咯血，患者家属诉其咯血量少，具体不详，咯血次数为 5 ～ 6 次；2 天前咯血量增多，家属诉约 30 mL，伴头晕、轻微咳嗽，无咳痰，无发热，无胸闷、胸痛，无腹痛、腹胀，无恶心、呕吐，大小便正常。于外院行胸部 CT 平扫示：①左肺上叶后段实质性结节伴周围炎变，Lung RADS 4B 类（非常可疑为恶性的肺结节，恶性风险大于 15%）。②双肺散在多发感染性病变。③双肺下叶背段及后底段间质性改变。④头臂干、左锁骨下动脉、主动脉、左冠状动脉钙化斑。⑤双侧胸膜略增厚，胸椎退行性改变。为求进一步治疗入院就诊。

既往史：有高血压病史 10 余年，服用厄贝沙坦治疗，患者诉血压控制稳定；有糖尿病病史 6 年多，服用盐酸二甲双胍治疗，患者诉血糖控制稳定。

【辅助检查】

1. 实验室检查：葡萄糖 6.79 mmol/L，胱抑素 C 1.32 mg/L，阴离子间隙 10.7 mmol/L，血钾 3.94 mmol/L，直接胆红素 1.8 μmol/L，国际标准化比值 1.10，凝血酶原时间 12.6 s，血浆 D- 二聚体 0.23 mg/L FEU，血红蛋白 102 g/L，白细胞计数 4.61×10^9/L，中性分叶核粒细胞百分比 63.2%，嗜酸性粒细胞绝对值 0.05×10^9/L。

2. 心肌标志物检查：B 型利钠肽 162 ng/L，cTnT 9.3 ng/L。

3.CT 检查

（1）动态 CT 增强扫描（增强 CT）：左肺上叶尖后段斜裂旁软组织密度结节影，大小约 2.6 cm×2.1 cm，边缘模糊，邻近斜裂增厚，考虑肿瘤性病变。双肺散在磨玻璃斑片影、索条影及细网格影，以双肺下叶为著，多系炎症，伴间质性改变，合并其他待排，要求结合临床及治疗后复查。双肺多发小结节影，部分呈磨玻璃密度，多系炎性，其他待排，要求随诊。左肺上叶存在肺大疱。双侧胸膜增厚粘连。纵隔淋巴结增多，部分增大。右侧部分肋骨欠规则。心脏稍增大，肺动脉干稍增粗，主动脉及左冠状动脉钙化。

（2）CTA 检查：右侧椎动脉 C1 ~ 2 段重度狭窄至次全闭塞，右侧胚胎型大脑后动脉，其中 P2 段局部重度狭窄至次全闭塞，余颈部大动脉粥样硬化改变，管壁散在钙化灶、软斑块及混合斑块，以左侧颈总动脉及颈外动脉起始部为著，管腔中度狭窄，余管腔轻度狭窄，需结合临床。甲状腺左侧叶弱强化结节影，需结合专科检查。鼻窦炎症。颈部淋巴结增多，部分稍大。

【诊断】

咯血（咯血原因待查：感染？血管畸形？）、肺部感染、肺占位性病变（性质待定）、颈动脉狭窄（颈动脉狭窄术后）、高血压、糖尿病。

【用药及治疗】

予哌拉西林，微量泵入硝酸甘油，口服苯磺酸氨氯地平等治疗；糖尿病饮食。

二、护理体检、诊断及措施

【护理体检】

HR 66 次 /min，R 20 次 /min，BP 136/71 mmHg，SpO_2 98%。患者神志清楚，对答准确切题，右颈部皮肤可见一长约 10 cm 手术瘢痕，巩膜无特殊，双侧瞳孔等大等圆、对光反射灵敏，呼吸平稳，咽部无充血，扁桃体无肿大，心音正常，心律齐，心脏各瓣膜区无杂音，双肺呼吸音对称、清晰，双肺可闻及湿啰音，触诊全腹柔软，全腹无压痛、无反跳痛。肝脾未触及，肠鸣音活跃，双侧病理征阴性，脑膜刺激征阴性，四肢肌力4级，双下肢无水肿。双坐骨结节区皮肤色素沉着。

【护理诊断】

1. 有窒息的危险：与大咯血而患者极度紧张或无力咳嗽有可能导致血液阻塞大气道有关。

2. 感染：与血液潴留在支气管有关。

3. 体液不足：与大量咯血所致循环血量不足有关。

4. 焦虑与恐惧：咯血或担心再次咯血，对进一步检查及其结果感到不安和害怕。

5. 其他潜在并发症：休克。

【护理措施】

1. 大咯血，患者极度紧张或无力咳嗽导致血液阻塞大气道的护理措施

（1）置患者于抢救室，护士应采取急救护理措施，动作轻柔、敏捷。快速建立静脉通道，接好心电监护，稳定患者情绪，密切监测患者心率、血压、SaO₂，让患者采取平卧位，头偏向一侧。

（2）密切观察患者的咯血频率、咯血量、意识状态，有否无效咳嗽或不敢咳嗽、屏气等。密切观察患者有无窒息的发生，如患者出现精神紧张、坐卧不安、面色晦暗、咯血不畅等往往是窒息的表现；如患者突然出现表情恐怖，胸闷气促，张口瞠目，双手乱抓，大汗淋漓，唇、指发绀，则提示窒息已经发生，此时应准备好吸引器、气管插管等急救物品。

（3）一旦发现大咯血先兆症状，应立即为患者采取体位引流，取患侧卧位，头低脚高，床尾抬高45°左右，迅速排出积血，如患者牙关紧闭，可用开口器将其口撑开，及时清除口腔和咽喉部积血，并适当拍背引流，必要时行气管切开，以免呼吸道梗阻窒息。保持呼吸道通畅，遵医嘱快而准地给予输液、止血等各项治疗。

（4）气道通畅后，给予高流量吸氧；患者自主呼吸受损时给予呼吸兴奋剂，必要时进行机械通气。

（5）保持安静，护理操作要有计划地集中进行，避免不必要的刺激，注意保暖。

（6）协助检查、治疗等。用药治疗期间要注意观察疗效及用药反应。

2. 血液潴留在支气管的护理措施

（1）清除积血，保持气道通畅。

（2）无条件时采用头低脚高位，拍背排出积血。必要时负压吸引。患者总认为血是人体最宝贵的，所以咯血时不愿意将血吐出，不敢深呼吸及咳嗽，有下咽和屏气现象，此时应告知患者把血咯出的重要性及屏气、不把血咯出的危害，让患者明白窒息比咯血对生命的威胁更大，教会患者正确的咯血方法，取得患者的配合。

（3）遵医嘱应用抗生素。

（4）要保持环境清洁，做到定期消毒，防止交叉感染；进行操作前要洗手，注意保持患者皮肤、口腔卫生，如有排泄物应及时处理。

3. 大量咯血所致循环血量不足的护理措施

（1）严密观察患者病情变化：①计算出血量。②计算液体出入量。③记录出血部位、时间、进展情况。④注意观察血压、尿量及皮肤、肢端温度，发现异常及时报告医生。

（2）遵医嘱予以补液、输血等治疗，严格掌控输液速度，注意观察血压、尿量及皮肤、肢端温度，发现异常及时报告医生。

（3）保证营养供给，轻者应予低温饮食，重者应禁食且经静脉补充营养，并注意维持水、电解质、酸碱平衡。

4. 对患者因咯血或担心再次咯血，或对进一步检查及其结果而感到不安和害怕的护理措施

（1）患者大咯血时，护理人员应积极配合医生进行抢救和治疗，以良好的服务态度对待患者，增强患者的信心。

（2）被血液污染的衣物应及时更换，咯出的血液、痰液应及时倾倒，避免对患者产生不良刺激。

（3）患者不良的情绪反应，高度的精神紧张，可能会反射性地引起喉头痉挛，从而导致患者窒息；患者交感神经兴奋性增高时，血流加快，肺循环高压，不利于止血。所以应给予患者心理支持，安慰患者。

5. 休克的护理措施

（1）备齐抢救用物及抢救药品。

（2）遵医嘱应用收缩血管药，如垂体后叶素。

（3）密切观察并准确记录患者咯血量和尿液的颜色、量、性状等；监测患者血压、脉搏、呼吸、神态及全身状况。

（4）患者呼吸道通畅后加压给氧，并遵医嘱使用呼吸兴奋剂。

（5）咯血停止后可给予患者口腔护理，清除周围血迹，无异常者可给予温或凉的流质饮食；患者应保持大便通畅。

（6）根据需要做好输血准备。

（7）嘱患者忌饮浓茶、咖啡、刺激性饮料。

（8）患者大量咯血时暂禁食，咯血停止后或少时可进流质或半流质饮食。

三、护理查房总结

激素是指由体内的某一细胞、腺体或者器官所产生的可以影响机体内其他细胞活动的化学物质。吸入性糖皮质激素可抑制免疫反应，减轻、修复滤过膜损害，并有抗炎、抑制醛固酮和抗利尿激素等作用。激素的使用原则为起始足量、缓慢减药和长期维持。

（1）患者在服用激素期间，饮食上要低糖、低盐、低脂、高钾及高钙，以避免出现血糖、血压的升高。

（2）在疾病允许的情况下，患者可以多增加户外活动和晒太阳，防止骨质疏松。

（3）因为有部分人用了激素后可出现胃保护屏障削弱，所以建议不要吃太硬的食物，要吃好消化的食物。

（4）服用激素类药物的时候，要注意复查血的变化，比如有些人会出现低钾血症、高钠血症，若发现有异常要及时加用药物或调理饮食。

（5）吸入性糖皮质激素减量应在严密观察病情与激素反应的前提下个体化处理，听医生和药师的建议，逐渐减量；擅自减量过快或突然停用激素可出现肾上腺皮质功能减退样症状，甚至使原发病复发或加重。

（6）服用激素是有最佳时间的，应在 7：00—8：00 给药 1 次或隔日早晨给药 1 次，这样可以减少肾上腺皮质功能下降甚至皮质萎缩的不良后果。若在午夜给予吸入性糖皮质激素，即使剂量很小，次日肾上腺皮质分泌的生理高峰也可受到明显抑制。

四、知识拓展

【咯血严重程度的划分】

小量咯血为 < 10 mL/d，中量咯血为 100 ～ 500 mL/d，大量咯血为 > 500 mL/d 或 > 300 mL/ 次。

【患者发生咯血时的应急措施】

1. 对咯血患者应在床旁备好负压吸引器及建立静脉通路。

2. 发生大咯血时，立即使患者取头低脚高位，轻叩其背部，用张口器将其口撑开，把舌拖出，及时应用吸引器去除口腔及咽喉处血块，并请其他人员帮助呼叫医生。

3. 给予患者低中流量吸氧。

4. 遵医嘱应用止血药物，如垂体后叶素，同时准备呼吸兴奋药。

5. 及时补充血容量，纠正休克，做好输血及气管插管或气管切开准备。

6. 嘱患者绝对卧床休息，加强生命体征监测，如有异常及时报告医生。

7. 患者生命体征平稳、病情好转后，应做好口腔清洁，保持床单位整洁，以及室内安静、空气新鲜。

8. 保持患者安静，卧床休息，避免搬动；为防止患者情绪激动加重出血，可遵医嘱给予适量镇静药。

9. 抢救结束后 6 h 内，据实、准确地记录抢救过程。

10. 止血后，鼓励患者轻轻咳嗽，将残留血块咳出。

案例八　消化道出血患者的救治和护理

一、病例概述

【病情】

患者，男，51 岁。主诉：呕血、解黑便 3 天。

【疾病史】

现病史：自诉 3 天前出现呕血，呕吐鲜血约 200 mL，伴解黑便 1 次 / 天，每次解黑便约 100 mL，伴头晕、出冷汗，伴心悸，至外院行胃镜检查，示：食管胃底静脉曲张，门静脉高压性胃病；予止血等对症治疗后今为求进一步诊治来诊。

既往史：有乙型肝炎（乙肝）肝硬化病史；有腹部外伤史；有脾脏切除手术史；有输注红细胞及血小板史。

【辅助检查】

实验室检查：活化部分凝血活酶时间 22.6 s，纤维蛋白原 1.85 g/L，抗凝血酶 III 70.9%，血浆 D-二聚体 1.37 mg/L FEU，总胆汁酸 33.0 μmol/L，天冬氨酸氨基转移酶 40 IU/L，总蛋白 61.8 g/L，白蛋白 35.8 g/L，阴离子间隙 9.9 mmol/L，血钙 2.10 mmol/L，红细胞计数 2.67×10^{12}/L，血红蛋白 98 g/L，红细胞比容 0.30%，平均红细胞体积 112.7 fL，平均血红蛋白含量 36.7 pg，RDW-SD 61.8 fL，RDW-CV 15.1%，单核细胞百分比 13.5%，单核细胞绝对值 0.68×10^9/L。

【诊断】

消化道出血、肝硬化伴食管胃底静脉曲张、肝细胞癌、胆囊结石。

【用药及治疗】

予钠钾镁钙葡萄糖注射液、艾普拉唑肠溶片、注射用生长抑素对症治疗；吸氧、心电监护；禁食、禁饮。

二、护理体检、诊断及措施

【护理体检】

HR 73 次 /min，R 19 次 /min，BP 136/88 mmHg，SpO_2 98%。患者神志清楚，对答准确切题，皮肤及巩膜轻度黄染，双侧瞳孔等大等圆、对光反射灵敏，呼吸平稳，心音正常，心律齐，心脏各瓣膜区无杂音，双肺呼吸音对称、清晰，腹平，左侧腹可见一斜形长约 10 cm 陈旧性手术瘢痕，触诊全腹柔软，全腹无压痛、无反跳痛。肝脾未触及，四肢肌力 5 级，双下肢无水肿。腹部示手术陈旧性瘢痕（脾脏切除术后），右手肿胀自诉系院外输液导致。

【护理诊断】

1. 组织灌流量的改变：与消化道出血有关。

2. 其他潜在并发症：血容量不足、休克。

3. 排便异常：与消化道大量出血、进食减少有关。

4. 知识缺乏：缺乏疾病预防、治疗的相关知识。

【护理措施】

1. 嘱患者卧床休息，保持情绪稳定，并给予其心理安慰；建立有效的静脉通路，必要时给予两路静脉补液以补充血容量，可适当加快输液速度；遵医嘱给予止血药，并观察患者用药后的反应；观察并记录患者呕血及黑便的量、性质；密切观察患者的面色、皮肤的温湿度、体温、脉搏、呼吸、血压及 24 h 的出入量并随时测量记录。

2. 密切观察患者生命体征：有无心率加快、心律失常、脉搏细弱、血压降低、脉压变小、呼吸困难、体温不升或发热；观察患者精神和意识状态：有无精神疲倦、烦躁不安、嗜睡、表情淡漠、意识不清甚至昏迷；观察患者皮肤和甲床色泽，肢体是温暖还是湿冷，周围静脉特别是颈静脉充盈情况；准确记录出入量，测每小时尿量，应保持每小时尿量 > 30 mL；观察呕吐物和粪便的性质、颜色及量；定期复查红细胞计数、血细胞比容、血红蛋白、网织红细胞计数、血尿素氮、大便隐血，以了解患者贫血程度、出血是否停止；监测血清电解质和血气分析的变化：急性大出血时，由于呕吐、鼻胃管抽吸和腹泻，机体可丢失大量水分和电解质，应注意维持水、电解质、酸碱平衡。

3. 观察患者出血量；大便的性状、量，排便次数；保持肛周皮肤清洁。

4. 指导患者及家属学会早期识别出血征象及应急措施；嘱患者出现头晕、心悸等不适或呕血、黑便时，应立即卧床休息，保持安静，减少活动；呕吐时取侧卧位以免误吸，并送医院治疗，慢性病者应定期门诊随访；上消化道出血的临床过程及预后因引起出血的病因而异，应帮助患者和家属掌握有关疾病的病因和诱因、预防、治疗和护理知识，以减少再度出血的危险；饮食卫生和饮食规律、合理，进食营养丰富、易消化的食物，忌浓茶和咖啡等饮料，避免过饥或暴饮暴食，避免粗糙、刺激性食物或过冷、过热、产气多的食物、饮料等，是避免诱发上消化道出血的有效措施。

三、护理查房总结

肝硬化患者的消化道出血原因很多，其中最常见的是食管胃底静脉曲张破裂出血，这种情况非常危险，患者可大量呕血或便血，出血量大时易休克，有生命危险。

针对这种情况，生活中有如下预防措施。

（1）避免腹压增高的各种因素：如抬重物、使劲排便、大笑、剧烈咳嗽等。

（2）避免划破静脉的各种因素：如进食带鱼刺的鱼肉、粗粮、其他坚硬的食物等。

（3）药物预防：普萘洛尔可以降低门脉压力，应定期遵医嘱调整用药。

四、知识拓展

【三腔二囊管压迫止血的操作要点及护理要点】

1. 操作要点

（1）插管前准备：检查三腔二囊管是否通畅，有无漏气，并测定充盈后气囊的气体容量和气压。

（2）体位及用药：协助患者取半卧位，清洁鼻腔，用丁卡因喷雾器进行咽喉部喷雾，使其达到表面麻醉作用。

（3）置管：经鼻腔缓慢插管至胃内。插管至咽部时嘱患者做吞咽动作以使管通过腔管，深度为 60 ～ 65 cm 时，用 20 mL 注射器抽吸胃减压管，吸出胃内容物，以确定管端确已入胃。用 50 mL 注射器分别向胃囊管注气 150 ～ 200 mL，至囊内压力约 50 mmHg，用止血钳夹住胃囊管，随后改用管钳，缓慢向外牵拉三腔管，遇有阻力时表示胃气囊已压向胃底贲门部，用胶布将管固定于患者鼻孔外。即如单用胃囊压迫已止血，则食管囊不必充气；如未能止血，再用 50 mL 注射器向食管气囊管注气 100 ～ 120 mL，至囊内压力约 40 mmHg，即可压迫食管下段，用止血钳夹住食管气囊导管，然后改用管夹。胃囊管和食管囊导管须分别标记。

（4）固定：用绷带缚住三腔管，用沙袋通过滑车固定架牵引三腔管，并固定于输液架上，以维持牵引。

（5）出血的观察及拔管：冲洗胃减压管，然后连接于胃肠减压器，观察胃内是否继续出血。出血停止 24 h 后，可放去囊内的气体，放松牵引。继续观察 24 h，确无出血时再将胃气囊放气，拔管时将气囊内之余气抽净，嘱患者口服液状石蜡后，再缓慢拔出三腔管。

2. 护理要点

（1）三腔二囊管留置期间每隔 12 ～ 24 h 将食管气囊放气 1 次，每次 15 ～ 30 min，以免因长时间压迫食管和胃底黏膜而使其溃疡坏死，留置时间不宜超过 4 天。

（2）慎防气囊上滑堵塞咽部，引起窒息；经常抽吸患者咽分泌物，以防吸入性肺炎的发生。

（3）加强患者鼻、口腔护理，减少细菌繁殖，防止口腔黏膜溃烂，降低感染；从鼻腔沿三腔管滴液状石蜡，以润滑管道，减少刺激，避免咽部疼痛。

（4）出血停止后，可考虑拔管，拔管前应先排空食管气囊，后排空胃气囊，再观察 24 h；如确无再出血，嘱患者吞服液状石蜡 20 ～ 30 mL，再将管道轻柔、迅速拔出。

（5）心理护理应贯穿于患者的整个治疗过程，以消除患者的恐惧心理，缓解其焦虑、抑郁等情绪。

【对上消化道出血的患者的一般生活指导】

一般生活指导：①注意休息，劳逸结合，避免劳累及重体力劳动；保持乐观情绪，避免情绪激动。②宜进食高热量、高维生素、适量蛋白的食物，避免进食酸、辣、粗硬及带刺的食物，戒酒，忌饮浓茶、咖啡。③保持大便通畅，防止便秘。④根据天气变化增减衣物，预防感冒。⑤避免增加腹内压的动作，如咳嗽、负重、用力排便等。

案例九　肝癌患者的救治和护理

一、病例概述

【病情】

患者，男，57岁。主诉：腹痛、腹胀5个月，加重1个月就诊。

【疾病史】

现病史：5个月前，患者无明显诱因出现腹痛，呈持续性胀痛，腹胀，伴食欲缺乏、恶心、呕吐，诊断为"肝癌，肝癌伴门静脉、腹腔淋巴结、腹膜、右侧肾上腺转移，丙型肝炎（丙肝）肝硬化失代偿期伴食管静脉曲张，食管静脉曲张套扎术后，冠状动脉粥样硬化性心脏病，2型糖尿病，中度贫血"，予以靶向药物及介入等治疗，诊治好转后出院，1个月前患者自觉症状加重，为进一步诊治遂就诊。

既往史：糖尿病5年多；丙肝。

【辅助检查】

超声检查：肝脏形态失常，包膜不光滑，实质回声粗糙、不均匀，肝内查见数个稍强回声及弱回声团块，较大，位于右肝，大小约4.4 cm×3.6 cm，边界较清楚，部分形态欠规则，部分内部回声不均匀，内及周边可见点线状血流信号。胆囊壁增厚，最厚约0.6 cm，囊壁查见数个点状稍强回声附着，肝内外胆管未见扩张。因肠气干扰，胰腺显示不清；脾脏肋间厚约5.0 cm，实质回声不均匀，未见确切占位。双肾形态大小未见异常，实质回声未见异常，左肾盏区查见数个强回声团，较大，位于中盏，大小约1.1 cm，集合系统未见明显分离；右肾集合系统未见明显分离及强回声。腹腔及腹膜后查见数个较大淋巴结，位于上腹部胰周，大小约5.9 mm×5.5 mm，皮髓质分界不清，内可见点线状血流信号；腹腔多间隙查见大片状无回声区。胆囊壁固醇沉积，胆囊壁增厚，脾脏不均匀长大，左肾结石，腹腔及腹膜后淋巴结长大，结构异常，腹腔积液。

【诊断】

肝癌，丙肝肝硬化，高乳酸血症，腹膜炎，电解质代谢紊乱，低钠、低氯，低蛋白血症，腹腔积液，肝硬化。

【用药及治疗】

予乳果糖口服，门冬氨酸鸟氨酸注射液、复方氨基酸注射液（3AA）、浓氯化钠注射液对症治疗，头孢美唑抗感染；流质饮食。

二、护理体检、诊断及措施

【护理体检】

HR 100 次 /min，R 20 次 /min，BP 109/81 mmHg，SpO_2 99%。患者神志清楚，对答准确切题，精神差，双侧瞳孔等大等圆、对光反射灵敏，呼吸平稳，全腹有压痛，双下肢凹陷性水肿，腹部膨隆，腹软，骶尾部皮肤存在 10 cm×10 cm 压红，压之褪色。

【护理诊断】

1. 舒适度的改变：由肝区疼痛所致。

2. 营养失调（低于机体需要量）：与恶性肿瘤对机体的慢性消耗有关。

3. 有皮肤完整性受损的危险：与长期卧床、消瘦、营养不良有关。

4. 电解质紊乱：与患者应用药物有关。

5. 有感染的危险：与低蛋白血症及营养失调有关。

6. 其他潜在并发症：肝性脑病、上消化道出血。

7. 知识缺乏：缺乏疾病预防、治疗的相关知识。

8. 预感性悲哀：与患者得知疾病预后不良有关。

【护理措施】

1. 入院时热情接待患者，做环境介绍，建立良好护患关系；关心体贴患者，倾听患者诉说，给予适当安慰；与患者家属沟通以取得合作，共同关心患者，以减轻患者的孤独无助感和焦虑、恐惧感。

2. 鼓励患者进食高蛋白、高热量、丰富维生素的食物，纠正水、电解质失衡；鼓励患者多饮水，以补充机体需要，提高机体抵抗力，但应避免出现腹胀，以减少对呼吸运动的影响。

3. 密切观察患者心、肺、肾、肝等主要脏器的功能情况，注意血压，脉搏，呼吸，体温，尿液的颜色、量、比重等情况的变化。遵医嘱给予患者静脉营养液及抗感染药物等治疗。

4. 为患者提供相对安静的休息环境，治疗及护理工作尽量集中进行。

5. 给予患者心理护理，帮助患者树立治疗的信心；给予患者精神上的支持，鼓励患者和家属共同面对疾病、互相扶持。

6. 嘱患者勿用力咳嗽、排便，以免增加腹压；执行各项操作时，严格无菌操作。

7. 患者出现疼痛时，应采取以下措施。

（1）观察患者疼痛部位的性质、疼痛持续时间及伴随症状，并注意评估患者疼痛程度（评分）。

（2）协助患者减轻疼痛，必要时遵医嘱给予镇痛药，提高患者生存质量。

（3）患者血压平稳时指导其取半卧位，以减轻疼痛。

（4）告知患者及家属疼痛的原因及减轻疼痛的方法，包括听音乐、分散注意力等放松技巧。

8. 健康宣教：嘱患者勿食霉变食物，定时体检并坚持自我观察、定期复查和后续治疗。注意营养，多吃高热量、高蛋白质和丰富维生素的食物，如新鲜蔬菜、水果，饮食以清淡、易消化为宜。保持大便通畅，防止便秘，可适当应用缓泻剂，预防血氨升高。注意休息，如体力许可，可做适当活动或参加部分工作。鼓励患者和家属共同面对疾病，互相扶持。

三、护理查房总结

肝癌晚期患者常出现消化道出血、肝性脑病、继发感染等严重并发症，所以在护理方面要严密观察患者病情变化，还应特别注意加强对患者的身心护理，对其实施临终关怀，尽力帮助患者控制疼痛，以提高患者生存质量。尤其要防范患者自杀等极端行为。

四、知识拓展

【对该类患者及其家属的健康指导】

1. 向患者及家属宣讲什么是肝癌、肝癌可能的病因、如何识别并发症的发生、如何预防等科普知识，指导患者自我护理、纠正不良生活习惯。

2. 指导患者选择清淡、高蛋白、低脂、无刺激、易消化的食物，进食不宜过饱，应少量多餐；鼓励患者多食新鲜蔬菜、水果，不吸烟、不喝酒。

3. 指导患者保持乐观的情绪，维持心身平衡。

4. 指导患者遵医嘱服药，严密观察药物疗效及不良反应，忌服对肝脏有损害的药物；切忌病急乱投医，勿迷信所谓灵药偏方。

案例十　肝功能损害患者的救治和护理

一、病例概述

【病情】

患者，男，52岁。主诉：腹胀1个多月，全身黄染20多天。

【疾病史】

现病史：1个多月前，患者无明显诱因于餐后出现腹胀，伴厌油，不伴腹痛、腹泻、黑便，不伴胸闷、胸痛、呼吸困难、咳嗽、咳痰等不适；20多天前，患者家属发现患者全身皮肤黄染，于当地医院就诊，予以对症支持治疗（具体不详），患者自觉上述症状无明显好转，全身皮肤黄染症状进行性加重，为求进一步诊治就诊。

既往史：发现乙肝8年多，具体诊治情况不详。

【辅助检查】

1. CT 检查：胸部 CT 平扫示肝硬化、脾大、侧支循环开放。腹、盆腔散在积液，腹膜炎征象，腹壁水肿，腹、盆腔脂肪间隙模糊，系膜及腹膜稍增厚，腹腔、腹膜后间隙淋巴结增多、部分稍增大。肝脏囊肿可能；肝脏右叶钙化灶。胆囊结石，胆囊炎待排。左侧肾上腺稍增粗，双侧髂动脉管壁钙化。双肺少许慢性炎症。右侧胸腔少量积液，邻近右肺部分组织受压不张。心脏未见增大。右侧第 7 后肋走行欠规则。

2. 实验室检查：凝血酶原时间 20.9 s，国际标准化比值 1.80，凝血酶时间 22.3 s，纤维蛋白原 0.80 g/L，抗凝血酶Ⅲ 30.7%，纤维蛋白及纤维蛋白原降解产物 11.0 mg/L，血浆 D- 二聚体 5.44 mg/L FEU，总胆红素 320.3 μmol/L，直接胆红素 233.2 μmol/L，间接胆红素 87.1 μmol/L，TBA82.0 μmol/L，丙氨酸氨基转移酶 242 IU/L，天冬氨酸氨基转移酶 132 IU/L，γ- 谷氨酰转移酶 98 IU/L，白蛋白 36.0 g/L，葡萄糖 6.67 mmol/L，肌酐 52.00 μmol/L，尿酸 161 μmol/L，胆固醇 2.32 mmol/L，高密度脂蛋白胆固醇 0.39 mmol/L，血钠 132.5 mmol/L，血氨 55.4 μmol/L，红细胞计数 4.01×10^{12}/L，红细胞比容 0.37%，中性分叶核粒细胞百分比 90.3%，淋巴细胞百分比 7.8%，单核细胞百分比 1.8%，嗜酸性粒细胞百分比 0.0%，中性分叶核粒细胞绝对值 7.32×10^9/L，淋巴细胞绝对值 0.63×10^9/L，嗜酸性粒细胞绝对值 0.00×10^9/L，阴离子间隙 8.8 mmol/L，碳氧血红蛋白 3.1%，还原血红蛋白 0.3%，血钙 1.010 mmol/L，氧合血红蛋白 96.0%，$PaCO_2$ 30.7 mmHg，pH 7.481，SaO_2 99.7%，PaO_2 126.4 mmHg，血钠 132.5 mmol/L。病原血清学检查（化学发光法）示乙型肝炎病毒表面抗原（HBsAg）> 3 000.000 COI，抗乙型肝炎病毒表面抗体（抗 -HBs）44.660 IU/L，乙型肝炎病毒 e 抗原（HBeAg）789.200 COI，抗乙型肝炎病毒核心抗体（抗 -HBc）0.006 COI。

【诊断】

肝损害（肝功能受损）、乙肝肝硬化（慢性乙肝）、凝血功能异常、低纤维蛋白原血症。

【药物及治疗】

予门冬氨酸鸟氨酸注射液、注射用哌拉西林钠他唑巴坦钠、复方氨基酸注射液（3AA）、人纤维蛋白原、注射用丁二磺酸腺苷蛋氨酸、甘草酸单铵半胱氨酸氯化钠注射液对症治疗，流质饮食。

二、护理体检、诊断及措施

【护理体检】

HR 75 次 /min，R 19 次 /min，BP 128/71 mmHg，SpO_2 98%。患者神志清楚，对答准确切题，全身皮肤及巩膜中度黄染，双侧瞳孔等大等圆、对光反射灵敏，呼吸平稳，咽部无充血，扁桃体无肿大，心音正常，心律齐，心脏各瓣膜区无杂音，双肺呼吸音对称，双肺呼吸音清晰，双肺未闻及干、湿啰音，触诊全腹柔软，全腹无压痛、无反跳痛。肝脾未触及，肠鸣音活跃，双侧病理征阴性，脑膜刺激征阴性，四肢肌力 5 级，双下肢无水肿。全身散在破溃结痂，骶尾部皮肤存在 10 cm×10 cm 1 期压力性损伤。

【护理诊断】

1. 体液过多：与肝功能减退、门静脉高压等有关。

2. 营养失调（低于机体需要量）：与肝功能减退、门静脉高压引起食欲减退、消化和吸收障碍有关。

3. 活动无耐力：与肝功能减退、腹水、营养摄入不足及吸收不良、代谢障碍有关。

4. 有皮肤完整性受损的危险：与营养不良，水肿，皮肤干燥、瘙痒，长期卧床有关。

5. 其他潜在并发症：肝性脑病、上消化道出血、感染。

6. 焦虑：与担心疾病预后、经济负担重有关。

【护理措施】

1. 体液过多的护理

（1）卧床休息，有利于增加肝脏血流量。

（2）避免使腹内压骤增的行为，如用力排便、剧烈咳嗽、打喷嚏等。

（3）限制水钠摄入。

（4）遵医嘱使用利尿剂，注意维持水、电解质、酸碱平衡。

（5）对腹腔穿刺予以相关护理，术后监测患者生命体征，观察穿刺点敷料有无渗出，嘱患者卧床休息。

（6）注意观察患者病情，准确记录其出入量，测量其腰围、体重等。

2. 营养失调（低于机体需要量）的护理

（1）给予患者高热量、维生素丰富、易消化的食物，严格禁酒。

（2）患者病情好转后逐渐恢复摄入蛋白质，并以植物蛋白为主。

（3）限制患者水钠的摄入。

（4）嘱患者多食含钾食物，预防低血钾。

（5）嘱患者避免损伤曲张静脉，宜进软食，进餐时宜细嚼慢咽。

3. 活动无耐力的护理

（1）嘱患者卧床休息，保持充足的睡眠和休息，有利于肝细胞的恢复。

（2）协助患者日常基本生活。

4. 皮肤完整性受损的预防

（1）注意对患者全身皮肤及黏膜的保护，内衣和睡衣最好为棉质品，以薄为宜，减少对皮肤的摩擦。

（2）长期卧床患者要按时翻身，保持床单位和衣服整洁。

（3）对有严重瘙痒的患者及时修剪指甲，防抓破皮肤。

（4）低蛋白血症者遵医嘱补充白蛋白。

5. 其他潜在并发症的预防

（1）加强观察患者生命体征、意识状态和呕吐物及排泄物情况。

（2）保持大便通畅，禁用肥皂水灌肠。

（3）遵医嘱使用止血剂。

（4）患者大量出血时，及时通知医生。

6. 焦虑的护理

（1）加强沟通，给予患者精神上的安慰与支持，增强其治疗的信心。

（2）向患者介绍疾病相关知识。

（3）指导患者家属在精神上支持和关心患者，减轻患者的心理压力。

（4）对严重焦虑和抑郁的患者，应加强巡视，以免发生意外。

三、护理查房总结

1. 保持乐观心态，严格禁酒，低盐饮食，勿食过冷、硬、刺激性食物；注意保暖和个人卫生，预防感染。

2. 睡眠充足，生活起居规律，可多参加轻体力活动，避免过度疲劳。

3. 沐浴时避免水温过高，不使用刺激性的皂类或沐浴液，沐浴后使用性质柔和的护肤品，皮肤瘙痒者给予止痒处理，勿用手抓挠，以免皮肤破损。

4. 遵医嘱用药，向患者介绍所用药物名称、剂量，给药时间、方法，教会患者观察药物疗效和不良反应。

5. 理解关心患者，给予患者精神支持和生活照顾，细心观察患者病情变化，若患者有性格、行为等的改变或者消化道出血应及时就诊。

四、知识拓展

【肝功能异常诊断标准】

1. 转氨酶异常：当肝脏组织受损时，转氨酶就会升高，包括丙氨酸氨基转移酶和天冬氨酸氨基转移酶。

2. 胆红素异常：胆红素可分为直接胆红素和间接胆红素。如果出现直接胆红素和间接胆红素同时升高的情况，很有可能是肝脏的肝细胞对胆红素的摄取、结合或排泄出现了障碍，应立即采取相应的治疗。总胆红素正常值为 1.7 ～ 17.1 μmol/l，直接胆红素正常值为 0 ～ 3.42 μmol/l，间接胆红素正常值为 1.70 ～ 13.68 μmol/l。

3. 白蛋白和球蛋白浓度异常：白蛋白降低，球蛋白浓度升高，是肝功能异常的表现，可说明肝脏的储备能力出现了异常，需要及时治疗。白蛋白正常值为 40 ～ 55 g/L，球蛋白浓度正常值为 20.0 ～ 30.0 g/L，白蛋白与球蛋白的比值（A/G 比值）正常值为（1.5 ～ 2.5）：1。

【肝功能异常的预防】

1. 心态要平和。肝脏受损、肝功能异常者一定要心情愉悦。

2. 保证休息。肝功能异常者不可进行过于激烈和繁重的运动和劳动，否则会加重肝脏的负担，对病情不利。

3. 定期检查。每隔半个月或1个月要复查肝功能，及时掌握病情变化，为医生治疗提供依据。

【肝功能异常的禁忌】

1. 忌辛辣。辛辣食品易引起消化道生湿化热，湿热夹杂，导致肝胆气机失调，消化功能减弱，故肝功能不正常的人应避免食用辛辣食物。

2. 忌滥用药物。药物对肝肾多有损害，肝功能不正常的患者一定要在医生的正确指导下，合理用药。

3. 忌过多食用蛋白饮食。对于病情严重的肝炎患者来说，由于胃黏膜水肿、小肠绒毛变粗变短、胆汁分泌失调等，人的消化吸收功能会有所降低。吃太多甲鱼、瘦肉等高蛋白食物可能会引起消化不良或腹胀等病症。

案例十一　慢加急性肝衰竭患者的救治和护理

一、病例概述

【病情】

患者，男，30岁。主诉：皮肤及巩膜黄染1周。

【疾病史】

现病史：1周前患者无明显诱因出现皮肤及巩膜黄染，伴头晕、乏力，上腹部持续疼痛，伴恶心、呕吐，呕吐黄色水样分泌物，伴黑便，1天1次，至当地医院就诊，诊断为"肝硬化，乙肝"，予保肝退黄等治疗，患者腹痛、乏力、黄疸、黑便无明显好转。

既往史：乙肝。

【辅助检查】

1. 实验室检查：总胆红素 586.4 μmol/L，直接胆红素 391.9 μmol/L，间接胆红素 194.5 μmol/L，TBA 111.8 μmol/L，丙氨酸氨基转移酶 1 089 IU/L，天冬氨酸氨基转移酶 615 IU/L，总蛋白 63.7 g/L，白蛋白 34.2 g/L，A/G 比值 1.16，肌酐 56.00 μmol/L，尿酸 107 μmol/L，胆固醇 1.31 mmol/L，高密度脂蛋白胆固醇 0.20 mmol/L，血钠 136.9 mmol/L，血钾 2.92 mmol/L，血镁浓度 0.70 mmol/L，血氨 83.8 μmol/L，凝血酶原时间 19.8 s，国际标准化比值 1.71，活化部分凝血活酶时间 43.0 s，凝血酶时间 25.8 s，纤维蛋白原 0.92 g/L，抗凝血酶 Ⅲ 22.6%。

2.心肌标志物检查：未见明显异常。

【诊断】

乙肝、肝硬化、凝血功能异常、慢加急性肝衰竭、血小板减少。

【用药及治疗】

静脉输注血浆 1 600 mL。

二、护理体检、诊断及措施

【护理体检】

HR 75 次 /min，R 20 次 /min，BP 106/65 mmHg，SpO_2 99%。患者嗜睡，对答部分切题，全身皮肤及巩膜重度黄染，双侧瞳孔等大等圆、对光反射灵敏，呼吸稍促，咽部无充血，扁桃体无肿大，心音正常，心律齐，心脏各瓣膜区无杂音，双肺呼吸音对称、清晰，双肺未闻及干、湿啰音，触诊全腹柔软，上腹部有压痛、无反跳痛。肝脾未触及，肠鸣音减弱，双侧病理征阴性，脑膜刺激征阴性，四肢肌力 5 级，双下肢凹陷性水肿。双眼充血，沟通语言障碍。患者骶尾部皮肤存在 10 cm×10 cm 压红，压之褪色，骶尾部皮肤色素沉着。协助其每 2 h 翻身活动 1 次，跌倒风险评估评分为 5 分、压力性损伤风险评估评分为 17 分，为低度危险；静脉血栓栓塞症风险评估评分为 1 分，为低危。

【护理诊断】

1.焦虑：与病情迁延不愈，担心疾病预后有关。

2.体液过多：与肝功能下降、门静脉高压及水钠潴留有关。

3.活动无耐力：与肝功能受损有关。

4.营养失调（低于机体需要量）：与肝功能下降引起的食欲减退、消化吸收障碍有关。

5.感染：与机体抵抗力下降有关。

6.有皮肤完整性受损的危险：与水肿、皮肤干燥伴瘙痒有关。

7.知识缺乏：缺乏疾病预防、治疗的相关知识。

8.其他潜在并发症：上消化道出血、肝性脑病。

【护理措施】

1.焦虑的护理

为患者提供安静舒适的环境，加强巡视，主动和患者沟通，安慰患者，进行必要的解释，建立良好的护患关系，取得患者的信任。鼓励患者表达自己的感受，了解患者的需求，提供必要的护理措施；帮助患者正确认识疾病，保持良好的心态，做好自我心理调适，积极参与自我护理，保持心情舒畅、情绪稳定，坚信自己能够战胜疾病。

2.体液过多的护理

（1）患者需要卧床休息，卧床时尽量取平卧位，增加肝肾血流量，改善肝细胞的营养。

（2）大量放腹水时，要注意避免使腹内压突然剧增的因素，如剧烈咳嗽、打喷嚏、用力排便等。

（3）限制水钠摄入。

（4）使用利尿剂时应特别注意维持水、电解质、酸碱平衡；利尿速度不宜过快，以每日体重减轻不超过 0.5 kg 为宜。

（5）每日准确记录患者液体的出入量，及时发现尿量的改变，预防肝肾综合征，每日晨起测腹围，每周测体重，发现腹围增长过快或体重增加过快时应及时通知医生处理。

3. 腹腔穿刺放腹水的护理

术前向患者说明注意事项，为患者测量体重、腹围、生命体征，嘱患者排空膀胱以免术中误伤；术后及术中监测生命体征，观察患者有无不适反应；术毕用无菌敷料覆盖穿刺部位，记录抽出腹水的量、性质和颜色，将标本及时送检。

4. 活动无耐力的护理

患者以适当的卧床休息为主，根据病情可适当安排活动，活动量以患者不感到疲劳为度。

5. 营养失调的护理

指导患者合理饮食，以清淡、易消化的食物为主，并嘱患者多食新鲜蔬菜及水果，不食油腻、辛辣刺激食物，戒烟和酒；健康饮食、规律用餐，避免暴饮暴食以免影响消化吸收，应少量多餐；肝硬化患者摄入的食物一定要细软，如选用稀饭、面片等，注意避免粗纤维饮食，防止诱发上消化道出血。

6. 感染的预防

（1）观察患者有无感染迹象，如观察患者体温、脉搏、呼吸及血象有无改变，及时发现感染迹象并协助医生进行处理。

（2）病房应减少探视，定期空气消毒，保持室内空气新鲜；严格遵守无菌技术操作，防止交叉感染；指导并协助患者做好皮肤、口腔护理，减少感染机会。

7. 皮肤完整性受损的预防

患者因皮肤干燥、黄疸可能会出现皮肤瘙痒，易发生皮肤破损和继发感染。指导患者穿棉质的内衣裤，修剪指甲，避免使用刺激性的皂类和沐浴液，沐浴后可使用性质柔和的润肤品，以减轻皮肤干燥和瘙痒；皮肤瘙痒者给予止痒处理，嘱患者勿用手抓挠，以免皮肤破损。

8. 对知识缺乏患者的指导

向患者及家属讲解有关疾病的病因、临床表现、治疗、用药、饮食、休息与活动等方面的相关知识，取得患者及家属的信任。

9. 其他潜在并发症的预防

（1）消化道出血：患者少量出血，无呕吐或仅有黑便或无明显活动性出血时，可嘱其选用温凉、清淡、无刺激性食物；急性大出血时应禁食；出血停止后 2～3 天改为流质饮食并注意观察大便的颜色、次数、量。

（2）肝性脑病：①嘱患者避免诱发肝性脑病的诱因，如高蛋白饮食、大量放腹水、感染、应用镇静催眠药等。②嘱患者合理饮食，限制蛋白质的摄入，以植物蛋白为主。③严密观察患者病情变化，密切观察肝性脑病的前驱症状，如患者有无冷漠、理解力和记忆力减退、行为异常等表现。

三、护理查房总结

目前肝衰竭尚无特效的治疗方法，原则上强调早诊断、早治疗，采取相应的病因治疗和综合治疗措施，尽量延缓病情加重，积极防治并发症。肝衰竭诊断明确后，患者一般都会住院治疗，为了动态评估患者病情，医护人员会安排详细检查和严密监护，并给予多项综合治疗。肝衰竭的治疗主要分为内科综合治疗、人工肝支持治疗及肝移植，人工肝对急性肝衰竭、亚急性肝衰竭、各期慢加急性肝衰竭均有良好的治疗效果，可有效降低临床病死率。针对部分慢加急性肝衰竭晚期患者，肝移植是最有效的方法，但如果在术前采取李氏人工肝治疗，可有效改善术前肝功能、延长移植等待时间，为肝移植的成功发挥重要的桥梁作用。

四、知识拓展

【肝衰竭】

肝衰竭是由病毒感染、酒精、药物、肝毒性物质等多种因素引起的肝脏损害，导致肝脏的合成、排泄和生物转化等功能发生严重障碍或失代偿，出现以凝血功能障碍、黄疸、肝肾综合征、肝性脑病、腹水等为主的一组复杂的临床症状。肝衰竭多起病凶险，治疗难度高，预后较差。

在我国，引起肝衰竭的首要因素是乙型肝炎病毒（HBV），其引起的慢加急性肝衰竭最为常见。其他常见病因包括药物、肝毒性物质（如酒精、化学制剂等）、自身免疫性疾病、细菌感染、休克或低血压引起的缺血性疾病。目前仍有 15% 的肝衰竭患者病因不明。

肝衰竭的早期症状不具有特异性，患者常出现乏力、恶心、食欲缺乏、腹泻等症状。随着肝衰竭的进展，消化道症状加重，患者出现极度乏力，并逐渐出现典型症状，如皮肤黄染、巩膜黄染、尿液呈茶色等黄疸症状；皮肤、黏膜有淤点、淤斑、出血点及鼻出血等凝血功能障碍症状；尿量减少甚至无尿等肝肾综合征症状；精神错乱、嗜睡、昏睡，甚至出现昏迷等肝性脑病症状；腹胀、腹痛、腹部膨隆，甚至自己可以听到"荡水声"，这是腹水的症状。

案例十二　血小板减少患者的救治和护理

一、病例概述

【病情】

患者，女，14岁。主诉：鼻腔出血2周多，伴黑便5天多。

【疾病史】

现病史：患者3周多前经期月经量较前明显增多，偶有头昏不适；2周多前无明显诱因出现2次鼻腔出血，无口腔血疱及出血，伴皮肤淤点、淤斑，无牙龈出血、呕血，不伴发热，不伴咳嗽、咳痰、咯血，不伴胸闷胸痛，不伴恶心、呕吐。于外院就诊，入院当天血常规示：白细胞计数 5.44×10^9/L，血红蛋白 77 g/L，血小板计数 1×10^9/L，诊断为"特发性血小板减少性紫癜"，予重组人血小板生成素注射液、地塞米松及输血小板 + 红细胞悬液治疗，具体输血量不详，输血后患者诉皮肤发痒。5天多前患者出现3次黑色稀便，小便呈淡茶色，2天多前患者出现1次呕血，颜色呈淡红色，具体呕血量不详。血常规示：红细胞计数 2.54×10^{12}/L，血红蛋白 67 g/L，血小板计数 2×10^9/L。今为求进一步诊治，遂来我院急诊科就诊。

既往史：既往有虾、梅子过敏史。

【辅助检查】

实验室检查：红细胞计数 2.44×10^{12}/L，血红蛋白 62 g/L，红细胞比容 0.21%，平均血红蛋白 301 g/L，RDW–CV16.8%，血小板计数 1×10^9/L。

【诊断】

血小板减少、消化道出血。

【用药及治疗】

予硫糖铝口服混悬液、醋酸泼尼松片、注射用生长抑素（配速 2.1 mL/h）、艾普拉唑肠溶片、氨甲环酸注射液、卡络磺钠片、脂肪乳注射液、复方氨基酸注射液（18AA–Ⅱ）等对症治疗；禁食、禁饮。

二、护理体检、诊断及措施

【护理体检】

HR 90 次 /min，R 16 次 /min，BP 101/60 mmHg，SpO_2 100%。患者神志清楚，对答准确切题，左腿皮肤可见淤点，巩膜无特殊，双侧瞳孔等大等圆、对光反射灵敏，呼吸平稳，咽部无充血，扁桃体无肿大，心音正常，心律齐，心脏各瓣膜区无杂音，双肺呼吸音对称、清晰，双肺未闻及干、湿啰音，触诊全腹柔软，上腹部有压痛、无反跳痛。肝脾未触及，肠鸣音活跃，双侧病理征阴性，脑膜刺激征阴性，四肢肌力 4 级，双下肢无水肿。患者右侧鼻腔填塞，见陈旧性血痂，骶尾部皮肤存在 10 cm × 10 cm 压红，压之褪色。

【护理诊断】

1. 有外伤出血的危险：与血小板减少、血管壁异常有关。

2. 有感染的危险：与激素的应用及机体抵抗力下降有关。

3. 知识缺乏：缺乏疾病预防、治疗的相关知识。

4. 其他潜在并发症：内脏及颅内出血可能，与血小板减少有关。

【护理措施】

1. 外伤出血的预防

（1）观察患者的血压、心率、面色、意识、瞳孔情况，观察患者有无生命体征及神志变化，监测血小板计数、出血时间、抗血小板抗体等。

（2）在静脉注射或其他穿刺部位加压止血，尽量避免肌内注射、皮下注射，提高穿刺准确度，穿刺针头宜选小号的，减少穿刺次数，动作轻柔。

（3）嘱患者勤剪指甲、不搔抓皮肤；沐浴或清洗时避免水温过高和过于用力擦洗皮肤；衣服应柔软、宽松，以免加重皮肤紫癜。

（4）嘱患者多休息，注意防护，避免创伤引起出血。

2. 感染的预防

（1）做好保护性隔离，如病房保持通风清洁，每日紫外线灯照射 1 次；限制探陪的人数及次数；工作人员及探陪者接触患者前要洗手。

（2）严格执行无菌操作，遵医嘱予抗生素治疗。

（3）指导患者保持个人卫生，如饭前便后认真洗手，便后清洗，勤漱口，每日清洁皮肤并更换内衣裤等。

（4）密切观察患者体温变化。

3. 对知识缺乏患者的指导

（1）安抚、关心患者，耐心向患者解释该病的治疗和愈后方面的知识，并向其介绍成功病例。

（2）教会患者认识所用药物的名称、剂量，嘱患者按时按量服用；避免使用引起血小板减少或抑制其功能的药物，如阿司匹林等。

4. 其他潜在并发症的预防

（1）嘱患者饮食以高蛋白、高维生素及易消化的软食为主；避免进食粗硬食物及油炸或有刺激性的食物，以免诱发消化道出血；多食含维生素 C 的食物；观察记录患者呕吐物、大便颜色、性状及量；患者呕吐时将其头偏向一侧。

（2）血小板计数小于 20×10^9/L 时，有脑出血危险，应嘱患者卧床休息，注意观察其有无头痛、恶心、呕吐等脑出血先兆；便秘、剧烈咳嗽会引起颅内压增高，诱发脑出血，所以鼓励患者多食高纤维食物，便秘时可遵医嘱使用泻药或开塞露，剧烈咳嗽时可遵医嘱使用抗生素及镇咳药积极治疗咳嗽。

三、护理查房总结

血小板低、皮下出血时应采取减少运动、服用吸入性糖皮质激素、输入血小板等措施积极治疗。患者外周血液中血小板数量升高可减少出血的风险。

四、知识拓展

【预防血小板减少引起的出血】

1. 避免穿着紧身衣物、粗糙的纺织品及使用止血带。

2. 避免使用钢板或精细网状锉刀修剪指甲及使用电动剃须刀刮胡须。

3. 增加空气湿度，维持居家湿度于40%，防治鼻黏膜出血。

4. 食用软食，避免食用会造成温度、机械及化学刺激的食物。

5. 使用软毛牙刷温和地清洁口腔，以低酒精成分漱口剂漱口，避免使用牙线，可使用凡士林润滑嘴唇。

6. 促进水分摄取，并增加活动量以避免便秘发生。

7. 必要时在医生指导下使用激素，以阻止月经来潮。

8. 避免使用会造成出血或延长出血时间的药物，如阿司匹林与阿司匹林制剂、非类固醇抗炎制剂、抗凝血制剂及酒精。

9. 避免颅内压升高，当血小板计数 $< 20 \times 10^9/L$ 时，避免用力屏气及剧烈运动。

案例十三　晕厥患者的救治和护理

一、病例概述

【病情】

患者，女，57岁。主诉：呼吸困难半月，晕厥1次。

【疾病史】

现病史：（患者家属提供病史）患者半月前无明显诱因出现呼吸困难，伴发热，最高体温不详，伴咳嗽、咳少量痰，伴胸闷、胸痛，不伴腹痛、腹泻、咯血、呕血、黑便等不适，外院就诊，完善相关检查，考虑"系统性红斑狼疮、间质性肺炎、类风湿性关节炎"，予以治疗（具体不详）后，上述症状有所缓解。4天前患者出现晕厥1次，时间为数分钟，晕厥前有呼吸困难、胸闷、胸痛等不适，为求进一步治疗来院就诊。

既往史：既往诊断"系统性红斑狼疮、类风湿性关节炎"，规律服药治疗；既往行肠息肉切除术、胃息肉切除术、阑尾炎切除术。

【辅助检查】

1. 实验室检查：丙氨酸氨基转移酶 49 IU/L，天冬氨酸氨基转移酶 48 IU/L，γ‑谷氨酰转移酶 94 IU/L，白蛋白 32.0 g/L，A/G 比值 0.89，胱抑素 C 1.32 mg/L，甘油三酯 2.10 mmol/L，高密度脂蛋白胆固醇 0.84 mmol/L，乳酸脱氢酶 265 IU/L，羟丁酸脱氢酶 199 IU/L，血钠 135.9 mmol/L，血钾 2.73 mmol/L，二氧化碳结合力 17.0 mmol/L，β‑羟丁酸 0.28 mmol/L，血钙 2.08 mmol/L，平均血红蛋白 315 g/L，RDW‑CV14.9%，中性分叶核粒细胞百分比 75.3%，淋巴细胞百分比 14.1%，淋巴细胞绝对值 0.52×10^9/L，血钾 3.42 mmol/L，全血碱剩余 −5.1 mmol/L，阴离子间隙 9.3 mmol/L，缓冲碱 42.4 mmol/L，细胞外液碱剩余 −6.6 mmol/L，实际碳酸氢盐 17.6 mmol/L，碳氧血红蛋白 2.2%，还原血红蛋白 0.1%，血钙 1.040 mmol/L，氧合血红蛋白 97.0%，$PaCO_2$ 27.0 mmHg，标准碳酸氢盐 20.2 mmol/L，SaO_2 99%，PaO_2 166.9 mmHg，胆红素 < 51.270 μmol/L，血氯 118.3 mmol/L，葡萄糖 3.84 mmol/L。

2. 心肌标志物检查：肌红蛋白 94.51 ng/mL，肌酸激酶同工酶 7.36 ng/mL，cTnT 57.2 ng/L。

【诊断】

晕厥（晕厥待诊）、呼吸困难、系统性红斑狼疮、类风湿性关节炎。

【用药及治疗】

予氯化钾口服溶液、氯化钾注射液、盐酸莫西沙星氯化钠注射液抗感染治疗，遵医嘱使用注射用甲泼尼龙琥珀酸钠。

二、护理体检、诊断及措施

【护理体检】

HR 68 次 /min，R 19 次 /min，BP 103/63 mmHg，SpO_2 96%。患者神志清楚，精神差，对答准确切题，皮肤及巩膜无特殊，双侧瞳孔等大等圆、对光反射灵敏，呼吸急促，咽部无充血，扁桃体无肿大，心音正常，心律齐，心脏各瓣膜区无杂音，双肺呼吸音对称、粗糙，双肺未闻及干、湿啰音，触诊全腹柔软，全腹无压痛、无反跳痛。肝脾未触及，肠鸣音活跃，双侧病理征阴性，脑膜刺激征阴性，四肢肌力 3 级，双下肢无水肿。骶尾部皮肤存在 10 cm × 10 cm 1 期压力性损伤。

【护理诊断】

1. 有受伤的危险：与头晕有关。

2. 活动无耐力：与头晕目眩动作失衡有关。

3. 焦虑：与突发的呼吸困难、晕厥有关。

4. 有误吸的危险：与呕吐物呛入气道有关。

5. 其他潜在并发症：心律失常、脑卒中、跌倒。

【护理措施】

1. 给患者创造安静、舒适的休息环境，避免环境刺激加重头痛；指导患者合理用药，做好自我监测，配合治疗；指导患者休息和饮食，血压不稳定或症状加重时应卧床休息；协助患者满足生活需要；嘱患者改变体位时要缓慢，从卧位至站立前先坐一会儿，未见不适再站立。

2. 向患者解释发生眩晕的病因及诱因；嘱患者卧床休息，闭目养神，尽量减少头部转动；指导患者由床上坐起、在床上活动等时动作宜缓慢，适当限制活动量，步行时注意避开脚下积水，以防跌倒；保持病室环境安静，空气清新，减少噪声，避免刺激患者情绪；患者进行起床、上厕所等活动的时候需要家人陪同，以防跌倒。

3. 观察患者呕吐的特点，记录呕吐次数，观察呕吐物的性质和量、颜色、气味；遵医嘱应用止吐药及进行其他治疗，促使患者逐步恢复正常饮食和体力；患者应积极补充水分和电解质，少食多餐，以免引起恶心、呕吐；剧烈呕吐至水、电解质失衡时，可通过静脉输液予以纠正；患者呕吐时应帮助其坐起或侧卧，以免误吸。

4. 患者可适当活动，但不能过量，病情严重的患者要绝对卧床休息；避免情绪激动，护理人员要积极主动安慰、理解患者，耐心解答患者及家属提出的问题，消除其紧张情绪；嘱患者多食用清淡、易消化的食物，忌食辛辣、坚硬的食物。

5. 护理人员应督导并协助患者翻身、拍背，检查受压部位，促进局部血液循环，防止压力性损伤，做好交接班；保持患者皮肤清洁干燥，患者有出汗、呕吐分泌物多时，及时为其擦洗，以保护皮肤免受刺激；床单、被褥要保持清洁、平整、干燥、无碎屑；加强巡视，给予患者及时帮助，解决其所需。

6. 健康宣教

（1）提倡合理膳食，嘱患者饮食要合理，以清淡、少脂为原则，多食新鲜蔬菜、水果。

（2）情绪激动常常是诱发急性心血管病的因素，嘱患者尽量避免过累、紧张、激动、焦虑，保证充足的睡眠。

（3）嘱患者在医生的指导下合理用药，勿私自用药、停药，积极治疗原发病。

（4）嘱患者出现头晕、头痛、恶心、呕吐、胸闷、心悸、视物模糊时应及时去医院就诊。

三、护理查房总结

晕厥患者的应急处理流程。

1. 一旦发现患者晕厥，应立即解开患者衣领，协助患者取平卧位或头低脚高位，通知医生，进一步查找原因，并做相应处理。

2. 保持呼吸道通畅，监测生命体征，必要时给氧，配合医生抢救。

3. 观察患者神志恢复情况，并检查有无外伤。

4. 向患者及家属讲解有关晕厥防治的知识。

5. 做好病情记录。

四、知识拓展

【晕厥】

晕厥是由于大脑供血不足引起短暂性意识丧失的一种状态。患者会因一时失去维持身体的张力而倒地，还可伴有头晕、恶心、面色苍白、抽搐等表现，具有突然发作、可自行恢复、恢复后一般不留后遗症的特点。

晕厥通常分为三大类：神经介导的反射性晕厥，直立性低血压性晕厥和心源性晕厥。因疾病引起的晕厥应以治疗原发疾病为主，综合考虑晕厥对个人、家庭、社会的不同程度影响及治疗的有效性、安全性等方面，制订不同的治疗方案。

案例十四　脓毒血症患者的救治和护理

一、病例概述

【病情】

患者，男，80岁。主诉：右侧腰部疼痛3天，加重1天。

【疾病史】

现病史：3天前，患者出现右侧腰部疼痛，不伴肉眼血尿；1天前，患者疼痛加重，呈绞痛感，今晨餐后患者出现呕吐两次，呕吐物为胃内容物，遂于外院就诊，入院后给予哌拉西林他唑巴坦抗感染、补液，入院查血降钙素原90.70 ng/mL，血浆D-二聚体70.96 mg/L FEU，乳酸7.1 mmol/L，体温39℃，病情加重，遂转入我院进一步治疗。

既往史：诊断高血压10余年，规律服用氨氯地平片降压，自述血压控制尚可。诊断COPD 20余年，胆结石。结核病史：2年前，患者因胸闷、气促加重就诊，查CT示右侧胸腔中量积液，考虑结核性胸腔积液。后患者规律抗结核治疗11个月，自述已愈。

【辅助检查】

1. CT检查：右肾结石、右侧输尿管上段结石伴梗阻积水及周围感染；右肾复发性囊肿；双肺间质纤维化伴炎症。

2. 实验室检查：天冬氨酸氨基转移酶41 IU/L，γ-谷氨酰转移酶127 IU/L，总蛋白60.9 g/L，白蛋白30.6 g/L，A/G比值1.01，葡萄糖6.47 mmol/L，尿素13.0 mmol/L，肌酐180.00 μmol/L，胱抑素C 2.03 mg/L，乳酸脱氢酶321 IU/L，羟丁酸脱氢酶188 IU/L，血钠129.6 mmol/L，血钾3.22 mmol/L，血氯98.2 mmol/L，二氧化碳结合力15.6 mmol/L，血

镁 0.71 mmol/L，无机磷 0.41 mmol/L，红细胞计数 3.96×10^{12}/L，血红蛋白 114 g/L，红细胞比容 0.36%，平均血红蛋白 315 g/L，RDW–CV 14.9%，白细胞计数 17.72×10^9/L，中性分叶核粒细胞百分比 97.2%，淋巴细胞百分比 1.5%，单核细胞百分比 1.1%，全血碱剩余 –5.8 mmol/L，阴离子间隙 10.8 mmol/L，缓冲碱 40.9 mmol/L，细胞外液碱剩余 –7.4 mmol/L，氧容量 16.1 mL/dL，实际碳酸氢盐 16.5 mmol/L，碳氧血红蛋白 2.4%，血红蛋白 117.9 g/L，血钙 0.920 mmol/L，$PaCO_2$ 24.1 mmHg，pH 7.454，标准碳酸氢盐 19.6 mmol/L，全血乳酸 5.90 mmol/L，PaO_2 75.8 mmHg，胆红素 < 51.270 μmol/L，血钾 3.28 mmol/L，全血钠 132.7 mmol/L，血氯 108.5 mmol/L，中性分叶核粒细胞绝对值 17.22×10^9/L，淋巴细胞绝对值 0.27×10^9/L。

3. 心肌标志物检查：肌红蛋白 480.10 ng/mL，B 型利钠肽 2 650 ng/L，cTnT 149.8 ng/L。

【诊断】

脓毒血症、右侧输尿管结石伴积水、COPD 伴急性下呼吸道感染、高乳酸血症、高血压、胆囊结石、电解质紊乱（低钾血症）。

【用药及治疗】

予钠钾镁钙葡萄糖注射液、美罗培南、人血白蛋白注射液、呋塞米对症治疗；心电监护、吸氧、无创呼吸机辅助呼吸。

二、护理体检、诊断及措施

【护理体检】

HR 107 次/min，R 20 次/min，BP 91/49 mmHg，SpO_2 90%。患者神志清楚，对答准确切题，皮肤及巩膜无特殊，双侧瞳孔等大等圆、对光反射灵敏，呼吸平稳，咽部无充血，扁桃体无肿大，心音正常，心律齐，心脏各瓣膜区无杂音，双肺呼吸音对称，双肺呼吸音低，双肺可闻及干、湿啰音，触诊全腹柔软，全腹无压痛、无反跳痛。肝脾未触及，肠鸣音活跃，双侧病理征阴性，脑膜刺激征阴性，四肢肌力 4 级，双下肢无水肿。患者右侧肾造瘘引流管固定妥当，骶尾部皮肤存在 10 cm × 10 cm 压红，压之褪色。

【护理诊断】

1. 感染：与脓毒血症细菌释放内毒素入血有关。

2. 低效性呼吸型态：与不能进行有效呼吸有关。

3. 营养失调（低于机体需要量）：与不能自主进食、营养摄入不足有关。

4. 电解质紊乱：与疾病代谢有关。

5. 有误吸的风险：与患者长期卧床且鼻饲营养液有关。

6. 有皮肤完整性受损的危险：与长期卧床及感染严重使用大剂量抗生素致肠道菌群失调后腹泻有关。

【护理措施】

1. 遵医嘱使用抗生素；严格执行手卫生制度；观察患者有无发热、寒战等情况；定期监测炎症指标。

2. 予呼吸机辅助呼吸，保持患者气道通畅；严密监测患者生命体征的变化；及时了解实验室检查结果及血气分析的变化；监测患者呼吸频率及观察呼吸深度，听诊双肺湿啰音变化；抬高床头大于30°；遵医嘱用药，观察药物的作用及副作用。

3. 评估患者的营养状况，根据病情设计合理的膳食结构；定期监测患者营养指标状况。

4. 遵医嘱复查电解质、肝肾功能；持续心电监护，评估有无电解质异常的心电图表现；观察有无水、电解质、酸碱平衡失调引起的症状及体征；记录24 h的出入量；向患者及家属宣教电解质紊乱的相关知识，并进行相关的饮食宣教；协助患者取舒适体位，保持其皮肤清洁干燥。

5. 密切观察患者的神志、吞咽功能、咳嗽反射功能；卧床患者抬高床头（不得低于30°）；喂食前检查胃管或胃管的位置和胃内残余量，若胃内残余量多于150 mL则暂缓营养液摄入；保持口腔清洁，每日做好口腔护理、气管切开护理，床旁备吸引器；必要时遵医嘱使用促进胃肠动力药。

6. 嘱患者卧床休息，严密观察患者双下肢水肿范围、程度等；每隔2 h翻身一次，定期检查身体各处受压部位的皮肤是否红肿、疼痛，如有，应立即减少组织受压，加强护理，做好交接班；对已受损的皮肤应进行有效的保护，减少组织受压，使用烫伤膏、莫匹罗星等药膏；尽早控制感染，调整抗生素，观察用药效果及不良反应。

三、护理查房总结

脓毒症是由细菌等病原微生物侵入机体引起的全身炎症反应综合征。除全身炎症反应综合征和原发感染病灶的表现外，重症患者还常有器官灌注不足的表现。通常包括既往的败血症和脓毒血症。

脓毒症的并发症实质是脓毒症病理生理各阶段过程中的临床表现，常见的并发症包括休克、急性肺损伤/急性呼吸窘迫综合征（ARDS）、深静脉血栓形成、应激性溃疡、代谢性酸中毒、弥散性血管内凝血（DIC）直至多器官功能不全。掌握其发病机制有助于更好地防治其并发症。

四、知识拓展

【对初次使用无创呼吸机患者应进行的健康宣教】

患者初次使用无创呼吸机时医务人员一定要做好患者的思想工作，应给患者讲解无创呼吸机治疗的意义、安全性、必要性，介绍呼吸机的工作原理、注意事项等，使患者充分认识到配合的重要性，并介绍同种病患者使用无创呼吸机的有效情况，增强患者信心，消除其紧张、恐惧情绪。

在使用无创呼吸机治疗的过程中，由于戴上鼻／面罩会影响交流，应指导患者在治疗过程中尽量用统一的手势，或用写字板询问等方式与患者沟通交流，教会患者简单易记的手势语言，如竖大拇指表示"大便"，小拇指表示"小便"等。

【患者在长期使用无创呼吸机面罩的过程中诉面部压痛难忍时应采取的措施】

使用无创呼吸机前为患者选择合适的鼻／面罩，一般危重患者呼吸较弱，多用嘴呼吸，故应选用面罩；面部小、颧骨突出、较瘦的患者则用鼻罩。先让患者进行试戴，鼻／面罩的固定带拉力要合适，让患者躺下后闭口平静呼吸，头向两侧转动，感觉舒适，固定带松紧程度以能容纳两根手指为宜。固定带固定后，后枕最好垫上一块包布，以减少头发的滑动影响头带的固定，保持有效的固定和通气，达到治疗的目的。嘱患者用鼻呼吸，如患者无法保持口腔闭合，可配合下颌托或口鼻面罩。鼻塞患者可用 0.1% 呋麻滴鼻液滴鼻，以减轻上气道阻力。在连接鼻／面罩时，在鼻根部、鼻翼两侧皮肤各贴一块皮肤减压贴，避免压伤和擦伤皮肤。经常了解患者的感受及观察皮肤的受压情况，病情允许时每隔 4 h 放松 1 次，每次 15 ～ 30 min，并对局部皮肤进行按摩。

案例十五　K–T 综合征患者的救治和护理

一、病例概述

【病情】

患者，男，25 岁。主诉：2 天前左膝关节肿胀、血尿，伴左下肢运动困难。

【疾病史】

现病史：患者 2 天前无明显诱因出现左膝关节肿胀、血尿，伴左下肢运动困难，外院 CT 提示左膝关节积液，为进一步诊治来院急诊。

既往史：患者 24 年前诊断为 K–T 综合征，平素下肢穿弹力袜治疗。

【辅助检查】

1. 实验室检查：抗凝血酶Ⅲ 55.1%，纤维蛋白及纤维蛋白原降解产物 > 80 mg/L，血浆 D- 二聚体 > 38 mg/L FEU，降钙素原 5.47 ng/mL，C- 反应蛋白 192 mg/L，白细胞介素 –6（IL–6）285.4 pg/mL。左膝关节积液生化检查示葡萄糖 0.04 mmol/L，乳酸脱氢酶 3 196 IU/L。

2. 左膝关节液培养：提示革兰氏阳性链球菌感染。

3. 下肢静脉超声检查：提示双侧部分小腿肌间静脉血栓。

二、护理体检、诊断及措施

【护理体检】

T 36.5 ℃，P 89 次 /min，R 19 次 /min，BP 122/67 mmHg，SpO$_2$ 96%。患者神志清楚，对答切题。双下肢呈不对称性肿胀，左下肢尤甚，躯干肿大，局部可见隆起的地图形血管痣，按之褪色，阴囊肿胀。

【护理诊断】

1. 体液过多。

2. 躯体移动障碍。

3. 自我形象紊乱。

4. 其他潜在并发症：肺栓塞。

【护理措施】

1. 体液过多的护理

（1）患者静脉、淋巴系统畸形造成下肢静脉淋巴水肿，应嘱患者卧床休息，尽量抬高下肢。

（2）做好患者皮肤保护，应避免患者肢体外伤；避免在患肢抽血、注射、量血压；嘱患者避免昆虫叮咬，预防皮肤损伤，一旦出现皮肤损伤应立即处理。

（3）告知患者衣物及鞋需宽松、柔软，督促患者穿弹力袜。

（4）遵医嘱给予患者口服氢氯噻嗪、螺内酯等利尿药以排出体内过多的水和钠，给予患者口服血管活性药物如地奥司明促进淋巴回流。

（5）指导患者进低盐饮食。

（6）指导患者用阴囊托带托起肿胀的阴囊，缓解患者阴囊的肿胀。

2. 躯体移动障碍的护理

（1）患者卧床期间协助患者洗漱、进食、大小便及完善个人卫生等活动。

（2）移动患者时需要保证患者安全。

（3）保持患者肢体功能位。

（4）协助患者经常翻身，更换体位，预防压力性损伤的发生。

（5）预防患者便秘，指导患者进食富含膳食纤维的食物。

3. 自我形象紊乱的护理

（1）患者形体上与他人的巨大差异容易引起周围人异样的目光，需要对患者进行以接受性、支持性、保护性为原则的心理护理。

（2）以尊重和关心的态度多与患者交流，了解患者自身改变对生活的影响，鼓励患者表达自己的感受，同时给予患者情感上的支持。

（3）帮助患者正确认识 K-T 综合征所带来的形体外观改变，提高患者对形体改变的认识和适应能力。

（4）给予患者改善形体外观的建议，如选择合适的衣物和饰品，鼓励患者参加正常的社交活动。

4.肺栓塞的护理

（1）患者下肢静脉彩超结果提示双侧小腿均有肌间静脉血栓，因此需要警惕患者发生肺栓塞。

（2）嘱患者卧床休息，保持大便通畅，以免肌间静脉血栓脱落。

（3）告知患者若出现胸痛、呼吸困难，立即告诉医护人员。

（4）加强巡视，巡视过程中注意观察患者呼吸状态。

（5）遵医嘱使用抗凝药物，观察药物疗效，警惕抗凝药物副作用。

三、护理查房总结

K-T综合征为先天性血管畸形，其发病与生活环境无关。该病的一些表现，如葡萄酒色血管痣在婴幼儿时期即可发现，但往往被认为是胎记，等到病情加重，出现一侧肢体增长、增粗时，才会就诊。国外对此类疾病的统计表明，从首次发现病变到首次进行检查的平均间隔时间是12.7年。本病的主要表现在四肢，尤以下肢多见，部分病变累及臀部、腰部、下腹部或肩部，通常累及一侧肢体。血管畸形会导致患肢供血过多，发育超过对侧肢体，可以出现软组织和骨骼肥大，肢体增长、增粗，严重时会因为两侧下肢长度不一，造成患儿跛行，长期跛行将影响脊柱发育，形成侧弯，双侧髋关节受力的不平衡，可能引起髋关节的劳损。目前尚无特效的治疗方法，主要是对症治疗。

该情况为临床工作中护理人员较少接触到的知识点，通过此次护理查房，拓宽了护理人员知识面，为今后在临床工作中对此类患者的护理提供了相应的参考。

四、知识拓展

【K-T 综合征的分数及临床表现】

K-T综合征是一种先天性周围血管疾病，由法国医生Klippel和Trenaunay首先报道，并将其命名为K-T综合征，又名静脉畸形骨肥大综合征或静脉曲张性骨肥大血管痣。K-T综合征一般可分为以下几种类型：①静脉型——以静脉异常为主，包括浅静脉曲张、静脉瘤、深静脉瓣膜功能不全、深静脉瓣缺如或深静脉缺如等。②动脉型——包括动脉堵塞、缺如或异常增生等；动-静脉瘘型——主要以患肢异常的动-静脉瘘为主。③混合型。K-T综合征会引起毛细血管、静脉和淋巴系统畸形从而导致肢体肥大等一系列症状，包括最典型的三联征：葡萄酒色血管痣、不对称肢体肥大、静脉曲张。随着疾病进展，下肢血流缓慢，会造成胃肠道、泌尿生殖系统受累。

【K-T 综合征的治疗方法】

目前并无根治K-T综合征的治疗方法，主要处理方案为对症治疗。

1.药物治疗：①口服血管活性药物如地奥司明以减少水肿和溃疡。②有研究表明，西罗莫司可能有助于治疗复杂静脉淋巴管畸形，但目前还需要进一步的研究和大量临床数据证明。

2. 压力治疗：穿弹力袜或用弹力绷带可帮助缓解肢体肿胀，弹力袜需要在会走路时就开始使用，只需要白天穿戴。

3. 物理疗法：适当地按摩、加压和活动四肢可帮助缓解四肢的静脉淋巴水肿。

4. 下肢不等长的治疗：下肢长度差异超过 2 cm，可通过垫增高鞋垫改善跛行，或通过骺骨干固定术停止较长腿的生长。

5. 静脉畸形的治疗：①静脉腔激光或射频消融术。②血管内介入栓塞术。③注射硬化剂。④手术切除结扎或重建受影响的静脉。

6. 激光治疗：对于追求美观的患者来说，可以采用激光消除葡萄酒色血管痣。

（唐黎蔷　林　涛）

第二章　急诊普通外科疾病患者的救治和护理

案例一　肠梗阻患者的救治和护理

一、病例概述

【病情】

患者，男，60岁。主诉：腹痛、腹胀8年余，加重1个月。

【疾病史】

现病史：患者于10年前无明显诱因开始出现腹痛，呈阵发性绞痛，与进食无关，不伴恶心、呕吐，但伴排便异常，每日解黄色汤样便5～10次，每次量不多，时有脓血便。无里急后重，无畏寒发热，无关节疼痛等。曾诊断"溃疡性结肠炎"，自行口服药物治疗。近8年上诉症状反复出现，近1个月病情加重遂来院就诊。患者自发病起食欲可，大便如前述，小便正常，体重减轻不详。

既往史：溃疡性结肠炎病史8年，否认高血压、糖尿病等病史。其他病史无特殊。

【辅助检查】

实验室检查：白细胞计数 16.0×10^9/L，中性粒细胞百分比67.3%，血红蛋白130 g/L，血小板计数 361×10^9/L。大便常规示黄色稀便，白细胞镜检2～5个/HP，红细胞镜检阴性，大便隐血试验阴性。

【诊断】

溃疡性结肠炎、粘连性肠梗阻。

【用药及治疗】

1. 在对患者进行抗炎、解痉、止痛、导泻、补充电解质等治疗后，患者诉腹痛减轻。嘱患者多下床活动，促进胃肠蠕动。

2. 患者自诉已排便、排气，遵医嘱改饮食为流质饮食；患者进食后未诉不适。

二、护理体检、诊断及措施

【护理体检】

T 36.4℃，P 78 次 /min，R 20 次 /min，BP 110/72 mmHg，患者神志清楚、精神差。全身皮肤及巩膜无黄染，双侧瞳孔等大等圆、对光反应灵敏，无吞咽困难、呛咳，颜面无浮肿，颈静脉无怒张，心前区无隆起，心界正常，未闻及病理性杂音。四肢肌力：肌张力未见明显异常，双侧病理征阴性，余正常；专科检查未见异常。

【护理诊断】

1.组织灌注量异常：与肠梗阻致体液丧失有关。

2.疼痛：与肠内容物不能正常运行或通过肠道障碍有关。

3.舒适度减弱（腹胀、呕吐）：与肠梗阻致肠腔积液、积气有关。

4.体液不足：与呕吐、禁食、肠腔积液、胃肠减压有关。

5.电解质、酸碱失衡：与肠腔积液，大量丢失胃肠道液体有关。

6.潜在并发症：肠坏死、腹腔感染、休克。

7.营养失调（低于机体需要量）：与禁食、呕吐有关。

【护理措施】

1.肠梗阻非手术治疗的护理

（1）饮食：肠梗阻患者应禁食。如患者梗阻缓解，腹痛、腹胀消失或排气后可进流质食物，忌食易产气的甜食和牛奶等。

（2）胃肠减压：注意观察和记录引流液的颜色、性状和量；如发现有血性液，应考虑有绞窄性肠梗阻的可能。

（3）缓解疼痛：热敷或按摩腹部。在确定患者无肠绞窄或肠麻痹后可应用阿托品类抗胆碱药物以解除胃肠道平滑肌痉挛，使患者腹痛得以缓解；也可从胃管注入液状石蜡，每次 20 ～ 30 mL，以促进肠蠕动。

（4）呕吐的护理：及时清除口腔内呕吐物；观察并记录呕吐物的颜色、性状和量；呕吐后给予漱口，保持口腔清洁。

（5）记录出入液量：记录输入的液体量、胃肠引流管的引流量、呕吐及排泄的量等，为临床治疗提供依据。

（6）纠正水、电解质代谢紊乱和酸碱平衡失调：基本溶液为葡萄糖、等渗盐水，重者尚需输注全浆或全血，输液量根据患者情况来定。

（7）防治感染和脓毒血症：可以对肠梗阻患者应用抗生素，防治细菌感染，减少毒素产生。

（8）观察病情变化：定时测量并记录患者体温、脉搏、呼吸、血压；严密观察患者腹痛、腹胀、呕吐及腹部体征等情况。

2. 肠梗阻手术治疗的护理

（1）观察患者有无腹部不适及排气等；有腹腔引流时，记录引流液的颜色、性状及量。

（2）术后禁食、补液，待患者排气后，可开始进少量流质食物，进食后若无不适，可逐步过渡至半流质食物。

（3）体位：手术后血压平稳者给予半卧位。

3. 并发症的观察和护理

密切观察患者情况，警惕腹腔内感染及肠瘘的可能，并积极处理。

4. 健康宣教

（1）选择易消化食物，少食刺激性食物，避免暴饮暴食，注意饮食卫生。

（2）在平常生活中，对于腹部要特别注意保暖，以防腹部受凉。

（3）保持大便通畅，定时排便；老年便秘者应及时服用缓泻剂。

（4）出院后若有腹痛、腹胀，停止排气、排便等不适，应及时就诊。

三、护理查房总结

护理查房中应注意患者的以下方面情况：

1. 生命体征是否平稳，组织灌注量是否恢复正常。

2. 疼痛是否减轻。

3. 是否舒适，腹痛、腹胀、呕吐是否得到缓解，肠蠕动是否恢复正常。

4. 是否补充足够的液体，脱水或电解质、酸碱失衡是否得到相应处理。

5. 并发症是否得到预防或及时发现。

6. 是否摄入足够的营养。

四、知识拓展

【肠梗阻的分类】

1. 按梗阻发生的基本原因分类：机械性肠梗阻、动力性肠梗阻、血运性肠梗阻。

2. 按肠壁有无血运障碍分类：单纯性肠梗阻、绞窄性肠梗阻。

3. 按梗阻部位分类：高位肠梗阻、低位肠梗阻。

4. 按梗阻发展快慢分类：急性肠梗阻、慢性肠梗阻。

5. 按梗阻程度分类：完全性肠梗阻、不完全性肠梗阻。

【肠梗阻的临床表现】

肠梗阻的临床表现可总结概括为"痛、吐、胀、闭"四个字。

1. 腹痛（痛）

（1）机械性肠梗阻：阵发性绞痛，伴有高亢肠鸣音或气过水声。

（2）麻痹性肠梗阻：持续性胀痛，肠鸣音减弱或消失。

（3）绞窄性肠梗阻：持续性腹痛，阵发性加剧，肠鸣音减弱或消失。

2. 恶心呕吐（吐）

（1）高位肠梗阻：呕吐频繁，水、电解质紊乱出现早。

（2）低位肠梗阻：呕吐出现迟而少，呕吐物可呈粪样的肠内容物。

3. 腹胀（胀）

（1）高位肠梗阻：腹胀不明显。

（2）低位肠梗阻：全腹胀，腹胀均匀对称。

（3）绞窄性肠梗阻：腹胀不均匀对称。

4. 停止排气、排便（闭）

（1）不完全性肠梗阻：可见有少量排气、排便。

（2）完全性肠梗阻：早期残存的粪便和气体可自行或灌肠排出。

（3）绞窄性肠梗阻：可排出血性黏液样粪便。

【肠梗阻的腹部体征】

1. 视：腹胀，肠型，蠕动波。

2. 触：腹部包块，腹膜刺激征（肠绞窄）。

3. 叩：鼓音，移动性浊音（肠绞窄）。

4. 听：肠鸣音亢进、减弱或消失。

案例二　腹主动脉瘤患者的救治和护理

一、病例概述

【病情】

患者，男，75 岁。体检发现疑似腹腔肿瘤。

【疾病史】

现病史：患者于入院前 3 天体检行腹部彩超提示"腹腔肿瘤可能"，于我院急诊科就诊，门诊拟"腹腔肿瘤待查"收入腹部肿瘤科住院治疗。

既往史：高血压史 10 年，最高血压 180/120 mmHg，不规律服用药物。2022-01-28 CT 检查示腹主动脉至右侧髂血管全段扩张，并腔内密度不均匀，考虑：腹主动脉瘤形成。2022-01-31 以腹主动脉瘤为主要诊断转入我院血管外科行手术治疗。2022-11-12 于院外门诊行双肾动脉支架辅助腹主动脉瘤腔内隔绝术。2022-11-14 患者在全身麻醉下行经双侧股动脉、双肱动脉切开腹主动脉瘤腔内隔绝术（双侧肾动脉烟囱技术）。

术后当天：心电监护持续监测血压，口服降压药控制血压在 120/80 mmHg 以下。中心吸氧，补液治疗，留置尿管，观察桡动脉、足背动脉的搏动，观察皮肤温度、颜色、感觉运动情况，绝对卧床。2022-11-15 术后第 1 天，手术伤口敷料干燥，无明显渗血、渗液；尿管通畅在位，尿色清；生命征平稳，病情稳定，嘱开始低盐、低脂饮食。2022-11-16 术后第 2 天，病情稳定，停止心电监护。2022-11-18 术后第 3 天拔除尿管。

【辅助检查】

1. 心电图检查：窦性心律，偶发室性期前收缩，T 波改变。

2. CT 检查

（1）胸部 CT 检查：双肺气肿，主动脉硬化、钙化。

（2）腹盆部 CTA 检查：①腹主动脉瘤并腔内血栓形成。②双侧髂内动脉瘤。③升主动脉、主动脉弓及胸降主动脉多发钙化斑及软斑，并升主动脉管腔扩张、主动脉弓及胸降主动脉管腔不规则，胸降主动脉瘤形成可能。④肠系膜下动脉未见明显显影。⑤左颈内动脉、左锁骨下动脉起始段、腹腔干、肠系膜上动脉、右肾动脉开口处、双侧髂总动脉、髂内外动脉管壁多发钙化斑。

3. 实验室检查：血浆 D- 二聚体 4.92 mg/L FEU，血清前列腺特异性抗原 6.855 ng/mL，糖类抗原 19-9 42.17 U/mL，其余未见明显异常。

【诊断】

腹主动脉瘤并腹壁血栓、双侧髂内动脉瘤、全身多发动脉硬化、高血压。

二、护理体检、诊断及措施

【护理体检】

入院时，测得患者生命体征：T 36.8℃，P 84 次 /min，R 20 次 /min，BP 151/100 mmHg，SpO_2 98%。患者左下腹可触及一团块状肿物，大小约 6 cm×5 cm，质韧，边界不清，活动度稍差，无压痛、反跳痛，余腹无明显压痛、反跳痛，肠鸣音 4 次 /min，四肢无畸形，关节无红肿及压痛，主动活动正常，双下肢无水肿。

【护理诊断】

1. 知识缺乏：缺乏疾病预防、治疗的相关知识。

2. 恐惧：与瘤体危险性高有关。

3. 有皮肤完整性受损的危险：与长期卧床有关。

4. 其他潜在并发症：大出血、切口感染、下肢深静脉血栓。

5. 生活自理缺陷：与手术后需要卧床有关。

【护理措施】

1. 对知识缺乏患者的指导

（1）评估患者对疾病的了解程度及接受知识的能力。

（2）向患者及家属讲解疾病的相关知识及护理措施。

（3）使患者及家属了解疾病的发生、发展过程及防治并发症的重要性。

（4）告知患者戒烟，指导患者合理饮食、避免腹压增大、控制血压在 120/80 mmHg

以下。

2. 恐惧的护理

（1）热情接待患者，介绍主管医生和责任护士，提供安静、舒适、无不良刺激的环境。

（2）对患者的恐惧表示理解和同情，鼓励患者表达自己的内心感受，并耐心倾听。

（3）对患者提出的疑问，进行有效、可靠、肯定的答复。

（4）在患者面前保持镇定，用平和的语气向患者讲解疾病的有关知识，说明术前相关检查、治疗、护理的目的和必要性，以及手术治疗的重要性，以取得患者的合作，消除其恐惧心理。

（5）做好患者家属的思想工作，使他们对患者更关心、更体贴，避免对患者表露不愉快的情绪，以解除患者的孤立无助感，增强其对诊治的信心。

3. 皮肤完整性受损的防治及护理

（1）为患者提供气垫床。

（2）保持床单位干燥、整洁、无渣屑。

（3）协助患者使用大、小便器，切忌拖拉患者。

（4）对腹泻者，嘱其便后及时清洗会阴部，肛周涂以少许植物油或氧化锌油膏保护局部皮肤。

（5）指导患者进食高蛋白、富含维生素、易消化、少渣、低纤维素、低盐、低脂的食物。

4. 其他潜在并发症的防治及护理

（1）大出血：①嘱患者卧床休息，取半卧位，降低腹部张力，从而减轻对瘤体的直接压力或对血管吻合口的牵拉力。②嘱患者避免突然坐起、强烈扭曲上身、突然弯腰等动作，减少或避免引发出血的诱因。③劝慰患者避免情绪激动、过度紧张、兴奋和悲伤，以免造成交感神经兴奋，心血管活动增强，诱发瘤体破裂或重建血管吻合口破裂而大出血。④保证充足的睡眠，必要时遵医嘱睡前服用镇静、催眠药，并观察效果。⑤向患者交代预防感冒的重要性，避免突然剧烈咳嗽、打喷嚏致腹压增加。⑥术后3天开始服用缓泻剂，保持大便通畅，预防便秘。⑦备好抢救用物及药品，随时准备抢救。⑧疑瘤体破裂者，立即用腹带加压包扎，在积极抗休克的同时，送手术室急救。

（2）切口感染：①保持室内清洁、空气新鲜，每天开窗通风2～3次。②保持床单位及患者衣裤的清洁、干燥，一旦污染，及时更换。③保持切口敷料干燥、妥善固定，一旦出现浸湿或污染，应及时换药，并观察切口愈合情况。④保持切口引流管固定、通畅。⑤监测体温、脉搏、呼吸及皮肤健康状况。⑥改善患者营养状况，提高患者抗感染能力。⑦进行各项治疗、护理时严格执行无菌操作。

（3）下肢深静脉血栓：①嘱患者绝对卧床休息。②嘱患者避免突然坐起、强烈扭曲上身、突然弯腰等动作，减少或避免引发血栓脱落的诱因。③注意观察患者四肢肢端血运情况，观察桡动脉、足背动脉的搏动，以及皮肤温度、颜色及感觉运动情况。

5. 生活自理缺陷的护理

（1）多与患者接触，了解其生活习惯和以往生活自理能力。

（2）协助患者完成洗漱、进餐、沐浴、排便等。

（3）术前指导患者练习在床上大、小便。

（4）对患者进行心理疏导，帮助其正确对待疾病，提升自我认知能力，克服依赖他人的心理障碍。

（5）将常用物品如水杯、痰杯、毛巾、尿壶、坐便器等，放在患者伸手可及的地方。

三、护理查房总结

对此类病人的护理应努力达到如下目标：

（1）患者能够正确描述预防本病发生的有关知识。

（2）患者恐惧感减轻及能够配合治疗和护理。

（3）患者未发生出血征象。

（4）预防感染措施有效，患者未发生感染。

（5）患者未发生肢体血栓、缺血、坏死等。

（6）患者骨突处无皮肤破损，肛周无红、肿、糜烂，未发生压力性损伤。

（7）做好患者及家属出院指导：①每半年复查 B 超 1 次。②绝对戒烟限酒，避免剧烈活动，避免烦躁及精神过度紧张。③高血压患者遵医嘱规律服药，控制血压。④加强营养，多食蔬菜水果；保持充足睡眠，3 个月内避免剧烈运动及重体力劳动。⑤出现异常及时就诊。

四、知识拓展

【腹主动脉瘤的定义】

腹主动脉瘤是因为动脉中层结构破坏，动脉壁不能承受血流冲击的压力，而形成的局部或者广泛性扩张或膨出，其直径 ≥ 50% 正常的动脉直径。临床上把位于肾动脉水平以上的腹主动脉瘤称为胸腹主动脉瘤（约占 5%），位于肾动脉水平以下的称为腹主动脉瘤（约占 95%）。

【腹主动脉瘤的症状及体征】

多数患者无症状，常因其他原因查体偶然发现。

1. 搏动性包块：为本病最典型体征，常位于脐周或左上腹，约 50% 的患者伴有血管杂音。

2. 疼痛：为破裂前的常见症状，多位于脐周及中上腹部，为突发的剧烈撕裂样锐痛，患者难以忍受并呈持续性，患者常伴有窒息感甚至濒死感。

3. 破裂症状：面色苍白，手足湿冷，血压骤降，意识逐渐模糊，听诊心音减弱，脉搏细速。

4.其他严重并发症：瘤内偶可形成急性血栓，十二指肠受压可发生肠梗阻，下腔静脉阻塞可引起周围水肿。

案例三　高脂血症性急性胰腺炎患者的救治和护理

一、病例概述

【病情】

患者，女，58岁。主诉：突发腹痛4 h。

【疾病史】

现病史：患者于4 h前饱餐后突发上腹部剧烈疼痛，呈持续性疼痛伴阵发性加剧，向腰背部放射，伴恶心、呕吐，呕吐物为胃内容物，呕吐后症状无缓解，无畏寒、发热。遂至我院急诊，拟"腹痛待查，急性胰腺炎（AP）"收入；发病后患者无头晕、头痛，无咳嗽、咳痰、胸痛，无呕血、便血，小便正常，大便未解，近期体重无减轻。

既往史：既往高血压病史10余年，未规律口服降压药，血压控制情况不详，在我院治疗后好转，出院后未复查；脂肪肝病史，1个月前因"高脂血症性胰腺炎"遵医嘱按时服用降脂药物，饮食控制不佳，入院前进食肉类；个人史、家族史无特殊。

【辅助检查】

1.CT检查：胸腹部CT检查结果示患者可能存在胰腺炎、脂肪肝，胆囊正常，肝内胆管无扩张。

2.实验室检查：血清淀粉酶255 U/L，甘油三酯2.529 mmol/L，总胆固醇8.08 mmol/L，血糖20.99 mmol/L，降钙素原43.88 ng/mL，氧合指数90 mmHg，血小板比容43.88 ng/mL，肌酐168 μmol/L，血钙1.32 mmol/L。

【诊断】

重症胰腺炎、高脂血症性急性胰腺炎（HTG-AP）、ARDS、急性肾损伤、严重低钙血症。

【用药及治疗】

1.入院常规治疗：禁食、禁饮、胃肠减压、液体复苏、抑酶、抗感染、止痛、心电监护、吸氧、降脂治疗。

2.文丘里面罩吸氧、芒硝与六合丹交替外敷、记录24 h尿量、补钙；留置右颈内静脉导管、脾窝引流管、肝周引流管。

3.缺氧、症状缓解后改用高流量鼻导管吸氧，地佐辛持续泵入止痛。

4.予以大黄水导泻（胃管注入灌肠）。

5. 留置胸腔引流管。

6. 予以肠外营养支持治疗。

7. 中心吸氧。

8. 予以鼻饲营养制剂。

9. 经口进食。

10. 出院。

二、护理体检、诊断及措施

【护理体检】

T 36.9℃，HR 82 次 /min，R 19 次 /min，BP 169/110 mmHg，SpO_2 92%。患者神志清楚，精神可，痛苦貌，发育正常，对答切题，查体合作。腹部膨隆，无腹壁静脉曲张，未见胃肠型及蠕动波，腹软；肝脾肋下未触及，上腹压痛（＋），以剑突下为甚，反跳痛（＋），墨菲征（－），麦氏点无压痛，叩诊肾区无叩痛，移动性浊音阴性，肠鸣音 2 次 /min。入院后患者腹胀、腹痛较前加重，出现腹膜刺激征；体温＞ 38.4℃，心慌胸闷，胰周渗出液较前明显增多，两侧胸腔积液；小便量减少，24 h 尿量为 500 mL。

【护理诊断】

1. 代谢紊乱：脂质代谢紊乱，原发疾病导致。

2. 有体液不足的危险：与炎性渗出、出血、禁食等有关。

3. 腹胀：与胰液渗出刺激腹膜引起肠麻痹有关。

4. 急性疼痛：与胰腺及其周围组织炎症、胆道梗阻有关。

5. 低效性呼吸型态：与肺部间质性炎性变及胸腔积液有关。

6. 电解质紊乱：严重低钙血症（血钙 1.32 mmol/L），与胰腺分泌大量消化酶入血和腹腔，分解脂肪形成脂肪酸，脂肪酸与钙结合，形成脂肪酸钙（钙皂）致使体内血清内的钙迅速下降有关。

7. 焦虑：与自身病情重、担心预后及家庭经济状况有关。

8. 并发症：急性坏死物积聚。

9. 潜在并发症：胰腺假性囊肿、胰周坏死感染、休克、出血。

10. 有管路滑脱的风险：与留置各管路有关。

【护理措施】

1. 代谢紊乱的护理

（1）遵医嘱应用降低胆固醇药物瑞舒伐他汀口服，降低甘油三酯药物苯扎贝特；严密观察胆固醇及甘油三酯水平。

（2）遵医嘱联合应用那曲肝素钙及胰岛素泵入，降低血脂水平。

2. 体液不足的护理

（1）留置中心静脉导管、液体复苏，并予以中心静脉压监测，对患者进行血压监测，维持有效循环血量。

（2）予以羟乙基淀粉及人血清白蛋白静脉输注，维持血浆胶体渗透压。

（3）为患者留置尿管，严格记录 24 h 出入量。

（4）密切观察患者皮肤温度、颜色及生命体征。

3. 腹胀的护理

（1）为患者留置胃管，行胃肠减压。

（2）予以芒硝与六合丹交替外敷。

（3）开塞露纳肛，应用行气通便贴，必要时用大黄鼻饲导泻及灌肠。

（4）留置肝周、胰周引流管以引流积液。

（5）予以甲硫酸新斯的明皮下注射以减轻腹胀，促进肠蠕动。

4. 疼痛的护理

（1）嘱患者禁食、禁饮，为患者行胃肠减压；予以抑酸、抑酶药物治疗，减少胰液的分泌及不良刺激。

（2）协助患者取舒适的体位，按摩背部，增加舒适感。

（3）做好视觉模拟评分（VAS）疼痛评估；遵医嘱给予镇痛药（地佐辛、帕瑞西布、氯诺昔康等），观察患者对镇痛药的敏感度，合理应用。

（4）根据管道位置合理选择固定方式，更换体位时妥善固定引流管，进行各项操作时尽量动作轻柔、集中，避免多次搬动患者。

5. 低效性呼吸型态的护理

（1）严密监测患者生命体征及呼吸型态，监测血气变化，观察氧合指数，及时调整有效的给氧方式。

（2）留置胸腔引流管，引流胸腔积液。

（3）根据患者感染情况，合理选择头孢地嗪、亚胺培南、头孢哌酮舒巴坦等抗生素。

6. 电解质紊乱的护理

（1）密切观察患者有无手脚、嘴唇麻木，四肢抽搐，喉痉挛，支气管痉挛等症状。

（2）遵医嘱经中心静脉导管泵入葡萄糖酸钙，注意药物配伍禁忌；密切观察患者的反应及药物副作用（如头痛、头晕、呕吐、心律失常等）。

（3）定时复查血钙水平。

7. 焦虑的护理

（1）为患者及家属讲解疾病的相关知识，介绍治疗成功案例，给患者及家属信心。

（2）征求患者同意，进入医院设立的高脂血症性胰腺炎愈后患者交流群，促进患者交流，并给予愈后的康复、高脂血症控制指导，解答患者的疑问，消除患者的担心。

（3）经常鼓励患者，进行心理护理。

（4）患者、家属及医护人员共同配合，相互理解，尽量缩短患者住院时间，减轻患者的经济负担。

8. 急性坏死物积聚的护理

（1）留置脾窝、肝周引流管。

（2）出院后半个月复查后再次评估。

9. 潜在并发症的预防

（1）严密监测患者生命体征及神志的变化。

（2）遵医嘱用药，观察药物作用及副作用。

（3）严格无菌操作，指导患者有效呼吸、有效咳嗽。

（4）每日评估留置管道的必要性，以尽早拔管，避免加重感染。

（5）密切观察患者腹部体征（如果反复出现腹胀、饱腹感，考虑胰腺假性囊肿可能；如果出现腹痛、高热，考虑胰周坏死感染可能）；重视患者主诉，及时采取治疗、护理措施。

（6）患者行任何检查后，及时观察患者各项指标变化及报告。

（7）加强医护沟通，责任护士应充分了解并掌握患者的病情，知晓观察重点。

10. 管路滑脱的预防

（1）加强健康宣教，告知患者及家属管路滑脱的风险，床头放置警示标志。

（2）向患者及家属交代各引流管的位置及意义，防止患者自行拔管。

（3）妥善固定各引流管，防止牵拉、扭曲、受压，保持引流通畅，严密观察引流液的量及性状。

11. 健康宣教

（1）避免诱因：嘱患者养成良好的饮食习惯，少进食高脂、高糖饮食，控制血糖、血脂，积极治疗脂肪肝。

（2）合理饮食：忌吃或少吃含胆固醇高的食物，如动物内脏、蛋黄、白肉、鲍鱼等；适当吃含低胆固醇的食物，如瘦猪肉、牛肉、鸡肉、鱼肉等。限制碳水化合物的摄入，多吃含有不饱和脂肪酸的食物及膳食纤维丰富的食物。

（3）休息与活动：劳逸结合，保持良好的心情，避免疲劳和情绪激动；每周至少进行两次有氧运动，最好选择强度小、时间长的锻炼方案，如慢跑、快走、游泳等。

（4）用药指导：遵医嘱按时服用降低胆固醇及甘油三酯的药物。

（5）复查指导：如出现腹痛、腹胀等胰腺假性囊肿、胰腺脓肿等症状时及时就医。

三、护理查房总结

随着人们日常饮食结构的不断变化，高脂血症成为诱发胰腺炎的第二大常见原因。高脂血症性急性胰腺炎所导致的并发症的发生率及死亡率也更高，同时具有较高的复发风险，因此应该引起大家的高度重视。通过本次护理查房，针对该类患者的诊治及护理我们进行了总结与分析，希望各位护理同仁从中获益，积极推动高质量护理的发展，减轻患者的痛苦，提高患者满意度。

四、知识拓展

【高脂血症性急性胰腺炎的定义】

高脂血症性急性胰腺炎指由严重的高甘油三酯血症引起的急性胰腺炎，又称高甘油三酯血症性急性胰腺炎。一般认为，胰腺炎患者的血清甘油三酯值＞11.30 mmol/L，或血清甘油三酯值虽为 5.65～11.30 mmol/L，但血清呈乳状，并排除引发胰腺炎的其他因素则可诊断为高脂血症性急性胰腺炎。

【高脂血症性急性胰腺炎的临床表现】

除具有急性胰腺炎患者的一般临床表现外，高脂血症性急性胰腺炎患者还具有如下特征。

1. 血清甘油三酯水平显著升高，血清甘油三酯水平＞11.30 mmol/L 是 HTG-AP 发病时最重要的特征。

2. 淀粉酶升高不明显：约 50% 的 HTG-AP 患者血、尿淀粉酶水平无明显升高，其原因可能是 HTG-AP 患者血浆中存在淀粉活性抑制物即"非脂类抑制因子"，而非脂类抑制因子可通过肾脏进入尿液，进而抑制尿淀粉酶活性。有研究发现，脂肪酶对 HTG-AP 的诊断准确率为 91.83%，而淀粉酶对 HTG-AP 的诊断准确率仅为 40.38%。

3. 合并症多见：HTG-AP 患者多合并糖尿病、肥胖症等代谢性疾病。

4. "重症化"倾向：国内一项大型、多中心研究表明，HTG-AP 患者急性肾衰竭、ARDS、重症胰腺炎的发生率均高于非 HTG-AP 患者。

5. 复发率高：国内研究发现，HTG-AP 患者的复发率显著高于胆源性 AP 患者。

6. 诱因隐匿、发病年轻化：丙泊酚、雌激素、他莫昔芬、口服避孕药、β受体阻滞剂、吸入性糖皮质激素、噻嗪类利尿剂、恩替卡韦等药物均可诱发 HTG-AP；同时，HTG-AP 患者家族成员多存在常染色体隐性遗传性脂蛋白脂肪酶缺乏性疾病，但此类疾病患者多为年轻人且发病诱因隐匿，不易被发现及诊断。

案例四　急性化脓性阑尾炎患者的救治和护理

一、病例概述

【病情】

患者，男，22 岁。主诉：转移性右下腹痛 4 h。

【疾病史】

现病史：患者 4 h 前无明显诱因出现上腹部疼痛，后逐渐转移并固定至右下腹，呈持续性疼痛，后逐渐加重，无腹泻，无恶心，未呕吐，无尿频、尿急、尿痛表现，无明显畏寒、发热等症状。患者为求诊治来我院急诊就诊，急诊以"急性化脓性阑尾炎"收入胃肠外科治疗。

既往史：既往体健，无手术史。否认家族遗传病史。

【辅助检查】

1. 超声检查：B 超检查示右下腹低回声。

2. CT 检查：腹部 CT 检查示右下腹回盲部改变，考虑阑尾炎。

3. 实验室检查：白细胞计数 15×10^9/L，降钙素原＞14 ng/L，其余血液检查结果未见异常。

【诊断】

急性化脓性阑尾炎。

【用药及治疗】

为患者行静脉使用抗生素、补液等治疗，嘱患者禁食、禁饮。

治疗过程：①患者在全身麻醉下行腹腔镜下阑尾切除术。②患者术后返回病房，全身麻醉清醒后，遵医嘱予以安置心电监护及鼻塞吸氧 3 L/min，心电监护示窦性心律。③术后予抗炎、补液、抑酸等对症支持治疗。④穿刺孔无明显血性渗出，肛门未排气、排便，改禁食为少量清流质饮食；嘱患者适当活动，促进胃肠功能恢复。⑤穿刺孔周围情况可，肛门已排气、未排便，改清流质为低脂半流质饮食。⑥患者胃肠功能恢复后进流质饮食，为其行健康宣教后准予出院。

二、护理体检、诊断及措施

【护理体检】

T 37.2℃，P 78 次 /min，R 20 次 /min，BP 110/72 mmHg，SpO_2 99%。神志清楚，精神差。浅表淋巴结无肿大，咽部无充血，双侧扁桃体无肿大。心肺听诊未见异常。腹部平坦，未见胃肠型及蠕动波，未见腹壁静脉曲张，腹软，右下腹压痛，伴反跳痛及肌紧张，肝脾肋下未扪及，肝、双肾区无叩击痛，移动性浊音阴性，结肠充气试验（－），闭孔内肌试验（－），腰大肌试验（－），肠鸣音正常，直肠指检未见明显异常。

【护理诊断】

1. 疼痛：与阑尾炎症刺激腹膜有关。

2. 知识缺乏：缺乏疾病预防、治疗的相关知识。

3. 有感染的危险：与机体免疫功能低下、各种管道的留置有关。

4. 舒适度减弱：与切口疼痛以及引流管的放置有关。

5. 生活自理缺陷：与术后卧床、切口疼痛、放置引流管等有关。

6. 有皮肤完整性受损的危险：与术后卧床、放置引流管有关。

7. 焦虑：与担心手术及预后不良有关。

8. 活动无耐力：与手术、贫血、长期卧床有关。

9. 其他潜在并发症：出血、粘连性肠梗阻、阑尾残株炎。

10. 体液失衡：与手术创伤、摄入不足有关。

【护理措施】

1. 疼痛的护理

（1）评估患者疼痛的部位、性质、程度。

（2）控制感染，遵医嘱及时合理应用抗生素。

（3）协助患者取舒适体位，指导其有节律地深呼吸。

（4）禁食、禁饮，以减轻腹胀、腹痛。

2. 对知识缺乏患者的指导

（1）讲解疾病的病因、临床表现及治疗原则。

（2）讲解腹腔镜手术的优点及麻醉的方式，使患者了解治疗的程序。

（3）介绍主刀医生和护士的工作经验及技术水平，帮助患者全面、正确地了解术前各种信息。

（4）耐心讲解术前准备的目的及重要性。

3. 感染的防治

（1）监测感染的征象，及时复查血常规等。

（2）保持腹腔引流管周围皮肤清洁，每天更换伤口敷料，防止伤口皮肤感染；观察引流液的量、颜色、性状。

（3）定时挤捏引流管，防止管道阻塞，保持引流管通畅；妥善固定，避免扭曲或折叠引流管，特别要防止引流管脱出。

（4）防止逆行感染，每日更换引流袋，更换时严格无菌操作，注意保持引流装置的密闭性。

4. 舒适度减弱的护理

（1）提供适宜的环境。

（2）遵医嘱给予解痉、镇痛等治疗。

（3）做好腹部切口及引流管的护理。

（4）鼓励患者表达自己的想法，尽可能满足患者的合理需求。

5. 生活自理缺陷的护理

（1）满足患者日常生活需要。

（2）向患者讲解床头铃的使用方法。

（3）按时巡视病房，及时发现患者需求，鼓励患者在力所能及的情况下自我护理，充分发挥其主观能动性。

6. 皮肤完整性受损的防治

（1）协助患者修剪指（趾）甲；温水擦洗，保持皮肤清洁；做好引流管周围皮肤的护理。

（2）保持床单位清洁、干燥，向患者及家属说明预防压力性损伤的重要性及措施。

7. 焦虑的护理

（1）多与患者沟通，有针对性地进行心理疏导。

（2）介绍病区环境及主管医生、护士，消除患者对环境的陌生感；帮助患者同病室患者之间建立良好的关系。

（3）与家属充分沟通，讲解手术过程，向患者介绍手术成功案例，消除患者的紧张心理。

8. 活动无耐力的护理

（1）嘱患者病情好转后可逐渐下床活动，以不出现心慌、气喘、疲乏为宜。

（2）若患者贫血，嘱患者坐起和下床的时候动作宜慢；给予患者长期卧床指导，帮助其进行适当的床上活动。

9. 其他潜在并发症的预防

（1）加强病情观察，包括神志、生命体征、尿量、腹部体征及引流液的量、颜色和性状。

（2）加强腹部切口及引流管的护理。

（3）及时监测各辅助检查结果，如血常规、生化值、淀粉酶等。

（4）加强营养支持。

（5）及时倾听患者主诉。

10. 体液失衡的护理

（1）维持水、电解质、酸碱平衡，坚持"量出为入"，严格记录 24 h 出入量。

（2）严密观察患者有无体液过多的表现，如是否有水肿、体重有无增加，若每天增加 0.5 kg 以上提示补液过多；观察患者血清钠浓度是否正常，若偏低且无失盐，提示有体液潴留；监测中心静脉压；监测并及时处理水、电解质、酸碱平衡失调等问题。

11. 健康宣教

（1）嘱患者保持良好的饮食、卫生及生活习惯，保持心情舒畅，适量运动，避免着凉，睡眠充足。

（2）有胃肠道炎症者及时治疗，预防慢性阑尾炎急性发作。

（3）术后给予少量清流质饮食，而后根据患者肠道功能逐渐转为少渣软食，直至普食。

（4）嘱患者术后适度活动，活动可以促进肠道蠕动，防止肠粘连，同时能加速血液循环促进伤口愈合；一般出院后 2 周可恢复日常工作和生活，但 1 个月内应避免做可导致腹内压增高的剧烈活动，防止形成伤口疝。

（5）嘱患者保持腹部伤口清洁、干燥。

（6）嘱患者出院后若出现腹痛、腹胀、呕吐及几天不排便时，应及早到医院就诊。

（7）阑尾周围脓肿者，出院时告知患者3个月后须再次住院行阑尾切除术。

三、护理查房总结

对此类病人的护理应努力达到如下目标：

1. 患者主诉疼痛减少，腹痛程度减轻。

2. 让患者了解术前注意事项，能主动配合治疗及护理。

3. 及时发现患者出现的并发症并给予对症处理。

4. 患者术后不适程度减轻，得到较好的休息。

5. 患者住院期间的需求基本得到满足。

6. 住院期间患者的皮肤完整，未发生压力性损伤。

7. 患者能接受阑尾炎的病情，逐渐树立战胜疾病的信心。

8. 患者自诉活动耐力增强。

9. 患者术后住院期间未发生感染。

10. 维持患者水、电解质、酸碱平衡。

四、知识拓展

【急性阑尾炎的分类】

急性阑尾炎按病理改变可分为急性单纯性阑尾炎、急性化脓性阑尾炎、坏疽性及穿孔性阑尾炎、阑尾周围脓肿。

【急性阑尾炎的临床表现】

1. 腹痛，为最早出现的症状。

2. 转移性右下腹痛："上腹部—脐周—右下腹—全腹"呈持续性、针刺样疼痛，可阵发性加剧；穿孔时疼痛突然减轻，随后逐渐加剧。

3. 胃肠道症状：恶心、呕吐、便秘或腹泻、腹胀，有直肠或膀胱刺激征。

4. 全身表现：畏寒、发热，一般 T＞38.0℃，若 T＞39℃，多为阑尾坏疽或穿孔导致腹膜炎。

5. 高热、寒战。

6. 体征：右下腹麦氏点压痛。

7. 腹膜刺激征：腹痛、压痛、反跳痛、腹肌紧张、肠鸣音减弱或消失。

8. 右下腹包块：边界不清、固定。

9. 特殊检查：结肠充气试验（＋）；腰大肌试验（＋）；后位阑尾闭孔内肌试验（＋）

（低位阑尾）；直肠指检右前方触痛（盆位）、痛性包块（盆腔脓肿）。

【确诊急性阑尾炎的辅助检查】

1. 实验室检查：多数急性阑尾炎患者会出现甘油三酯、血清脂肪酶、白细胞计数等升高，部分单纯性阑尾炎或老年患者白细胞计数可无明显升高。

2. 影像学检查：腹部X线片；腹部超声检查（可靠性低于CT；CT对阑尾周围脓肿更有帮助）。

【急性阑尾炎的处理原则】

1. 手术治疗。除早期单纯性阑尾炎或有手术禁忌证外，均应早期手术。

2. 非手术治疗。①严密观察患者病情变化。②协助患者取半卧位，可放松腹肌，减轻腹部张力，缓解腹痛。③避免肠内压力增高，禁食，必要时行胃肠减压，同时给予肠外营养。④控制感染，应用抗生素。⑤明确诊断时可酌情使用镇痛或镇静、解痉等药物。

案例五　自发性气胸患者的救治和护理

一、病例概述

【病情】

患者，男，19岁。主诉：1天前突发胸痛。

【疾病史】

现病史：1天前患者于举重物时突发右侧胸痛，呈锐痛，深吸气及变换体位时胸痛明显加重，无放射痛，无发热、咳嗽、咳痰，无腹痛、腹泻、尿频、尿急，为进一步诊治来我院就诊，急诊胸片示右侧气胸，急诊以"自发性气胸"收入。患者来时神志清楚，精神稍差，饮食、睡眠可，大、小便正常，体重无明显变化。

既往史：无特殊。

【辅助检查】

X线检查：胸廓对称，右侧外上方可见无肺纹理区，胸膜线内移，心脏外形不大，双膈面光整，双侧肋膈角锐利。

【诊断】

自发性气胸。

【用药及治疗】

予注射用哌拉西林钠他唑巴坦钠抗感染，间苯三酚、地佐辛等止痛，盐酸氨溴索化痰；鼻塞吸氧（氧流量3 L/min）、心电监护、持续胸腔闭式引流。

二、护理体检、诊断及措施

【护理体检】

T 37.4 ℃，P 85/min，R 22 次 /min，HR 95 次 /min，BP 115/72 mmHg，SpO$_2$ 97%。患者身体发育正常，营养中等，神志清楚，查体合作。全身皮肤、黏膜无发绀、皮疹、出血点等，双侧瞳孔等大等圆、对光反射灵敏。胸廓正常，听诊双肺呼吸音低，右侧明显，双肺未闻及明显干、湿性啰音，无胸膜摩擦音，心律齐，各瓣膜听诊区未闻及杂音，无心包摩擦音。腹平坦，无压痛及反跳痛，肝、脾触诊肋缘下未触及，肝、肾区无叩击痛。双下肢无水肿。

【护理诊断】

1. 气体交换受损：与胸腔积气导致胸廓活动受限和肺萎缩有关。

2. 舒适度减弱：与气胸所致疼痛有关。

3. 焦虑：与呼吸困难、胸痛、担心气胸复发等有关。

4. 低效性呼吸型态：与肺扩张能力下降、切口疼痛有关。

5. 疼痛：与脏层胸膜破裂及胸腔置管有关。

6. 有感染的危险：与胸腔置管有关。

7. 知识缺乏：缺乏气胸防治的相关知识。

【护理措施】

1. 气体交换受损的护理

（1）吸氧：2 ～ 4 L/min 氧气吸入。

（2）体位：病情稳定者取半卧位，以使膈肌下降，有利呼吸。

（3）加强观察：观察生命体征，以及有无气促、呼吸困难、发绀和缺氧等症状。

（4）积气过多行胸膜腔穿刺抽气或闭式引流。

（5）鼓励患者术后经常改变体位、深呼吸、咳嗽，加速胸腔内气体排出，促进肺复张。

2. 舒适度减弱的护理

（1）指导患者取舒适体位。

（2）严密观察病情；疼痛严重者，遵医嘱使用镇痛药。

（3）指导患者减轻疼痛的方法，如听音乐、避免剧烈咳嗽，必要时给予止咳剂。

3. 焦虑的护理

（1）向患者讲解疾病和手术的相关知识，减轻其焦虑情绪。

（2）以认真细致的工作态度、娴熟的技术赢得患者的信任。

（3）多与患者沟通，关心患者，尽量满足其合理要求。

（4）指导患者运用合适的放松方法，如深呼吸、听音乐等。

4. 低效性呼吸型态的护理

（1）嘱患者绝对卧床休息，采取有利于呼吸的体位，避免增加胸腔内压力的动作如剧烈咳嗽等。

（2）保持患者呼吸道通畅，协助患者拍背、咳痰，必要时吸氧。

（3）密切观察患者生命体征、面色、呼吸音等。

（4）嘱患者适当进行肺功能锻炼，促进肺复张。

（5）做好胸腔闭式引流的护理。

5. 疼痛的护理

（1）提供适宜的环境。

（2）疼痛时帮助患者分散注意力。

（3）嘱患者咳嗽或活动时用枕头或用手压住引流处伤口，体位改变时固定好引流管，避免刺激引起疼痛。

（4）避免患者受凉，以防感冒引起咳嗽导致疼痛加剧。

（5）患者肺完全复张时疼痛会加重，应做好解释工作，必要时按医嘱给予镇痛药。

6. 感染的防治

（1）密切监测体温，及时查看血常规结果变化等。

（2）严格无菌操作；保持胸腔引流口处敷料清洁、干燥。

（3）鼓励患者正确咳嗽、咳痰，加强营养。

（4）遵医嘱合理应用抗生素预防感染。

7. 对知识缺乏患者的指导

（1）根据患者掌握知识的程度，有针对性地介绍手术相关知识。

（2）给患者讲解安置引流管的目的及简单的护理注意事项。

（3）给患者讲解定时深呼吸、咳嗽、咳痰、吹气球等锻炼肺功能的重要性。

（4）介绍气胸的诱发因素，避免诱因。

8. 健康宣教

（1）嘱患者合理补充蛋白质，如瘦肉、豆制品等，忌食辛辣刺激性食物；饮食应清淡、富含纤维素，保持大便通畅。

（2）嘱患者在气胸痊愈后的1个月内避免剧烈运动及重体力劳动，特别是要避免需屏气的工作，如提取重物、游泳、潜水等。

（3）嘱患者预防感冒，在气胸缓解后2个月内尽量避免剧烈咳嗽、打喷嚏、大笑。

（4）指导患者养成良好的生活习惯，不吸烟、饮酒；保持心情愉快，情绪稳定；多休息，勿劳累。

（5）为患者讲解有关急救知识，告知患者本病可反复发生，应积极治疗原发病，预防气胸发生；若出现突发性胸痛，随即感到胸闷、气急等气胸复发征兆时，及时就诊。

三、护理查房总结

外部气体进入人体胸腔，在内部聚集造成积气形成气胸。其临床症状有：呼吸困难、胸痛、刺激性咳嗽及其他如心悸、四肢发凉、血压低等。

自发性气胸多数由胸腔穿刺抽气或胸腔闭式引流治疗，可以完全治愈，只有极少数患者可能会留下后遗症。如果是复发性气胸或胸腔出血，应积极采取手术治疗。

四、知识拓展

【胸腔闭式引流术的目的及基本原理】

胸腔闭式引流术最基本的目的在于持续引流胸腔积气、积液（血液、脓液、乳糜液等），从而促进肺膨胀、恢复胸腔正常负压，以改善、恢复正常呼吸功能。

使用时，将胸腔闭式引流管一端置入胸膜腔内，另一端接闭式引流（水封瓶或干封瓶），从而使胸腔内的气、液体能克服压力，通畅地引流出胸腔外，而外界空气、液体不会被吸入胸腔。

【胸膜腔闭式引流管的安置部位】

1. 积气：置于前胸壁锁骨中线第 2 肋间隙。
2. 积液：置于腋中线与腋后线第 6 ～ 8 肋间。
3. 脓胸：常选择在脓液积聚的最低位置。

【胸腔闭式引流术后的并发症】

引流管脱落（最常见）、复张性肺水肿、皮下气肿、疼痛、引流管阻塞、胸腔积液逆流感染。

【胸腔闭式引流术后护理要点】

1. 严密观察患者的生命体征。
2. 关注水封瓶是否有水柱波动。
3. 关注引流瓶内是否有气体逸出。
4. 关注引流液的颜色、性状、量。
5. 关注伤口周围是否有皮下气肿或渗血、渗液。
6. 关注患者主诉，是否有胸痛、胸闷、气紧等症状。
7. 使用镇痛药物后观察药物的作用及副作用。

案例六 深静脉血栓患者的救治和护理

一、病例概述

【病情】

患者，女，52岁。主诉：左下肢肿胀、疼痛2天。

【疾病史】

现病史：患者于2天前乘坐长途车后突发左下肢肿胀、疼痛。至当地医院急诊就诊，查体示：BP 130/75 mmHg，R 18次/min，无足部发冷、发麻。现为进一步治疗转诊至我院就诊。患者自患病以来，无呕血、反酸、嗳气，无畏寒、发热，无黑便，精神状态一般，体重无明显变化，饮食正常，大、小便正常，睡眠无异常。

既往史：患者平素体健，无高血压、糖尿病等病史，无结核、肝炎等传染病史，无外伤史、手术史、输血史，无食物及药物过敏史。无吸烟、饮酒史。母亲及1个哥哥均有单侧腿肿病史。

【辅助检查】

1.超声检查：下肢血管彩超示左下肢股静脉及肌间静脉增宽，管腔内可见絮状回声。

2.实验室检查：血浆D-二聚体减少。

3.静脉造影：下肢静脉顺行造影示主干静脉腔内持久的、长短不一的圆柱状或类圆柱状造影剂密度降低区域，边缘可有线状造影剂显示形成"轨道征"。

【诊断】

左下肢深静脉血栓、左下肢浅静脉曲张。

【用药及治疗】

1.介入治疗：通过导管直接向凝块内滴注药物溶栓；保留导管内溶栓治疗；下腔静脉滤器置放。

2.药物治疗：静脉溶栓加抗凝治疗。

3.中医治疗。

二、护理体检、诊断及措施

【护理体检】

T 37℃，P 82次/min，R 18次/min，BP 130/75 mmHg，SpO$_2$ 98%。一般情况尚可，结膜无苍白，锁骨上淋巴结（-）。胸廓无畸形。双肺呼吸音清晰，未闻及干、湿啰音。

心律齐，各瓣膜区未闻及病理性杂音，未闻及心包摩擦音。腹软，无压痛，无肌紧张，肠鸣音正常。双下肢皮温正常，足背动脉搏动可，左下肢较对侧增粗，伴小腿内侧蚯状突起，腓肠肌压痛（＋）。患者一般情况尚可，双下肢皮温正常，足背动脉搏动可，左下肢较对侧增粗，伴小腿内侧蚯蚓状。突起腓肠肌压痛（＋），有单侧下肢肿胀家族史。

【护理诊断】

1. 下肢肿胀、疼痛：与深静脉血栓有关。

2. 潜在并发症：肺栓塞、出血。

3. 焦虑：与担心疾病和预后有关。

4. 知识缺乏：缺乏深静脉血栓的相关知识。

【护理措施】

1. 一般护理

（1）保持病室安静、整洁，减少不良刺激，使患者保持良好的精神状态，有利于气血运行及疾病的康复。

（2）饮食宜清淡、低脂且富含纤维素，忌食油腻、辛辣的食物，保持大便通畅，尽量避免用力排便而致腹压增高，影响下肢静脉回流。

（3）为防止出血，减少穿刺次数，穿刺后静脉局部加强压迫 5 min，动脉穿刺后压迫 10 ～ 15 min。

（4）注意患肢皮温及肿胀程度，如患肢高度肿胀、皮肤苍白或呈暗紫色、皮温降低、足背动脉搏动消失，说明有发生股白肿或股青肿的可能，应立即通知医生紧急处理。

2. 下肢周径测量的护理

（1）首次测量需同时测量患肢和健肢周径，以作对比观察，便于判断肢体肿胀程度；后续重点关注患肢周径，计算患肢周径差并记录测量值的同时，需记录患肢皮肤颜色、温度、足背动脉搏动情况，并倾听患者主诉。

（2）定皮尺、定部位、定时间监测，用油性笔画出皮尺宽度的双线标记，便于固定皮尺摆放位置，严格按照标记位置测量。

（3）协助患者取平卧位并垫高患肢，有利于肿胀消退。

3. 平卧位抬高患肢的护理

（1）急性期患者应绝对卧床 10 ～ 14 天，患肢抬高，高于心脏水平 20 ～ 30 cm，待血栓机化粘附于静脉内壁；患肢制动，不得按摩或做剧烈运动，以防栓子脱落引起肺栓塞。

（2）膝关节屈曲 15°，使髂骨静脉呈松弛、不受压状态，并可缓解腘静脉牵拉；避免膝下垫枕，以免影响小腿静脉回流。

4. 用药护理

（1）每次使用抗凝药物前，应测定凝血时间；使用抗凝剂后，注意观察患者有无出血倾向；肝素为首选抗凝剂，常用于腹壁皮下深部注射；由于肝素应用不当容易引起出血，故应严格掌握适应证、禁忌证、用量及给药方法。

（2）溶栓药物的化学性质大多不稳定，制剂均为干燥结晶体，溶解后于常温状态下很容易失去活性，因此应选用新鲜溶液，现用现配。如尿激酶，溶栓期间应准确及时地执行医嘱，用药剂量必须准确，在使用过程中应现配现用，以免效价降低。应用输液泵使药液准确而匀速地进入体内，有利于保持有效血药浓度；严密观察病情变化，随时做好护理记录。

（3）穿刺患肢浅静脉：用弹力绷带加压包扎阻断浅静脉血流后，用输液泵持续滴注溶栓药物，可使溶栓剂流经血栓表面，效果更好。

（4）中医用药治疗：急性期下肢静脉血栓患者，按照中医辨证原则应属于湿热下注、血脉瘀阻。中药用药采用活血化瘀、通脉祛湿。由于药性较苦寒，所以可告知患者，服药后可能有轻度恶心或轻度腹痛、小便次数增多等现象，这些都属于药理作用，不必担心；若为颗粒冲剂，应告诉患者详细的冲药方法。对确有胃肠不适者，应将中药放在饭后半小时服用。

5. 肺栓塞的防治

深静脉血栓患者中，大约有1%的住院患者死于肺栓塞。肺栓塞是深静脉血栓患者的常见并发症之一，90%肺栓塞患者的血栓来自下肢静脉；80%的肺栓塞患者起病时无临床症状；2/3的肺栓塞患者在发病2h内死亡。血栓机化的过程一般需2周左右完成，而静脉血栓的附壁性在1～2周最不稳定，极易脱落，因此在血栓形成后的1～2周及溶栓治疗早期，患者应绝对卧床休息，床上活动时避免动作过大，禁止按摩患肢，以防血栓脱落造成肺动脉栓塞。

6. 出血的防治

用药前应了解患者有无出血性疾病，用药后观察患者有无临床出血倾向或出血发生，观察其有无牙龈出血、鼻出血、伤口渗血或血肿、泌尿道或消化道出血，要特别注意有无头痛、呕吐、意识障碍、肢体瘫痪或麻木等颅内出血迹象。对老年人及儿童，即使凝血指标正常，也应密切观察患者神志、瞳孔、血压及四肢活动等情况，一旦出现头痛、呕吐、血压突然升高或意识障碍，应立即通知医生及时处理。

7. 弹力袜和弹力绷带的应用

急性期过后，患者开始下床活动时，需穿医用弹力袜或使用弹力绷带，通过将外部压力作用于静脉管壁来增加血液流速和促进血液回流，以及维持最低限度的静脉压，有利于肢体肿胀的消退。应注意包扎弹力绷带或穿弹力袜应在每日早晨起床前进行，若患者已起床，则应嘱其重新卧床，抬高肢体10min，使静脉血排空，然后再包扎。包扎弹力绷带应从肢体远端开始，逐渐向上缠绕，注意松紧适度，平卧休息时解除。弹力袜大小必须适合患者腿部周径。应用期间应注意患者肢端皮肤色泽及患肢肿胀情况。

8. 心理护理

护理者应态度诚恳，与患者建立起良好的护患关系，为其科学讲解疾病有关知识，增加患者的信心，使其积极配合治疗。

9. 健康宣教

（1）急性期后，患者应定时进行下肢肢体的主动活动或被动活动，护士进行指导、监督并检查患者的活动情况。应嘱患者定时更换体位，1～2 h/次，膝下垫枕，避免过度屈曲，指导患者进行深呼吸及有效咳嗽。

（2）长期输液或经静脉给药者，应避免在同一部位、同一静脉处反复穿刺，尤其是使用刺激性药物时更要谨慎。

（3）尽早下床活动是预防下肢深静脉血栓形成的最有效措施。

（4）注意患者双下肢有无色泽改变、水肿、浅静脉怒张和肌肉有无深压痛；重视患者主诉，若患者站立后下肢有沉重、胀痛感，应警惕下肢深静脉血栓形成的可能；如有改变应及时通知医生。

（5）嘱患者低脂、清淡饮食，忌辛辣、刺激、肥腻食物，多食纤维素丰富的食物，必要时用开塞露、芦荟胶囊、乳果糖等帮助排便，避免因排便困难引起腹压增高，影响静脉回流。

（6）告知患者勿使用过紧衣物，避免血液淤滞。术后患者应慎用止血药物，可适当垫高下肢或对小腿进行按摩，使小腿肌肉被动收缩或尽早下床活动，以利静脉血回流；应用下肢弹力绷带包扎等。长期卧床的患者应鼓励患者做足背屈活动，必要时对小腿进行按摩，使小腿肌肉被动收缩，防止静脉血栓形成。

（7）高危患者应适当服用活血化瘀类中药或抗凝药物。

（8）由于烟草中尼古丁会刺激血管收缩，影响静脉回流，故应告知患者及时戒烟。

三、护理查房总结

下肢深静脉血栓是由各种原因所致下肢静脉血流缓慢，通过血液循环流回心脏的血量减少，血液呈高凝状态，淤积在下肢静脉，形成血栓。血栓形成的主要原因有：①血流缓慢。②血液高凝状态。③静脉壁损伤。

应嘱患者在日常生活中，不要长时间保持一种姿势，要多活动，还可以适当做高抬腿运动。手术后的患者在病情允许的前提下应尽早下床活动。长期卧床者可以定时进行足底静脉泵或者间歇充气加压治疗，家属也要常为患者进行按摩，并帮助患者定时变换体位，以促进血流循环，避免血液淤滞。特殊工作者可在日常生活中穿弹力袜进行防护，适当活动。

应嘱下肢深静脉血栓患者日常避免剧烈运动，避免大力挤压患肢，防止血栓脱落；一旦出现突发呼吸困难、胸痛等，要立即拨打急救电话。

四、知识拓展

【静脉血栓的分型及临床表现】

1.周围型：又称为小腿肌间静脉丛血栓形成。此类患者临床表现可不明显，可仅有患肢轻度肿胀，小腿轻度疼痛，Homans 征可呈阳性。

2.中央型：也称髂股静脉血栓形成。左侧多见，表现为臀部以下肿胀，腹股沟及下腹壁浅静脉怒张，皮肤温度升高，深静脉走向压痛。血栓可向上延伸至下腔静脉，向下可累及整个下肢深静脉，成为混合型。血栓脱落可导致肺栓塞，威胁患者生命。

3.混合型：全下肢深静脉包括小腿肌间静脉丛均有血栓形成。如为周围型扩张所致，患者往往前期症状较轻，而后突然肿胀；如为中央型扩张所致，通常临床表现与中央型不易鉴别。

4.特殊类型：①股青肿。当下肢静脉血栓不断形成、蔓延，使整条患肢静脉全部处于阻塞状态，同时伴有动脉强烈痉挛时，即出现了股青肿。②股白肿。由于血栓形成迅速而广泛，下肢水肿在数小时内就达到最高程度，肿胀严重，张力很高。下肢动脉痉挛发生得较早，表现为全下肢的肿胀、皮肤苍白及皮下小静脉的网状扩张，这种情况称之为疼痛性股白肿。

【深静脉血栓形成的病因】

1.静脉血流缓慢

手术中脊髓麻醉或全身麻醉会导致周围静脉扩张，静脉流速减慢；手术中由于麻醉作用致使下肢肌肉完全麻痹，失去收缩功能，术后又因切口疼痛和其他原因卧床休息，下肢肌肉处于松弛状态，致使血流缓慢，诱发下肢深静脉血栓形成。临床上发现肢体制动或长期卧床的患者容易形成静脉血栓，这些都提示血流缓慢是血栓形成的因素之一。

2.血液高凝状态

（1）组织和细胞的损伤：见于休克、创伤、手术、组织坏死和输血反应等。

（2）药物所致：见于长期使用雌激素导致血管内溶血等副作用，肝素治疗的患者中有 5% 的患者会产生肝素血小板抗体。

（3）疾病所致：见于红细胞增多症、白血病、癌肿、糖尿病、高胱氨酸尿症、高脂血症、系统性红斑狼疮、妊娠和脓毒血症等。

3.静脉壁损伤

（1）化学性损伤：静脉内注射各种刺激性溶液和高渗溶液，如各种抗生素、有机碘溶液、高渗葡萄糖溶液等均能在不同程度上损伤静脉内膜，导致静脉炎和静脉血栓形成。

（2）机械性损伤：静脉壁局部挫伤、撕裂伤或骨折碎片创伤均可导致静脉血栓形成。

（3）感染性损伤：化脓性血栓性静脉炎由静脉周围感染灶引起，较为少见，如感染性子宫内膜炎，可引起子宫静脉的脓毒性血栓性静脉炎。

案例七 主动脉夹层患者的救治和护理

一、病例概述

【病情】

患者，男，48岁。主诉：突发胸痛1天。

【疾病史】

现病史：患者1天前无明显诱因出现胸痛，疼痛为压榨性，位于胸骨后，范围约手掌大小，持续数十分钟不能缓解，伴头晕、视物旋转，不能行走，遂至外院就诊，测得血压高达220/110 mmHg，后入院治疗，诊断为"冠心病，不稳定型心绞痛"，予以相关治疗，症状有所好转（具体情况不详），现患者为求进一步治疗来我院，急诊拟"急性冠脉综合征，冠心病"收治于冠心病监护病房（CCU）。入院患者心理状态良好，能够积极配合治疗。

既往史：不详。

【辅助检查】

1. CT检查：胸动脉CTA检查、腹主动脉CTA检查、增强CT检查示主动脉夹层（Ⅲ型）形成，破裂口位于主动脉弓处，胸、腹部主动脉分支，右侧髂内、外动脉，左侧髂外动脉开口于真腔，左侧髂内动脉开口于假腔。

2. 心脏超声检查：室间隔增厚，左室射血分数67%。

3. 实验室检查：心肌肌钙蛋白I（cTnI）< 0.50 ng/mL，肌酸激酶同工酶< 3.0 ng/mL，肌红蛋白121 ng/mL，白细胞计数13.43×10^9/L，血钾3.49 mmol/L。

4. 心电图检查：窦性心律，心电图ST段、T波（ST-T）改变。

【诊断】

1. 主动脉夹层（Ⅲ型）。

2. 高血压（极高危）。

【用药及治疗】

患者病情危重，医生下病危通知，遵医嘱予一级护理，并予以入科宣教及完善相关辅助检查。予以抗血小板聚集，抗凝、抗心肌缺血、调脂、降压、改善循环等对症治疗。患者现精神一般，未诉心前区不适，仍予生理盐水18 mL+硝酸甘油10 mg以10 μg/min静脉微量泵泵入。

二、护理体检、诊断及措施

【护理体检】

T 36.8℃，P 92 次 /min，R 20 次 /min，BP 157/88 mmHg。心电监护示窦性心律，心律齐。自理能力评分为 75 分，静脉血栓栓塞症（VTE）评分为 4 分。坠床跌倒评分为 4 分，患者病情危重，医生下病危通知，遵医嘱予一级护理，并予以入科宣教及完善相关辅助检查。

【护理诊断】

1. 便秘：与长期卧床有关。

2. 活动无耐力：与血压过高有关。

3. 有出血的危险：与使用抗凝药有关。

4. 有受伤的危险：与疾病致头晕及血管活性药物使用有关。

5. 疼痛：与血管撕裂有关。

6. 知识缺乏：缺乏疾病预防、治疗的相关知识。

7. 营养失调（高于机体需要量）：与摄入过多、缺乏动运有关。

8. 睡眠型态紊乱：与疾病影响有关。

9. 其他潜在并发症：猝死、高血压危象。

【护理措施】

1. 便秘的护理

（1）在病情允许的情况下，指导患者进低盐、低脂饮食，多食蔬菜、水果等富含粗纤维的食物，如芹菜、香蕉等，保持大便通畅。

（2）给予患者腹部环形按摩，促进肠蠕动。

（3）必要时遵医嘱应用缓泻剂，如乳果糖等；观察患者排便情况。

（4）患者便秘时，告知其切忌用力排便及用力排便的相关危害。

2. 活动无耐力的护理

（1）指导患者绝对卧床休息，保持病房安静，限制探视。

（2）协助患者取舒适卧位，及时巡视病房，发现患者所需并提供帮助。

（3）指导患者根据病情采取循序渐进的方式进行适量活动；指导患者做主动与被动活动。

3. 出血的防治

（1）教会患者观察口腔、皮肤黏膜、大小便及分泌物等，判断有无出血情况。

（2）尽量使用静脉留置针，避免反复穿刺静脉。

（3）对于各种医疗、护理穿刺后应延长压迫止血时间。

（4）严格按照医嘱使用抗凝药，观察患者血常规、凝血常规。

4. 受伤的防治

（1）在患者床头悬挂相关警示牌，腕带粘贴"跌倒高危"标识，正确使用床档，加强患者及家属的安全宣教。

（2）指导患者卧床休息，体位改变时，动作应缓慢。

（3）观察血管活性药物使用后患者的不良反应，根据病情调节用药的浓度及速度。

5. 疼痛的护理

（1）及时巡视病房，密切观察患者心电监护、面色、神志、呼吸、脉搏、血压及血氧等变化。

（2）观察患者疼痛的程度、性质、部位及持续时间，及时进行疼痛评估，并告知医生。

（3）必要时遵医嘱予止痛药，有效缓解患者疼痛；注意观察不良反应，及时评价用药效果。

（4）稳定患者情绪，避免诱发因素。

（5）教会患者转移注意力，如听舒缓音乐；指导患者深呼吸。

6. 对知识缺乏患者的指导

（1）以通俗易懂的语言为患者讲解疾病相关知识。

（2）指导患者进食低盐、低脂、易消化食物，忌食辛辣、刺激性食物，少量多餐，多食蔬菜、水果等富含粗纤维的食物，保持大便通畅，切忌用力排便；疼痛剧烈时暂禁食，待疼痛缓解后给予流质饮食；血压控制平稳后可逐渐过渡到半流质饮食。

（3）指导患者学会自我观察有无胸、腹、腰痛等症状。

（4）指导患者戒烟、戒酒，养成良好的生活习惯，适当进行体育锻炼。

（5）嘱患者避免诱发因素，如情绪激动、寒冷、饱餐、用力排便等。

7. 营养失调（低于机体需要量）的护理

（1）指导患者健康合理饮食，让患者意识到超重的危害。

（2）指导患者养成良好的生活习惯，戒烟限酒，低盐、低脂饮食，控制总热量摄入，根据自己的病情选择合适的体育锻炼项目。

（3）协助患者制订减重计划。

8. 睡眠型态紊乱的护理

（1）指导患者卧床休息，采取合适的卧位，保持病房安静。

（2）监测患者生命体征，重视患者主诉，缓解疼痛，促进睡眠。

（3）必要时遵医嘱应用镇静安眠药，并观察用药效果。

（4）在病情允许的情况下，嘱患者适当增加白天活动量、减少白天睡眠时间。

（5）利尿剂应尽量在白天使用。

9. 其他潜在并发症的预防

（1）猝死：①密切观察患者神志，心电监护监测其生命体征，观察有无心律失常。②及时巡视病房，准备好抢救设备如除颤仪、抢救车、负压吸引器等，随时准备抢救。

③嘱患者绝对卧床休息，保持病房安静。④遵医嘱予以鼻塞吸氧 3 L/min，增加心肌供氧。⑤严格遵医嘱用药。⑥避免猝死的诱发因素，如饱餐、用力排便、情绪激动等。

（2）高血压危象：①严密监测血压、心率、呼吸、尿量、神经系统症状等。②指导患者绝对卧床休息，保持病房环境安静，床头抬高 30° 以防止发生体位性低血压。③遵医嘱予以鼻塞吸氧 3 L/min，保持呼吸道通畅。④遵医嘱应用硝普钠、利尿剂、镇静剂，并注意药物的疗效及副作用；用药期间监测患者的血压下降速度及幅度、药物反应、神志、呼吸、心肾功能及瞳孔变化，根据血压变化适时遵医嘱调节用药。⑤指导患者避免因剧烈头痛、躁动、抽搐而发生坠床或跌倒意外，做好安全护理。⑥准备好抢救用物。

三、护理查房总结

对此类病人的护理应努力达到如下目标：

1. 患者能够正确描述预防本病发生的有关知识。

2. 患者不发生猝死。

3. 患者血压控制平稳，不发生高血压危象。

4. 患者活动耐力增强，主动与被动活动无主诉不适。

5. 患者不发生出血。

6. 患者能说出自我保护的措施，不发生跌倒、坠床等意外。

7. 患者诉疼痛减轻。

8. 患者能掌握并能复述减重方法，合理控制体重。

9. 患者睡眠得到改善。

10. 患者大便通畅，能说出用力排便的危害。

11. 做好患者及家属的出院指导：①指导患者出院以休息为主，活动量应循序渐进，注意劳逸结合。②指导患者合理饮食，保持大便通畅，切忌用力排便。③指导并教会患者学会自我调节心理状态，控制不良情绪，保持心情舒畅，避免情绪激动。④嘱患者严格按医嘱坚持服药，控制血压，勿擅自调节剂量。⑤教会患者自测心率、脉搏，定时测量血压。⑥嘱患者定期复诊，若出现胸痛、腹痛及腰痛等症状应及时就诊。⑦指导家属给患者创造良好的休养环境。

四、知识拓展

【主动脉夹层的定义】

主动脉夹层又称主动脉夹层动脉瘤，是由于各种原因导致的主动脉内膜撕裂，腔内的血液流入动脉壁间，主动脉壁分层、分离，血管腔被游离的内膜片分隔为真腔和假腔的严重主动脉疾病。主动脉内膜上的血流入口即为原发破口，在主动脉远端可有继发破口，使真假腔之间血流相通。假腔内可以是持续的血流灌注，也可因为血液淤滞导致血栓化。

【主动脉夹层的分型】

应用最为广泛的是 De Bakey 分型和 Stanford 分型。

1. De Bakey 等根据病变部位和扩展范围将本病分为 3 型：

Ⅰ型：内膜破口在升主动脉，主动脉夹层的范围可以延伸至腹主动脉，此型最为常见。

Ⅱ型：内膜破口在升主动脉，范围局限于升主动脉或主动脉弓，常见于马方综合征。

Ⅲ型：内膜破口在主动脉峡部左锁骨下动脉处，扩展范围累及降主动脉和（或）延伸至腹主动脉末端。

2. 目前临床上常用 Sanford 分型，将主动脉夹层分为 2 型：

Stanford A 型：病变累及升主动脉（相当于 De Bakey Ⅰ型和Ⅱ型），夹层远端可以终止于不同部位，又称近端型，约占全部病例的 2/3。

Stanford B 型：病变始于降主动脉（相当于 De Bakey Ⅲ型），又称远端型，约占全部病例的 1/3。

案例八　肝内胆管结石患者的救治和护理

一、病例概述

【病情】

患者，女，67 岁。主诉：腹痛半个月。

【疾病史】

现病史：患者半个月前无明显诱因出现腹痛、腹胀、发热，体温最高 39.6℃，就诊于外院，检查提示右肝内胆管结石伴胆管炎，予以抗感染、解痉等治疗后症状无明显改善，现为进一步治疗转诊我院。

既往史：有高血压、糖尿病病史，以及胆囊切除、阑尾切除、冠状动脉支架植入手术史。

【辅助检查】

1. CT 检查：全腹部 CT 平扫示肝叶比例失调，密度降低，右叶缩小，周围脂肪间隙模糊，见少许片絮影，右肝内胆管扩张，见多发高密度结节影，相应邻近肝实质内稍低密度结节，边缘模糊。肝门区、肝胃间隙、门腔间隙、腹主动脉旁淋巴结增多、增大。轻度脂肪肝。胆囊未见显示，肝外胆管轻度扩张。脾脏增大。右侧肾上腺稍增粗毛糙。左侧附件区囊性灶，腹主动脉及其分支管壁钙化。双侧胸腔少量积液。

2. 实验室检查：碱性磷酸酶 192 IU/L，γ-谷氨酰转移酶 187 IU/L，总蛋白 52.3 g/L，白蛋白 30.3 g/L，葡萄糖 18.17 mmol/L，甘油三酯 4.06 mmol/L，胆固醇 1.93 mmol/L，高密度脂蛋白胆固醇 0.34 mmol/L，血清淀粉酶 10 U/L，脂肪酶 8 IU/L，二氧化碳结合力 16.8 mmol/L，阴离子间隙 21.9 mmol/L，β-羟丁酸 6.20 mmol/L，血钙 1.87 mmol/L，无机磷 0.77 mmol/L，红细胞计数 2.81×10^{12}/L，血红蛋白 79 g/L，红细胞比容 0.24%，RDW-CV 14.9%，血小板计数 59×10^9/L，白细胞计数 2.50×10^9/L，中性分叶核粒细胞百分比 89.2%，淋巴细胞百分比 6.7%，嗜酸性粒细胞百分比 0.2%，淋巴细胞绝对值 0.17×10^9/L，嗜酸性粒细胞绝对值 0.01×10^9/L。

3. 心肌标志物检查：B 型利钠肽 1 793 ng/L。

【诊断】

肝内胆管结石、胆管炎、高血压、糖尿病、冠心病支架植入术后。

【用药及治疗】

予注射用亚胺培南西司他丁钠抗感染，多烯磷脂酰胆碱、门冬氨酸鸟氨酸等药物保肝，间苯三酚解痉、止痛，补液等对症支持治疗；鼻塞吸氧（氧流量 3 L/min）、心电监护。

二、护理体检、诊断及措施

【护理体检】

HR 88 次/min，R 20 次/min，BP 135/89 mmHg，SpO_2 96%。因"腹痛半个月"入观察区，来时神志清楚，情绪稳定，精神差，双侧瞳孔等大等圆（直径约 3 mm），对光反射灵敏。自诉全身乏力、头晕、心慌、恶心，伴呕吐，诉无明显诱因出现腹痛、腹胀、发热，体温最高 39.6℃。行跌倒风险评估，评分为 7 分，为中度危险；行压力性损伤风险评估，评分为 14 分，为中度危险；行静脉血栓栓塞症风险评估，评分为 5 分，为高危。查体：双耳郭压红，压之褪色。

【护理诊断】

1. 疼痛：与肝内胆管结石嵌顿有关。

2. 体温过高：与感染导致体温中枢调定点上移有关。

3. 有皮肤完整性受损的风险：与疼痛导致患者翻身活动受限，长期卧床有关。

4. 有跌倒/坠床的风险：与患者全身乏力伴头晕有关。

5. 活动无耐力：与食欲下降、恶心、呕吐、摄入量减少有关。

6. 焦虑：与缺乏疾病知识、担心预后有关。

7. 知识缺乏：缺乏疾病预防、治疗的相关知识有关。

【护理措施】

1. 疼痛的护理

（1）进行疼痛评估，观察、记录患者疼痛的性质、位置、程度及伴随症状。

（2）给予患者心理护理、安抚。

（3）协助患者采取舒适体位如半卧位，指导其进行有节律的深呼吸，达到放松和减轻疼痛的目的。

（4）保持病房安静、床单位整洁。

（5）遵医嘱给予患者解痉或止痛药物，抗炎、保肝、补液等对症治疗。

2. 体温过高的护理

（1）每日测量 4 次体温，有异常时及时通知医生。

（2）遵医嘱用药或者物理降温，注意观察用药及物理降温后的效果。

（3）嘱患者畏寒、寒战时注意保暖，多饮水；嘱患者家属及时为患者擦拭身体，更换衣服，保持床单位整洁。

3. 皮肤完整性受损的预防

协助患者采取舒适体位，保持皮肤清洁、干燥，在疼痛缓解间歇期予以适当的翻身活动；嘱患者尽量穿宽松棉质衣物，患者高热出汗后，嘱患者家属及时为患者擦拭身体，更换衣物，防止皮肤破溃感染；保持床单位平整，及时清理碎渣、皮屑等，以免刺激局部皮肤；卧床休息时也应定期翻身，预防压力性损伤。

4. 跌倒 / 坠床的预防

指导患者卧床休息，减少下床活动，降低机体需要量；活动时应缓慢，避免快速坐起或站立；予双侧床档保护，防止跌倒 / 坠床。

5. 活动无耐力的护理

遵医嘱给予患者饮食指导，适当补充每日所需能量，或者根据医嘱予以静脉营养补充。

6. 焦虑的护理

（1）向患者及家属讲解肝内胆管结石相关知识，协助患者完成相关检查。

（2）对患者进行相关知识指导，如饮食、治疗，讲解情绪与疾病的关系，以及保持乐观情绪的重要性，介绍手术成功病例，使患者树立战胜疾病的信心。

7. 对知识缺乏患者的指导

向患者讲解疾病相关知识，以及住院期间相关检查的注意事项、饮食、治疗等相关知识。

三、护理查房总结

肝内胆管结石是较为常见的疾病，该疾病在亚洲东部、南部国家多见，临床多见于女性。一般根据结石在肝内的分布范围及是否合并肝外胆管结石，可将本病分为区域型、弥漫型、附加型。本次护理查房准备充分，内容丰富。提升了护理人员对肝内胆管结石的认识，同时明确了患者存在的主要护理问题，积极采取有效的护理措施，指出了该患者的护理要点和护理重点，具有临床指导意义。提出的护理问题及相关因素准确，具有针对性，能根据护理计划及时、准确地落实对应护理措施且效果评价及时，切实提升了临床护理质量。

四、知识拓展

【发热患者管理标准流程】

1. 目的：进一步落实急诊发热患者的有效管理，规范急诊发热患者的治疗与护理，保证医疗服务的连续性，提高医疗安全，保障医疗护理服务质量。

2. 适用对象：所有发热患者。

3. 基本要求

（1）为所有发热患者发放体温单，并嘱其贴于床旁。

（2）对高热（T ≥ 39℃）患者行 q.4 h. 体温监测并绘制体温单，直至连续 3 天正常；对中低热（37.3℃＜ T ＜ 39℃）患者行 q.6 h. 体温监测并绘制体温单。

（3）物理或药物降温后半小时应复测患者体温，并做好护理记录。

（4）落实健康宣教，动态观察并记录患者生命体征及病情变化。

（5）护理小组长应掌握当班发热患者病情动态变化，将特殊发热患者汇报住院总医师，由住院总医师指导处理。

4. 体温单绘制要求

（1）体温符号：口温以蓝点"●"表示，腋温以蓝叉"×"表示，肛温以蓝圈"○"表示。

（2）在相应日期时间栏（8：00—12：00—16：00—20：00—0：00—4：00）录入体温数据，系统自动生成生命体征单。

（3）药物或物理降温后的体温应记录在降温前体温对应的时间栏"药物或物理降温"一栏中，系统自动生成降温标识。

（4）心率（HR）以红圈"○"表示；使用心脏起搏器的患者，心率以"H"表示。

（5）脉率以红点"●"表示。

（6）血压（BP）：入院 / 转入当天应当有 1 次血压记录；如患者拒测血压，应在血压栏内注明"拒测"。

（7）外出等特殊情况，应在相应时间栏内选择事件"外出"。

（8）大便次数：每 24 h 记录 1 次，未解大便以"0"表示，灌肠后排便以"E"作分母、排便次数作分子表示，如"1/E"。

（9）出入量：按医嘱要求将患者的出入量正确记录在相应栏。

（10）体重：入院 / 转入当天应有体重记录，均只写数值，不写单位；因病情无法测量体重时用"卧床""平车"表示。

【现有降温措施】

1. 温水擦浴法：用 32 ～ 34 ℃温水擦浴、按摩，使血管扩张，通过传导散热而达到降温目的；注意擦拭人体血管丰富的部位，如腋窝、手心、腹股沟、腘窝和颈部等。

2. 冷敷降温法：是通过用冷的方法使全身或某一局部的体温下降。高热患者可用 4 个冰袋分别交替敷于头部、双侧腋下或腹股沟等大血管处；定时检查局部皮肤有无冻伤或冰块是否已全部融解，及时更换，达到降温的目的；避开耳郭、阴囊、心前区、腹部和足底。

3. 冰毯降温法：降温毯是通过传导散热，由循环的水流进行制冷后起到降温的效果。降温毯采用计算机系统自动控制，操作简单方便，既可保证患者治疗所需体温，又能克服冰袋冷敷需随时更换的缺点，同时也不会因药物性质而影响临床观察，且降温效果十分明显。

4. 药物降温法：主要有肌内注射药物、口服药物、静脉注射及输注药物、直肠栓剂等。

案例九　输尿管结石患者的救治和护理

一、病例概述

【病情】

患者，女，37 岁。主诉：气紧 2 天多，右侧腰痛 6 个多小时。

【疾病史】

现病史：2 天多前患者无明显诱因出现气紧，活动后加重，伴咳嗽、咳痰，就诊于外院，检查提示"左主支气管见支架置入，管腔狭窄，管腔内物质较前稍增多"；6 个多小时前患者无明显诱因出现右侧腰痛，伴尿频、尿痛，无畏寒、发热，院外就诊，检查提示右侧输尿管结石，为求进一步治疗，遂转至我院。

既往史：支气管内膜结核 10 余年，肺结核 10 余年，有左侧主支气管支架手术史。

【辅助检查】

1. 超声检查：女性泌尿系彩超（肾脏、输尿管、膀胱）示患者双肾形态大小未见异常，实质回声未见异常，集合系统未见明显分离及强回声。膀胱充盈，内未见异常回声。右侧输尿管下段管径约 0.7 cm，膀胱壁内段查见长约 0.8 cm 的强回声；左侧输尿管未见扩张；右侧输尿管结石伴扩张。

2. 实验室检查：γ - 谷氨酰转移酶 56 IU/L，总蛋白 64.3 g/L，肌酐 46.00 μmol/L，β - 羟丁酸 0.53 mmol/L。血细胞分析（五分类）及凝血功能常规检查未见异常。尿液分析及尿沉渣定量分析示尿隐血（+++），尿酮体阳性，镜下血尿，尿液电导率 10 mS/cm。

3. CT 检查：提示右侧输尿管结石伴扩张。

【诊断】

右侧输尿管结石、气管狭窄（左主支气管支架腔内瘢痕样狭窄伴感染）、泌尿道感染。

【用药及治疗】

予以左氧氟沙星抗感染、间苯三酚止痛、氨溴索祛痰等对症支持治疗；鼻塞吸氧（氧流量 3 L/min）、心电监护。

二、护理体检、诊断及措施

【护理体检】

HR 99 次 /min，R 20 次 /min，BP 124/83 mmHg，SpO_2 98%。来时神志清楚，情绪稳定，精神较差，对答准确切题，皮肤及巩膜无特殊，双侧瞳孔等大等圆（直径约 3 mm）、对光反射灵敏。自诉右侧腰部及腹部疼痛，伴尿频、尿痛等不适，活动后伴胸闷气紧。查体示腹部陈旧性手术瘢痕。

【护理诊断】

1. 疼痛：与结石嵌顿有关。

2. 气体交换受损：与气管狭窄及感染有关。

3. 舒适度减弱：与气紧伴右侧腰痛有关。

4. 焦虑与恐惧：与担心疾病预后及生活环境改变有关。

5. 知识缺乏：缺乏疾病预防、治疗的相关知识。

【护理措施】

1. 疼痛的护理

（1）进行疼痛评估，观察、记录患者疼痛性质、位置、程度及伴随症状。

（2）给予患者心理护理。

（3）协助患者采取舒适体位如左侧卧位，指导其进行有节律的深呼吸，达到放松和减轻疼痛的目的。

（4）保持病房安静及床单位整洁。

（5）遵医嘱给予解痉或止痛药物，进行抗炎、补液等对症治疗。

2. 气体交换受损的护理

保持患者气道通畅，及时清理分泌物，协助患者取半卧位休息，必要时遵医嘱予以患者鼻塞吸氧治疗。

3. 舒适度减弱的护理

协助患者取舒适体位。

4. 焦虑与恐惧的护理

（1）介绍病区环境、人员、制度，为患者创造安全、舒适的环境。

（2）向患者讲解疾病的相关知识，如检查、饮食、治疗等；讲解情绪与疾病的关系及保持乐观情绪的重要性；介绍疾病康复的病例，使患者树立战胜疾病的信心。

5. 对知识缺乏患者的指导

嘱患者每日饮水 2 500 ～ 3 000 mL，为其讲解疾病相关知识，以及手术治疗的目的及注意事项。

三、护理查房总结

输尿管结石是较为常见的疾病，通常男性比女性更多见，任何年龄均可发病，好发年龄在 21 ～ 50 岁，易复发。输尿管结石病因明确，常见病因包括机体的代谢异常、尿路梗阻、感染和药物的使用。本案例中患者在住院期间积极配合治疗，疼痛已得到有效控制，临床症状已缓解。通过对患者进行心理护理及出院指导，如饮食、用药、活动及复查等内容，患者对疾病有了一定的了解。

通过本次查房，护理人员对泌尿系统结石的相关知识有了进一步的了解，明确了患者存在的主要护理诊断并给予了对应的护理措施，重点观察了患者疼痛的缓解情况，给予了患者心理护理，及时观察了患者的病情变化，有效预防了并发症的发生。

四、知识拓展

【输尿管软镜钬激光碎石技术简介】

输尿管软镜钬激光碎石技术是 21 世纪新兴起的高新微创技术，属于经自然腔道手术（NOTES），即通过患者尿道插入输尿管软镜，经尿道—膀胱—输尿管—肾盂到达患处，将结石或狭窄病损清除。输尿管软镜无须在身体上做切口，术后无体表瘢痕，具有创伤小、痛苦轻、恢复快、体表不留瘢痕等优势，适用于经保守治疗无效的各种输尿管结石及某些特殊类型的肾结石的手术治疗。相比传统手术及硬质输尿管镜，输尿管软镜钬激光碎石技术操作更加灵活，观察范围更大，是泌尿腔镜技术中的优势技术。

案例十　腹痛患者的救治和护理

一、病例概述

【病情】

患者，女，64 岁。主诉：腹痛 2 个多月，加重 1 天。

【疾病史】

现病史：2 个多月前患者无明显诱因出现腹痛，于外院就诊，考虑肠扭转、急性腹膜炎，予以抗感染、解痉等治疗，腹痛缓解后出院；1 天前，患者再次出现腹痛，症状同前，伴呕吐，未停止排气、排便，现患者为求进一步诊治至我院。

既往史：无特殊。

【辅助检查】

CT 检查：全腹部增强 CT 检查示右下腹盆腔小肠节段扭转，相应肠系膜、血管"漩涡"样改变，周围系膜稍肿胀、增厚，系膜区淋巴结增多，局部肠系膜上动脉边缘低密度影，肠系膜上静脉充盈欠佳，其近端肠管未见明显扩张，肠管壁未见肿胀、积气，考虑小肠扭转，局部肠系膜动静脉栓塞待排。主胰管显示。双肾囊肿，右肾旋转不良；左肾实质欠规则、局部凹陷。腹主动脉壁少许钙化。

【诊断】

腹痛待诊。

【用药及治疗】

予注射用哌拉西林钠他唑巴坦钠抗感染，间苯三酚解痉、止痛，补液等对症支持治疗；鼻塞吸氧（氧流量 3 L/min）、心电监护。

二、护理体检、诊断及措施

【护理体检】

HR 36 次 /min，R 20 次 /min，BP 169/93 mmHg，SpO$_2$ 100%。来时神志清楚，精神差，双侧瞳孔等大等圆（直径约 3 mm）、对光反射灵敏，自诉间断腹痛不适。触诊全腹柔软，全腹有压痛，无反跳痛。

【护理诊断】

1.疼痛：与小肠扭转有关。

2.焦虑：与剧烈腹痛、反复或持续腹痛不易缓解有关。

3.活动无耐力：与持续腹痛、禁食有关。

4.知识缺乏：缺乏与腹痛治疗相关的知识。

【护理措施】

1.疼痛的护理

（1）观察了解腹痛的部位、性质、起始时间与持续时间、引起腹痛的原因及疼痛的规律性，痛点是否转移，以及疼痛的发展过程，并观察患者对疼痛的反应。

（2）除重视患者主诉外，还应严密观察患者精神、意识状态及生命体征变化，判断疼痛的严重程度，并详细记录。

（3）指导患者处于仰卧位时，抬高上半身，在腘窝处放置软枕使其微屈；侧卧时可用枕头支撑背部，以减轻疼痛、减少疲劳感并有利于休息。

2.焦虑的护理

（1）行为疗法：深呼吸、音乐疗法、生物反馈等。

（2）根据患者的病情、疼痛性质和程度，遵医嘱给予患者镇痛药物进行对症治疗，应遵循按需给药的原则，有效控制患者的疼痛，并观察药物不良反应。

（3）加强患者的心理护理，减轻患者恐惧和焦虑心理。

3. 活动无耐力的护理

协助患者进行生活护理，嘱患者尽量卧床休息，勿自行下床活动；遵医嘱适当给予患者静脉营养支持治疗。

4. 对知识缺乏患者的指导

向患者讲解疾病相关知识，以及住院期间相关检查的注意事项、饮食、治疗等相关知识。

三、护理查房总结

腹痛是指腹部疼痛不适，是临床上最常见的症状之一。多由腹部疾病引起，也可由腹部以外的疾病或全身性疾病引起。根据起病的快慢，腹痛可分为急性腹痛和慢性腹痛。本案例中，通过对患者进行心理护理及腹痛的护理，包括饮食、用药、活动、体位等内容，患者对疾病有了一定的了解。本次查房明确了该患者存在的主要护理问题，并给予对应的护理措施，重点观察患者病情变化及疼痛的缓解情况，提出的各项护理措施均落实到位。通过此次查房学习，护理人员对腹痛的相关知识进行了系统的学习和探讨，提高了对该疾病的认识。

四、知识拓展

【急性腹痛概述】

急性腹痛（acute abdominal pain，AAP）是一种急诊常见的临床症状，是指由非创伤性因素引起的腹部疼痛，持续时间不超过 5 天，其临床表现各异，包括从轻微、自限性到严重威胁生命的紧急状态。国外流行病学调查显示，4.9% ～ 12.1% 的非创伤急诊就诊患者以急性腹痛为主要主诉，在年龄超过 50 岁的人群中甚至高达 25%，此类患者病死率为 1.4% ～ 2.3%。现代医学认为疼痛是人体第五大生命体征，消除疼痛是患者的基本权利，同时也是医护人员的职责和义务。急性腹痛时常伴有代谢、内分泌及免疫功能异常改变，如交感神经兴奋时患者血液中儿茶酚胺类分泌增加，呈现出紧张、焦虑、烦躁及恐惧等情绪波动，导致心率及呼吸增快、心肌氧耗增加，进而诱发心肌细胞缺血和血压升高；严重时可显著抑制患者血管活动中枢，导致全身微循环障碍，甚至休克。因疼痛刺激发生的应激反应过程中释放了大量的化学介质，反作用于疼痛系统，可加剧患者疼痛感受，甚至产生极度痛苦感和无助感。同时，患者情绪波动也会干扰病史询问，使其难以配合医护人员完成体格及影像学检查。因此，有必要及时给予患者解痉镇痛治疗以抑制上述情况发生，进而减轻患者疼痛，提高其舒适度。

【急性腹痛的病理、生理机制】

临床上根据腹腔内脏器病变性质将急性腹痛分为炎症性腹痛、穿孔性腹痛、梗阻性腹痛、出血性腹痛、血管性腹痛和功能性腹痛，各种类型腹痛的病理、生理特点如下。

1. 炎症性腹痛：是指脏器急性化脓性炎症或其他特殊原因引起的非化脓性炎症，病变脏器充血、水肿，空腔脏器平滑肌痉挛，实质器官包膜受牵张或周围组织炎症影响，刺激神经而引起急性腹痛。腹痛开始较轻，随着炎症进展，空腔脏器膨胀或张力增加，呈现持续性并进行性加重的特点，当炎症累及脏器浆膜和腹膜壁层时，可引起继发性腹膜炎。限制继发性腹膜炎的全身炎症反应取决于宿主控制污染源的能力。凝血级联反应的激活导致局部产生纤维蛋白，可能会促进脓肿的形成。大网膜起着关键作用，既是中性粒细胞快速部署的途径，也是限制感染的物理屏障，渗液吸收不佳时可能会导致腹腔脓肿形成。

2. 穿孔性腹痛：由空腔脏器穿孔引起，起病较急，常为剧烈、刀割样锐痛，后转为持续性腹痛；胃肠内容物流入腹腔后，细菌或化学性物质刺激性激惹腹膜壁层，引起腹膜充血、水肿和渗出，使患者出现急性腹膜炎体征，此时可并发炎症性腹痛。

3. 梗阻性腹痛：空腔脏器腔内、腔壁或邻近病变，管腔阻塞不通畅，腔内压增高促使平滑肌强烈收缩，蠕动增强，腔壁膨胀或伸张，呈阵发性剧烈绞痛，发作时难以忍受，间隙期疼痛明显减轻，腹痛部位与梗阻位置一致。单纯性梗阻时仅有管腔阻塞，绞窄性梗阻时管腔及血管均阻塞，梗死时仅有血管阻塞。扭转时首先出现梗阻，后期由于局部血供障碍可出现脏器坏死。所有梗阻均可损伤脏器组织，尤其是血流中断后再灌注损伤，其发生与活性氧代谢物的生成和中性粒细胞的浸润有关。早期无腹肌紧张和反跳痛，可出现腹胀和肠型，阵发性腹痛发生时更明显，肠鸣音亢进，可出现气过水声，伴有恶心、呕吐，停止排便、排气。多有体液和电解质的丢失，细菌入血和毒素吸收可导致脓毒症或脓毒性休克。

4. 出血性腹痛：由实质性脏器自发性或病理性破裂及动脉瘤破裂出血引起，发病急，突发剧烈腹痛并很快转为全腹痛。当出血量达到一定程度时，腹膜腔广泛受到血性物质刺激，腹痛减轻，并转为持续性腹痛；大量积血刺激引发急性化学性腹膜炎时，合并有炎症性腹痛。

5. 血管性腹痛：动脉栓塞、静脉血栓形成或痉挛导致急性缺血性病变，主动脉近端或局部血流中断时，缺血迅速变成缺血性坏疽，而壁内动脉闭塞时导致浅表缺血。早期因缺血痉挛突发剧烈腹痛，呈持续性或阵发性加重，伴频繁呕吐、腹泻，呕吐暗红色血性液体或出现血便，无明显缓解期。随着血管阻塞持续存在，脏器失去活性而坏死，患者可能会出现腹膜炎体征、肠鸣音消失及休克。

6. 功能性腹痛：多为寒冷、精神情绪刺激或不洁饮食等因素诱发，胃肠功能紊乱，胃肠动力与分泌功能一时性失调而诱发的急性腹痛。为一过性无规律性腹痛，或称痉挛性腹痛，时轻时重，游移不定，无腹腔内脏器器质性病变的病理、生理学特征。

【急性腹痛解痉镇痛药物规范化使用的总体原则】

临床上急性腹痛的病因复杂，发病机制和病理、生理学特征随之改变，不正确或不及时的处理和管理策略可能会导致严重不良后果。急（接）诊医生在积极询问患者病史、体格检查及完善相关辅助检查寻找病因的同时，可对急性腹痛患者予以适当的解痉镇痛治疗，以缓解其疼痛症状。使用解痉镇痛药物时需遵循以下原则。

1. 遵循病情评估—解痉镇痛—再评估的原则。
2. 遵循急性腹痛病理、生理学特点的原则。
3. 遵循药物作用机制特点的原则。

案例十一　胆管癌患者的救治和护理

一、病例概述

【病情】

患者，女，48岁。主诉：皮肤及巩膜黄染1个月，右下腹痛1天。

【疾病史】

现病史：1个月前出现皮肤及巩膜黄染，口苦，食欲缺乏，无恶心、呕吐、腹痛、便血等表现，外院检查提示胆管癌复发，给予输液治疗（具体不详）。

既往史：左乳腺癌术后29年，右乳腺癌术后2年，胆管癌术后1年。

【诊断】

高胆红素血症、胆管癌、胆管炎、肝功能不全、电解质代谢紊乱、高脂血症。

【用药及治疗】

予头孢美唑、注射用头孢哌酮钠舒巴坦钠抗感染，地佐辛止痛，门冬氨酸鸟氨酸、多烯磷脂酰胆碱、丁二磺酸腺苷蛋氨酸等保肝治疗，补液等对症支持治疗。

【辅助检查】

1. CT检查：全腹部CT平扫示肝左内叶及右前叶近肝门区见稍低密度团块影，边界模糊，与邻近肠管分界显示不清，胆肠吻合口显示不清，近肝门区肝内胆管截断，以远肝内胆管扩张，结合病史，考虑胆管癌复发。

2. 实验室检查：白细胞计数 13.08×10^9/L，红细胞计数 3.63×10^{12}/L，血红蛋白 106 g/L，总胆红素 381.7 μmol/L，直接胆红素 296.8 μmol/L，间接胆红素 84.9 μmol/L，TBA 235.8 μmol/L，总蛋白 59.2 g/L，白蛋白 33.5 g/L，血钠 125.3 mmol/L，血钾 3.23 mmol/L，血氯 91.2 mmol/L。

二、护理体检、诊断及措施

【护理体检】

T 37.6℃，P 111次/min，R 22次/min，BP 105/64 mmHg，SpO₂ 99%。来时神志清楚，情绪稳定，精神差，诉右下腹疼痛伴心悸胸闷、口苦、食欲下降，全身皮肤及巩膜重度黄染，双侧乳房均因乳腺手术呈缺失状，腹部正中可见约 20 cm 陈旧性手术瘢痕。

【护理诊断】

1. 疼痛：与癌性疼痛有关。

2. 体温升高：与感染导致体温中枢调定点上移有关。

3. 有皮肤完整性受损的危险：与胆道梗阻致皮肤黄染有关。

4. 营养失调（低于机体需要量）：与疼痛致食欲下降、疾病消耗有关。

5. 活动无耐力：与食欲下降致摄入量减少有关。

6. 焦虑、恐惧：与担心癌症复发有关。

7. 知识缺乏：缺乏疾病预防、治疗的相关知识。

【护理措施】

1. 疼痛的护理

嘱患者卧床休息，采取舒适的体位，减轻疼痛，必要时遵医嘱使用止痛药，观察药物疗效与不良反应。

2. 体温升高的护理

患者高热时，遵医嘱予以物理降温、应用退烧药等对症处理，完善血培养检查，指导患者正确监测体温，嘱患者畏寒、寒战时注意保暖；使用退烧药后，嘱患者家属及时为患者擦拭身体、更换衣服；患者应多饮水，防感冒。

3. 皮肤完整性受损的预防

保持皮肤清洁、干燥，嘱患者皮肤瘙痒时勿抓挠皮肤，尽量穿宽松棉质衣物；患者高热出汗后，嘱患者家属及时为患者擦拭身体，更换衣物，防止皮肤破溃感染；保持床单位整洁，及时清理碎渣、皮屑等，以免刺激局部皮肤；患者卧床休息时应定时翻身，预防压力性损伤。

4. 营养失调（低于机体需要量）的护理

指导患者食用低脂、高维生素、清淡、易消化饮食，鼓励患者进食。

5. 活动无耐力的护理

指导患者卧床休息，减少下床活动，降低机体需要量；嘱患者活动时应缓慢，避免快速坐起或站立；予双侧床档保护，防止患者跌倒／坠床。必要时遵医嘱给予患者静脉营养支持治疗。

6. 焦虑、恐惧的护理

向患者讲解疾病的相关知识及指导用药；做好心理护理，帮助患者及家属树立共同战胜疾病的信心，消除患者的焦虑和紧张感。

7. 对知识缺乏患者的指导

（1）向患者讲解疾病相关知识，如早期症状、体征，护理配合要点，相关检查目的及注意事项等。

（2）指导患者遵医嘱用药，使其配合疾病的治疗与护理。

三、护理查房总结

胆管癌是指发生在胆管的癌性病变，是恶性肿瘤中较常见的一种。通过查房，护理人员对胆管癌患者的护理有了进一步认识，明确了该类患者现存及潜在的护理问题，相应的护理重点总结如下。

（1）术后应严密监测患者神志、生命体征和引流情况等。

（2）对患者加强营养支持。

（3）给予有效的心理支持，帮助患者树立战胜疾病的信心。

（4）给予患者健康指导，帮助患者及家属掌握有关疾病治疗与护理的知识。

（5）注意对患者的保护性医疗。

四、知识拓展

【胆管癌目前的治疗研究进展】

1. 手术治疗

（1）肝内胆管癌手术：肝脏恶性肿瘤合并门静脉、下腔静脉侵犯常被认为是手术治疗的相对禁忌证，但近年有学者认为合并门静脉、下腔静脉侵犯的肝脏恶性肿瘤可行手术切除、人造血管重建。一项纳入 1 087 例肝内胆管癌患者的多中心回顾性研究认为，在肝内胆管癌手术治疗中实施下腔静脉切除、门静脉切除或两者联合切除是安全可行的。

（2）肝门胆管癌手术：美国癌症联合委员会（AJCC）第 8 版癌症分期中将 T 分期下调而将 N 分期上调，将第 7 版中的 Bismuth Ⅳ型从 T_4 分期中剔除，胆管癌累及双侧二级胆管不再是手术禁忌，体现了外科治疗水平的提高。

2. 辅助治疗

对于胆管癌的化疗，一些学者期望尝试更多的药物联合应用以获得比吉西他滨 + 顺铂（GC）方案更好的疗效。比如：2018 年 ESMO 会议上日本的一项Ⅲ期试验显示在晚期胆管癌中，吉西他滨 + 顺铂 + S-1（GCS）方案比 GC 方案疗效更好。也有学者开展了靶向药物或化疗药联合靶向药物的临床试验研究，将其在二线或后线治疗中进行疗效比较。比如：卡培他滨 + varlitinib（泛 HER 小分子抑制剂）对比卡培他滨单药的Ⅱ期和Ⅱ期试验，以及在 IDH1 突变胆管癌中 AG-120（IDH1 抑制剂）对比安慰剂的Ⅲ期试验。既往研究认为，胆管癌的肿瘤突变负荷（TMB）偏高、错配修复缺陷（mismatch repair deficiency，dMMR）或高度微卫星不稳定（microsatellite instabilityhigh，MSI-H）的肿瘤患者可能是免疫治疗的获益人群。已有使用 PD-1 抑制剂帕博利珠单抗（pembrolizumab）治疗 dMMR/MS-H 的晚期胆管癌的报道，2018 版《美国国家综合癌症网络肝胆肿瘤临床指南》推荐，对于转移性胆管癌 MSI-H 的患者可以选择帕博利珠单抗治疗。

【经皮肝穿刺胆道引流术】

1. 适应证：良性胆道狭窄；有梗阻性黄疸表现，病因不明者；中晚期恶性肿瘤引起的胆道梗阻，无法进行手术根治者；各种原因引起的胆道梗阻，作为术前引流；手术后梗阻性黄疸复发者；严重胆道感染者。

2. 禁忌证：恶性胆系肿瘤的姑息治疗；急性化脓性胆管炎的胆道减压；深度黄疸患者的术前准备；胆道术后胆漏者；其他检查仍不能明确诊断的胆道扩张；协助诊断肝、胆囊、胰腺的病变；对造影剂过敏，有严重凝血功能障碍，严重心、肺、肾功能衰竭者；肝内胆管被肿瘤分隔成多腔，不能引流整个胆管系统者；疑为肝棘球蚴病患者；急性化脓性胆管炎感染尚未得到控制者；不能控制咳嗽或呃逆者；不合作的患者。

3. 术前护理：心理护理，完善检查；用药护理，饮食护理。

4. 术后护理：①严密监测生命体征，观察患者伤口敷料情况及腹部体征；术后禁食、禁饮 4～6 h；保持敷料清洁、干燥，观察伤口有无红、肿、热、痛，皮肤有无破溃，有无寒战、发热等情况，后期使用抗生素预防感染；协助患者采取舒适体位（防止逆行性感染，减少伤口疼痛及出血），适时使用镇痛药物。②观察记录引流液性状、量、颜色；保持引流管通畅，定期挤捏并及时更换引流袋，保持引流管始终低于伤口，以防胆汁逆流；胆道引流管应用缝线或弹力胶布妥善固定，教会患者保护引流管，避免脱管。

5. 带管出院患者的护理：①教会患者及家属如何护理引流管，注意无菌操作，向患者及家属讲解术后引流管脱落的危害及相关并发症。嘱患者若引流管脱出，应立即到医院进行处理。②告知患者定期更换引流袋，定期复诊，注意饮食及生活规律，定期复查血常规、肝功能。③嘱患者出现引流管堵塞、引流物异常、发热、感染等症状时及时到医院进行检查及治疗。

案例十二　脓胸患者的救治和护理

一、病例概述

【病情】

患者，男，56 岁。主诉：胸闷不适半个月，发热 1 天。

【疾病史】

现病史：患者于半个月前无诱因开始出现左侧胸闷不适，无咳嗽、咳痰，无发热，无胸痛，无头晕、头痛。为求进一步治疗入院。

既往史：高血压病史 3 年，最高 180/100 mmHg，未规律服药，未监测血压。

【辅助检查】

CT 检查：左侧大量胸腔积液、积气。

【诊断】

脓胸。

【用药及治疗】

局麻下行左侧胸腔闭式引流术，左侧胸腔闭式引流瓶引出黄色脓性液体 600 mL，咳嗽时无气体逸出，水柱波动范围为 1～2 cm，给予消炎、祛痰、保肝、氧气吸入等对症治疗。

二、护理体检、诊断及措施

【护理体检】

T 36.8 ℃，P 80 次 /min，R 20 次 /min，BP 120/70 mmHg，SpO_2 92%。来时神志清楚，精神差，双侧瞳孔等大等圆（直径约 3 mm）、对光反射灵敏，自诉呼吸困难，查体示双肺呼吸音减弱，未闻及干、湿啰音。

【护理诊断】

1. 气体交换受损：与脓液压迫肺组织有关。

2. 急性疼痛：与手术有关。

3. 有感染的风险：与肺部感染、安置引流管有关。

4. 营养失调（低于机体需要量）：与疾病消耗、摄入不足有关。

5. 焦虑与恐惧：与环境陌生、生活环境改变及对疾病知识缺乏了解、担心预后有关。

6. 知识缺乏：缺乏疾病检查、治疗的相关知识。

【护理措施】

1. 气体交换受损的护理：给予患者半卧位，遵医嘱予以氧气吸入 3 L/min；鼓励患者深呼吸、指导患者有效咳嗽、排痰。

2. 疼痛的护理：观察患者疼痛的部位、性质、持续时间；提供心理支持；必要时应用镇痛药物，观察用药后效果。

3. 感染的防治：观察患者体温变化并做好记录；严格无菌操作，保持敷料清洁、干燥，保持引流通畅，观察引流液的颜色、性状、量；鼓励患者深呼吸、咳嗽、排痰；给予抗炎药物。

4. 营养失调（低于机体需要量）的护理：嘱患者加强营养，多食用高蛋白、富含维生素的食物；必要时遵医嘱予以静脉营养支持治疗。

5. 焦虑与恐惧的护理：向患者介绍病区环境及医务人员，为患者创造安全舒适的环境；向患者讲解情绪与疾病的关系，以及保持乐观情绪的重要性，帮助患者树立战胜疾病的信心。

6. 对知识缺乏患者的指导：向患者讲解相关检查的注意事项、饮食、治疗等知识，以及管路自护知识，避免引流管打折、受压与堵塞；指导患者观察引流液的颜色、性状、量；悬挂警示标识。

三、护理查房总结

针对脓胸患者的护理重点有：

（1）责任护士应对患者进行营养和皮肤完整性受损的评估，将防范措施落实到位，避免发生意外。

（2）协助患者取患侧卧位，呼吸困难的患者取半卧位。

（3）饮食宣教要到位，做好患者呼吸道的护理，观察患者有无体温过高等表现。

（4）应观察并记录严重脓胸者行胸膜剥脱术后引流液的颜色、性状、量，评估患者有无低血容量的表现。

（5）评估胸廓成形术后患者有无反常呼吸、脊柱侧弯等。

（6）注意做好患者的心理护理及皮肤护理，预防压力性损伤的形成。

四、知识拓展

【胸腔闭式引流的定义及目的】

胸腔闭式引流是将一根引流管从胸壁置入胸膜腔内，另一端连接胸腔引流瓶并连接负压，以便排出气体、液体，使肺复张的一种操作，被广泛应用于血胸、气胸、脓胸及胸腔术后。

目的：引流胸腔内积气、积血和积液；恢复胸膜腔内正常负压，维持纵隔在正常位置；促进肺复张。

【胸腔闭式引流并发症的预防、护理】

为了避免常见并发症的发生，医务人员可采取如下护理措施。

1.气胸。安置或更换引流装置时应检查引流管及引流装置有无破损，引流装置应正确安装、紧密衔接。单腔引流装置应保证长管插入液面下 3～4 cm，三腔引流装置应保证长管末端在液面以下 1～2 cm，引流装置应保持直立状态；胸腔引流管口周围皮肤应用油纱布及外科敷料包盖严密；搬动患者或更换引流装置时，应双重夹闭引流管，妥善固定，预防非计划拔管的发生。

2.引流不畅。鼓励患者咳嗽、咳痰及做深呼吸，以利胸腔内气体和液体的排出；注意观察引流液的颜色、性状和量，以及水柱波动情况，定时挤压引流管防止阻塞；妥善固定引流管，保持引流管长度适宜，预留活动范围，防止引流管折叠、受压和扭曲；引流装置不可倒置或倾斜，不可高于引流口；做好患者相关健康宣教。

3.感染。严格遵守无菌操作原则，防止逆行感染；安置引流管及更换引流装置时应检查无菌物品是否合格；按护理常规更换引流装置，至少每周更换 1 次，操作过程中严格遵守无菌原则；保持引流口处敷料清洁、干燥，一旦渗湿应立即更换；引流装置应低于胸壁引流口平面 60～100 cm，防止其内液体逆流入胸腔；患者下床活动时，由患者本人或家属手提引流装置，并注意随时保证装置低于胸腔引流口平面 60～100 cm。出现感染时应根据病情选择抗生素积极进行抗感染治疗，并结合相应的临床表现采取对症处理。

4. 意外拔管。①妥善固定引流装置：引流口处用缝线固定引流管，外露引流管可用胶布进行二次固定；更换水封瓶时应小心谨慎操作，避免用力不当导致管路牵引脱出；引流装置应低于引流口并妥善安置于安全处，保证引流装置直立、平稳，引流管长度应适宜，预留活动范围。②意外拔管的处置：引流装置损坏或从引流管接头处脱落，应立即反折患者胸腔的引流管，并予以消毒处理后更换引流装置；若引流管从胸腔处脱落，应立即用手捏闭引流口处周围皮肤以防止继续漏气，注意不要直接接触患者伤口，并通知医生完成进一步处理。此外还需密切观察患者的病情及呼吸状态，必要时复查胸片。

案例十三　下颌骨骨折、肋骨骨折患者的救治和护理

一、病例概述

【病情】

患者，女，78 岁。主诉：车祸伤致头、胸部疼痛 5 天多。

【疾病史】

现病史：被撞伤后感头痛、胸痛，咳嗽、深吸气及体位变动时疼痛加剧，伴胸闷、气短，无明显腹痛、腹胀、恶心、呕吐、发热、抽搐、大小便失禁、意识障碍等。

既往史：无高血压、糖尿病病史，无过敏史，15 年前因左侧眼球坏死行左侧义眼植入术。

【辅助检查】

1. CT 检查：①右侧下颌骨骨折，断端稍移位；鼻骨骨折；左侧上颌骨额突受累可能；脑实质目前未见确切挫裂伤及出血征象；颅内散在少许缺血灶可能，颅内少量硬膜下积液，脑室系统未见扩张，中线居中。②前额部浅表高密度结节影。③双侧多支肋骨骨折。④双肺散在纤维条索影、斑片影，多系炎症，合并肺挫伤待排。⑤少量胸腔积液。

2. 实验室检查：血红蛋白 75 g/L，白细胞计数 24.3×10^9/L，血钾 3.39 mmol/L。

【诊断】

双侧肺挫伤、肋骨骨折、颅底骨折、下颌骨骨折、皮肤挫伤。

【用药及治疗】

予口服药物止痛、抗感染、吸氧等对症治疗，对骨折部位行复位、固定等治疗。

二、护理体检、诊断及措施

【护理体检】

患者神志清楚，情绪稳定，自诉下颌部、胸部疼痛，呼吸时加重；查体示左侧瞳孔为义眼，右侧瞳孔直径约 4 mm、对光反射灵敏，双眼呈"熊猫眼"，双眼眶存在淤血、淤斑；颜面部散在擦伤，部分结痂；胸廓挤压征（＋）。

【护理诊断】

1. 气体交换受损：与肋骨骨折导致的疼痛、胸廓运动受限有关。
2. 疼痛：与车祸伤有关。
3. 营养失调（低于机体需要量）：与下颌骨骨折无法咀嚼有关。
4. 潜在并发症：胸腔感染、出血。

【护理措施】

1. 气体交换受损的护理

（1）遵医嘱予氧气吸入，观察患者呼吸状况及 SaO_2，必要时予加压吸氧或应用人工辅助呼吸。

（2）保持呼吸道通畅，嘱患者缓慢进食流质食物，避免呛咳导致呼吸不畅或连续咳嗽引起的疼痛，必要时静脉补充营养或安置胃管辅助进食。

（3）观察患者胸部呼吸运动有无变化，有无皮下气肿等，皮下气肿出现或进展时应及时告知医生。

（4）嘱患者活动轻柔，保证骨折的断端不受到太大的外力冲击，避免再次移位和咬合错乱导致的疼痛。

（5）指导患者正确使用胸、腹带，限制骨折的反常活动，避免疼痛导致呼吸不畅。

（6）指导患者正确呼吸，若病情允许则指导患者有效咳嗽、咳痰，必要时协助患者排痰，如帮助其按压伤处以保护骨折部位，吸气时双手放松，咳嗽时双手按压患侧胸壁，减少伤口震动引起的疼痛，避免肺不张的发生，遵医嘱使用化痰药物等。

2. 疼痛的护理

（1）及时、准确评估患者疼痛状况，指导患者正确描述自身疼痛部位及疼痛性质，以便准确向医护人员反馈疼痛情况并接受对症处理，若头部、胸部疼痛突然加剧及时告知医护人员。

（2）嘱患者轻柔、缓慢活动，避免牵拉伤口造成疼痛加剧；定时协助患者翻身活动，有需要时及时呼叫医护人员或护工人员寻求帮助。

（3）做好心理护理，指导患者放松心情，避免患者过度焦虑导致疼痛感觉放大；消除患者不良情绪，给予患者治愈信心。

（4）指导患者正确使用胸、腹带，限制骨折的反常活动，避免呼吸导致的疼痛加剧。

（5）必要时遵医嘱进行药物治疗，同时观察药物的效果及可能出现的相关副作用。

（6）若患者疼痛加剧，应及时完善相关检查，预防活动性出血。

3. 营养失调（低于机体需要量）的护理

（1）定期记录患者体重及监测其营养相关指标。

（2）指导患者缓慢进食高蛋白、高纤维素的流质饮食，可应用调制营养液，必要时遵医嘱静脉补充肠外营养或安置胃管辅助进食。

4. 潜在并发症的预防

（1）观察患者神志及意识情况，有无进行性呼吸困难加重，有无血压下降及心率加快；每日胸部叩诊判断有无胸腔积液变化，必要时行胸腔闭式引流并记录引流液的颜色、性状、量。

（2）监测患者感染指标及血细胞变化，重点观察患者血红蛋白水平，定期复查 CT 及相关血液检查。

（3）嘱患者轻柔、缓慢活动，协助患者翻身，避免其骨折断端过度活动引起的出血。

（4）遵医嘱使用抗生素，并观察用药效果及用药反应。

三、护理查房总结

本案例中患者为 78 岁高龄患者，加之血红蛋白偏低，对此类患者的护理需要重点关注以下内容。

（1）患者的意识及神志变化，预防后续可能出现的失血性休克。

（2）患者是否具有急诊手术指征，是否需要提前做好急诊手术的术前准备；若无急诊手术指征，后续治疗方案应请相关科室会诊讨论，关注患者后续情况。

四、知识拓展

【下颌骨骨折可能造成的功能损害】

1. 张口受限，吞咽功能受损：下颌骨骨折可能造成颞下颌关节损伤，可能引起张口受限，继而影响吞咽功能。

2. 呼吸困难：下颌骨骨折可能造成骨折端移位，影响呼吸系统；同时，下颌骨骨折通常会伴随脑部、颈部的损伤，又因其血管丰富、形似网状，受伤后出血较多，血凝块和分泌物往往容易阻塞呼吸道而引起窒息。

3. 视觉障碍：若骨折部位移位严重，可能造成视神经损伤，从而使患者出现视觉障碍。

【颌面部外伤的急救处理】

1. 评估患者损伤情况：有无脑部、颈部、脊柱的损伤，是否具备转移条件；如无脑部、颈部及脊柱的损伤，可将患者移至安全环境中，便于及时开展抢救工作，同时报告医生。

2. 防止患者窒息：用生理盐水棉球擦拭患者创面上的污物，并观察其有无出血、牙齿松动或脱落、骨折、异物存留等情况，注意是否有血凝块及异物阻塞呼吸道。如有应先清除并调整患者体位，将患者头偏向健侧，便于其口内分泌物排出。因组织严重损伤引起舌后坠阻塞呼吸道的，应立即将舌牵出并移至正常位置，解除因舌后坠而产生窒息的危险。必要时协助医生采取气管插管或气管切开等措施，保持患者呼吸道通畅。

3. 在检查伤口时，随时注意观察患者病情变化，发现患者伤口出血并出现出汗、烦躁、面色苍白、四肢湿冷、呼吸急促等症状时，应立即建立静脉通道，给予静脉补液、吸氧等措施，并积极配合医生进行止血。

4. 严密监测患者神志、血压、脉搏、呼吸、瞳孔等的变化情况。

【下颌骨骨折的主要治疗方式】

目前主要的治疗方式为坚强内固定技术。下颌骨骨折应尽早行功能复位，如合并颅脑损伤等危及生命的严重功能紊乱，应稳定生命体征后尽早治疗。目前国内外提出的治疗原则为功能稳定性固定、无创外科、早期功能性运动。康复治疗既要包括解剖结构复位，也包括咀嚼功能的恢复。

案例十四　血气胸患者的救治和护理

一、病例概述

【病情】

患者，男，66岁。主诉：胸闷、气促、咳嗽、咳痰。

【疾病史】

现病史：10 h 前不慎从 1 m 高处坠落致神志不清，片刻后清醒，不能回忆受伤经过；感觉左胸部、肩背部疼痛，未就诊，后逐渐出现胸闷、气促、咳嗽、咳痰，遂来院就诊。

既往史：无高血压、糖尿病等病史，无过敏史。

【辅助检查】

1. CT 检查：胸部 CT 检查示双侧血气胸，左肺压缩约 60%，双肺挫伤，左侧多肋骨骨折，左胸壁少量皮下气肿；左肩部拍片示左侧多肋骨骨折，左锁骨肩峰端骨折。

2. 实验室检查：血红蛋白 105 g/L，红细胞比容 0.304%，白细胞计数 10.8×10^9/L，中性粒细胞百分比 96.2%，血清淀粉酶 47 U/L，脑利钠肽 51.4 pg/mL。

【诊断】

双侧血气胸、双肺挫伤、左侧多肋骨骨折、左锁骨肩峰端骨折、呼吸衰竭。

【用药及治疗】

医生于床旁为患者左右胸壁各安置 1 根胸腔闭式引流管，两侧各引流出血性液体 5 mL。

二、护理体检、诊断及措施

【护理体检】

查体示：患者镇静状态，Richmond 躁动—镇静量表（RASS）评分 3 分，双侧瞳孔等大等圆（直径约 3 mm）、对光反射灵敏，四肢活动存在；安置气管插管，机械通气 + 高频吸氧，FiO_2 60%，SaO_2 98% 左右；听诊双肺部可闻及湿啰音，腹软，肠鸣音存在。

【护理诊断】

1. 气体交换受损：与气胸导致肺压缩、肋骨骨折导致的疼痛有关。

2. 疼痛：与组织损伤有关。

3. 营养失调（低于机体需要量）：与患者气管插管导致无法经口进食有关。

4. 潜在并发症：胸腔感染、肺部感染。

5. 有非计划拔管的风险。

【护理措施】

1. 气体交换受损的护理

（1）建立人工气道：不能有效排痰或呼吸衰竭时，实施气管插管或气管切开给氧、吸痰或呼吸机辅助呼吸。

（2）保持呼吸道通畅：及时清理患者口腔、呼吸道内的分泌物、呕吐物、血液及痰液，痰液黏稠不易排出时，可采用祛痰药物或超声雾化吸入，以稀释痰液，利于排出。

（3）体位：病情稳定者可取半坐卧位，以使膈肌下降，有利于呼吸。

（4）缓解疼痛：必要时遵医嘱给予镇痛药。

2. 疼痛的护理

（1）及时、准确评估患者的疼痛状况，正确采取措施缓解疼痛。

（2）为患者做各项操作或翻身时，动作应尽量轻柔，避免因伤口牵拉加重患者的疼痛。

（3）为患者正确使用胸、腹带，限制骨折的反常活动，避免呼吸导致的疼痛加剧。

（4）必要时遵医嘱使用药物治疗，同时观察患者的镇痛情况、耐受性及药物可能出现的相关副作用。

（5）若患者疼痛加剧，应及时完善相关检查，预防活动性出血。

3. 营养失调（低于机体需要量）的护理

（1）定期记录患者体重及监测其营养相关指标。

（2）必要时遵医嘱静脉补充营养或安置胃管辅助进食。

4. 潜在并发症的预防

（1）动态观察患者生命体征和意识变化，观察其有无进行性呼吸困难加重，有无血压下降及心率加快等表现；每日胸部叩诊判断患者有无胸腔积液变化，保持引流通畅，准确记录胸腔闭式引流液的颜色、性状、量。

（2）保持管道密闭，用凡士林纱布严密覆盖胸壁引流管周围，水封瓶始终保持直立；更换引流管或搬动患者时，先用止血钳双向夹闭引流管，以防止空气进入；放松止血钳时，先将引流管安置于低于胸壁引流口的位置；随时检查引流装置是否密闭，防止引流管脱出。

（3）严格遵守无菌技术操作原则，定时更换引流装置；保持胸壁引流口处敷料清洁、干燥，一旦渗湿，及时更换；引流瓶位置低于胸壁引流口平面 60 ～ 100 cm，依靠重力引流，以防液体逆流，造成逆行感染。

（4）监测患者感染指标及血细胞变化，重点观察患者血红蛋白水平，定期复查 CT 及相关血液检查。

（5）为患者翻身时动作要轻柔，避免骨折断端过度活动引起出血。

（6）遵医嘱使用抗生素，观察用药效果及用药反应。

5. 非计划性拔管的预防

（1）正确、妥善固定好各管道，严格二次固定，避免牵拉、折叠管道。

（2）必要时约束患者双上肢，防止患者意识不清的情况下误拔除管道。

（3）若引流管从胸腔滑脱，立即用手捏闭胸壁伤口处周围皮肤；消毒处理后，以凡士林纱布封闭伤口，等待医生进一步处理；若引流瓶损坏或胸壁引流管与引流装置连接处脱落，应立即用双钳夹闭胸壁引流管，并更换引流装置。

三、护理查房总结

1. 患者病情危重，且存在呼吸衰竭、肺压缩的情况，造成患者气体交换功能严重受损。护理时应时刻注意患者外周氧饱和度，必要时复查动脉血气分析，并及时告知医生适时调整呼吸机参数。

2. 应密切关注患者神志、瞳孔及肢体活动，若患者出现烦躁或血压下降、瞳孔变化，应及时告知医生调整镇静、镇痛药用量，避免镇静、镇痛程度不够导致患者烦躁从而引起非计划拔管，或是镇静、镇痛药过量导致的低血压及休克。

3. 对于镇静、镇痛的患者，要每班评估患者皮肤情况，适时帮其翻身、调整卧位，避免形成压力性损伤而对后续治疗及疾病预后造成不良影响。

四、知识拓展

【外伤性血气胸】

因胸部损伤造成胸膜腔内积气、积血，称为外伤性血气胸。多由于严重的胸部外伤引起胸膜、肺或支气管的损伤而发生，或因胸部挤压伤、肋骨骨折、胸部钝器伤所致。

【气胸的分类及临床表现】

根据空气通道状态、胸膜腔压力的改变及对呼吸回流影响的程度，将外伤性气胸分为闭合性气胸、开放性气胸、张力性气胸 3 类。

1. 闭合性气胸

（1）病因：多并发于肋骨骨折，由肋骨断端刺破肺，空气进入胸膜腔所致。或因空气从胸壁或肺的伤口进入胸膜腔所致。

（2）体征：肺压缩小于 30%，可无明显体征；肺压缩大于 30%，伤侧呼吸运动减弱，气管、心浊音界向健侧移位。伤侧胸部叩诊呈鼓音，呼吸音减弱或消失。当合并血胸时，上方叩诊呈鼓音，下方叩诊呈浊音。

2. 开放性气胸

（1）病因：多因刀刃、锐器、弹片或火器等导致的胸部穿透伤。胸壁或肺的伤口较大，胸膜腔与外界相通。胸膜腔压力等于大气压。伤侧肺萎缩，伤侧胸膜腔压力高于健侧，使纵隔向健侧移位，健肺亦有不同程度压缩。患者可出现气紧、心悸和呼吸困难，甚至发绀或休克。

（2）体征：呼吸急促，胸壁有开放性伤口，并可听到空气随呼吸自由出入胸膜腔的吮吸声。气管、心浊音界移向健侧。伤侧胸部叩诊呈鼓音，呼吸音消失。

3. 张力性气胸

（1）病因：张力性气胸胸壁、肺或支气管的伤口呈单向活瓣样，吸气时活瓣开放，空气进入胸膜腔，呼气时活瓣关闭，空气不能从胸膜腔排出，因此随着呼吸，致使伤侧胸膜腔内气体不断增加，胸膜腔压力不断提高，使胸膜腔压力高于大气压。伤侧肺完全压缩，纵隔偏向健侧，使健侧肺也受压，通气量减少。由于纵隔移位，胸膜腔压力增高，使腔静脉扭曲，造成回心血量和心搏出量减少，引起呼吸衰竭。患者可出现呼吸极度困难且进行性加重，发绀，甚至休克。

（2）体征：颈静脉、四肢静脉怒张，伤侧胸部饱满，肋间增宽，呼吸运动减弱，可有皮下气肿。气管、心浊音界向健侧明显移位。伤侧胸部叩诊呈高度鼓音，呼吸音消失。

【判断血气胸类型常用的辅助检查】

1. 胸腔穿刺测压是判定气胸种类的简易而可靠的方法。在胸腔穿刺时，如果注射器针栓被吸入，为闭合性气胸；如针栓不动，为开放性气胸；如针栓被推出，为张力性气胸。

2. 胸部 X 线检查可了解气胸量的大小、肺萎陷压缩的程度、有无其他合并症及纵隔移位程度。气胸在直立位，原 X 线片显示胸膜腔有游离气体；在壁胸膜与肺之间，见无肺纹理的空气带。气胸伴有血胸，在直立位 X 线片中可见到气液平面。小量气胸在平卧位 X 线片中可不显示气胸，而在立位呼气末时，X 线片中气胸最容易显示。

【血气胸的治疗原则】

1.闭合性气胸：肺压缩小于30%，无明显症状者，可不予处理，鼓励患者做膨肺动作，通常积气1～2周可自行吸收；若肺压缩大于30%，先自患侧锁骨中线外侧第2肋间行胸腔穿刺抽气；如抽气后症状一度减轻但不久又加重，应行胸腔闭式引流。

2.开放性气胸：应立即用急救包或灭菌纱布，在患者呼气末封闭胸壁伤口，再用绷带或胶布包扎固定，使之变为闭合性气胸。当患者病情基本稳定后，应尽早做清创缝合，行胸腔闭式引流。如胸腔内脏器有严重损伤，应尽早剖胸探查处理。

3.张力性气胸：应紧急处理，立即减压，在患侧锁骨中线外侧第2肋间插管做胸腔闭式引流。在现场抢救时，可用无菌粗针头从患侧锁骨中线外侧第2肋间（肋骨上缘）刺入胸腔，使气体排出，用消毒橡皮管连接水封瓶使其持续排气。抢救结束后应将无菌粗针头及时更换成胸腔引流管引流，以防肺膨胀后损伤肺脏。

4.如引流管不断排出大量气体，要考虑气管或支气管断裂的可能，应及时做进一步检查处理。

5.合并血胸者，应行下胸部闭式引流术或做相应的处理；引流的位置一般于腋中线与腋后线之间第6～8肋间隙插管引流。

案例十五 股骨、左侧胫腓骨骨折患者的救治和护理

一、病例概述

【病情】

患者，男，45岁，车祸伤。

【疾病史】

现病史：患者6天前乘一辆摩托车发生车祸，患者具体所乘坐位置不详，受伤过程、机制不详；后被家属发现时，患者左下肢明显畸形，全身多处出血，呼之不应，刺激后可发声。患者被送至当地医院，行"左胫骨骨折开放性复位、外支架外固定术+左胫前动脉修补术+下肢血管探查术+左胫前、胫后神经探查及松解术+清创缝合术（2处）+左膝清创缝合术+左股骨髁骨牵引术"。

既往史：无高血压、糖尿病等病史，无家族史及遗传病史。

【辅助检查】

1.CT检查：左侧股骨上段骨折，断端错位、嵌插，周围软组织肿胀、积气。左侧胫腓骨中段粉碎性骨折，断端分离、错位，左下肢小腿内、外固定影在位，未见确切移位及松脱征象，周围软组织广泛肿胀、积气，局部不连续；鼻旁窦、鼻道积液、积血，双肺散在结节影、斑片条索影，部分小叶间隔增厚，双肺下叶实变影，多系炎症，合并肺

挫伤待排。CTA 检查示左侧颈前、胫后、腓动脉中段部分显影浅淡，远端显示不清。

2.实验室检查：血红蛋白 89 g/L，白细胞计数 26.17 × 10⁹/L。细菌培养见肺炎克雷伯菌。

【诊断】

左胫骨骨折椽后、肺部感染

【用药及治疗】

予瑞芬太尼联合咪达唑仑治疗，持续有创呼吸机以同步间歇指令通气（SIMV）模式辅助通气中。

二、护理体检、诊断及措施

【护理体检】

患者病情危重，双侧瞳孔等大等圆（直径约 2 mm）、对光反射迟钝，球结膜水肿。持续安置床旁心电监护示：窦性心律。保留气管插管，妥善固定导管，导管尖端距门齿 23 cm，持续有创呼吸机以 SIMV 模式辅助通气。保留右侧锁骨下深静脉置管并固定稳妥，置管深度 13 cm，主副管回血均良好。穿刺处无红肿渗液，敷贴清洁、干燥。接静脉液体按计划输入通畅，持续咪达唑仑注射液 50 mg+0.9% 生理盐水至 50 mL 以 4 mL/h 微泵泵入，注射用盐酸芬太尼 4 mg+0.9% 生理盐水至 50 mL 以 3.5 mL/h 微泵泵入，丙泊酚注射液 500 mg 以 5 mL/h 微泵泵入，均泵入通畅。保留胃管并妥善固定，胃管尖端距鼻翼 55 cm，行胃肠减压引流出墨绿色胃内容物；保留尿管并妥善固定，引流出黄色清亮小便。保留左下肢带入克氏针、外固定支架及封闭负压辅助闭合技术（VAC）引流管并均妥善固定，VAC 引流管接负压持续引流。左下肢皮肤呈紫红色改变伴散在水疱形成，可扪及微弱足背动脉搏动。患者全身散在多处皮肤破溃伴结痂，以颜面部及四肢为甚，骶尾部有 15 cm×10 cm 深部组织受损，左臀下方至大腿可见 10 cm×10 cm 深部组织受损，均予泡沫敷贴保护；阴囊水肿伴破溃。遵医嘱予保护性约束双上肢，松紧适宜，能容纳两横指；遵医嘱协助患者轴线翻身，予双侧床档保护。患者压力性损伤评分 11 分，跌倒评分 5 分，非计划拔管评分 20 分，VTE 评分 17 分，均提示高危。

【护理诊断】

1.气体交换受损：与肺部炎症，鼻道积液、积血有关。

2.营养失调（低于机体需要量）：与镇静导致无法进食有关。

3.皮肤完整性受损：与车祸伤、手术切口有关。

4.潜在并发症：骨筋膜室综合征。

【护理措施】

1.气体交换受损的护理

（1）保持患者呼吸道通畅，适时吸痰，避免痰液阻塞气道。

（2）关注气管插管气囊压力及气管插管固定是否稳妥，避免漏气导致的潮气量不足或气管插管脱出。

（3）及时、准确评估患者镇静、镇痛情况，观察患者有无烦躁，予保护性约束，避免患者无意识活动导致的二次伤害或非计划拔管。

（4）观察呼吸机运转情况，正确设置报警参数，监测气道压、潮气量、每分钟通气量等指标，监测治疗效果，观察患者神志、呼吸、心率、心律、血压及血气分析的变化，发现异常及时通知医生。

2. 营养失调（低于机体需要量）的护理

（1）定期记录患者体重及监测其营养相关指标。

（2）遵医嘱行肠外营养，监测患者血糖，预防低血糖发生；安置胃管辅助进食，请营养科会诊确定肠内营养方案；喂食营养液前进行胃肠减压，避免胃潴留的发生。

（3）监测患者电解质水平，遵医嘱补充电解质，避免电解质紊乱。

3. 皮肤完整性受损的护理

（1）密切观察患者患肢肢端血液循环、感觉、运动、足背动脉及胫后动脉搏动情况，观察其患肢皮肤颜色、温度、肿胀情况；警惕骨折合并腘动脉损伤、腓总神经损伤及小腿骨筋膜室综合征。

（2）保持床单位清洁、干燥，使用气垫床减压；对患者已发生压力性损伤的部位采用泡沫敷贴保护或使用翻身枕悬空；为防止足跟压伤，可在踝部垫软枕，以使足跟悬空；避免压力性损伤进展影响预后。

（3）协助患者定时轴线翻身，翻身时动作缓慢、轻柔，避免拖拽，避免对骨折断端造成二次损伤。

4. 潜在并发症的预防

（1）关注患者有无突发的烦躁、皮肤苍白及足背动脉减弱或消失等表现；若发现肢体远端动脉搏动触及不清、肢端发凉、感觉迟钝、肿胀严重、皮肤颜色改变，应立即通知医生，做出紧急处理，嘱患者抬高患肢，保持中立位，严禁外旋。

（2）遵医嘱采取预防措施，如前期冷敷，后期热敷或采取其他热疗方式。

（3）观察 VAC 管引流液的颜色、性状、量，若出现大量出血或引流量突然减少，应及时告知医生。

三、护理查房总结

1. 患者为多重耐药菌感染患者，应给予床旁隔离措施，穿隔离衣及戴手套进行护理及医疗操作，避免院内感染的发生。

2. 患者使用外固定及克氏针牵拉治疗，在观察过程中应注意外固定及牵引位置是否正确，避免二次损伤。

3. 患者压力性损伤较严重，必要时应请专科会诊，及时对患者皮肤情况作出评估并采取相对应的保护措施，避免压力性损伤进一步加重及新发压力性损伤。

4.定时清理、更换呼吸机管路，避免患者感染加重。

四、知识拓展

【封闭负压辅助闭合技术治疗及其治疗原理】

封闭负压辅助闭合技术是利用智能化控制的负压吸引装置。通过连接管和填充敷料使伤口周围形成密闭环境，间歇或持续地在伤口处产生负压，以达到增加组织血流、减轻组织水肿和促进伤口修复及愈合的目的。

VAC治疗主要作用原理为：①拉拢伤口边缘，促进伤口关闭。②排除感染物质。③减轻水肿。④促进血液循环。⑤促进细胞增殖。⑥促进创面内肉芽组织生长。

【封闭负压辅助闭合技术治疗的注意要点】

1.保持有效引流：观察敷料是否处于质硬、塌陷状态，机器是否运转正常，管道是否连接正确，有无破损或弯折。

2.机器的位置应低于创面60～100 cm，保持局部封闭状态。

3.创面部位不可大幅度活动，防止肌肉韧带牵拉引起敷料贴膜松脱漏气；应经常变换患者体位，防止发生压力性损伤，翻身时注意避免牵扯、压迫、折叠引流管。

4.观察引流液的量、性状及颜色，如短时间内引流出大量鲜红色血性液体，及时告知医生。

【骨筋膜室综合征及其预防与治疗】

骨筋膜室综合征是由骨、骨间膜、肌间隔和深筋膜形成的骨筋膜室内的压力增高，导致肌肉和神经等组织因急性缺血、缺氧而产生的一系列症状和体征，是临床常见且较严重的创伤并发症。

主要临床表现可记为"5P"：①疼痛（pain）。②苍白（pallor）。③感觉异常（paresthesia）。④麻痹（paralysis）。⑤脉搏消失（pulseless）。

预防措施：①肢体受伤后，必须立即处理伤口，并将其固定，以消除肢体所受的压迫；对于出血较多的患者，需立即止血，但没有经过急救专业培训者，尽量避免使用止血带止血，如使用止血带，应尽快转移患者进行进一步治疗。②观察患者皮温、皮肤颜色、肢体感觉等变化情况，不可强行复位，避免软组织损伤程度加重诱发骨筋膜室综合征。③可使用前期冷敷，后期热敷或其他热疗方式，减少出血，促进局部血液循环。④遵医嘱应用甘露醇等药物，减轻水肿。⑤肢体肿胀严重者应及时切开引流并抬高患肢制动。

（胡兰　喻静　杨媛）

第三章　急诊神经内科疾病患者的救治和护理

案例一　脑梗死患者的救治和护理

一、病例概述

【病情】

患者，男，66 岁。主诉：3 天前出现右侧肢体麻木、无力，伴言语不清。

【疾病史】

现病史：3 天前无明显诱因出现右侧肢体麻木、无力，伴言语不清。

既往史：既往有高血压病史，一般情况良好；否认肝炎、结核或其他传染病史；无过敏史，无外伤史，无手术史，无输血史，无特殊病史。

【辅助检查】

CT 检查：脑实质内可见扇形低密度区，病灶边界清晰，临近脑回肿胀，颞叶和顶叶可见大片扇形低密度灶。其余部位脑实质未见异常，中线结构居中；头部增强 CT 扫描示左侧额顶叶病变皮质及皮质下区脑回状强化，左侧大脑中动脉细小；其余脑实质未见异常强化灶。

二、护理体检、诊断及措施

【护理体检】

T 36.2℃，HR 83 次 /min，R 20 次 /min，BP 180/97 mmHg，SpO_2 96%；患者神志清楚，对答含糊不清，双侧瞳孔等大等圆、对光反射灵敏，脑膜刺激征阴性；右上肢肌力 3 级，右下肢肌力 4 级，左侧肢体肌力 5 级，双下肢无水肿。

【护理诊断】

1. 躯体活动障碍：与偏瘫有关。

2. 意识障碍：与大脑中枢功能受损有关。

3. 有皮肤完整性受损的危险：与皮肤干燥、水肿有关。

4. 清理呼吸道无效：与呼吸道分泌物过多有关。

5. 生活自理缺陷：与长期卧床有关。

6. 其他潜在并发症：深静脉血栓。

【护理措施】

1. 躯体活动障碍的护理：专人陪护，保证患者安全；床旁加床档，防止坠床；协助患者生活护理，将常用物品放于患者拿易取处；根据患者情况指导其进行适当床上活动。

2. 意识障碍的护理：观察患者意识恢复情况；使用日历、电视、钟表等帮助患者恢复定向力。

3. 皮肤完整性受损的预防：定时为患者翻身、叩背、按摩皮肤，每天保持肢体功能位 12 h；持续使用气垫床，骨隆突处使用气圈等；保持被褥、被单等清洁、干燥。

4. 清理呼吸道无效的护理：保持呼吸通畅，协助患者排痰，必要时用吸痰管吸痰；必要时给予雾化吸入和湿化给氧，或进行体位引流；如分泌物不能被排出，应及时告知医生，必要时行气管插管。

5. 生活自理缺陷的护理：定时为患者翻身、叩背、按摩皮肤，协助其保持肢体处于功能位。

6. 深静脉血栓的预防：长期卧床者每天定时进行肢体被动运动，预防下肢深静脉血栓形成。

三、护理查房总结

脑梗死应根据病因、发病机制、临床类型、发病时间等确定针对具体病例的治疗与护理方案，实施以分型、分期为核心的个体化治疗与护理，重点是早期溶栓治疗、急性期的护理。应告知患者和家属本病的早期症状和就诊最佳时机，帮助其分析和消除不利于本病康复的因素，落实康复计划。

四、知识拓展

【脑梗死的临床表现】

1. 本病好发于中老年人，多见于 50 岁以上的有动脉粥样硬化、高血压、冠心病或糖尿病的患者；年轻患者以各种原因引起的脑动脉炎为多见；男性稍多于女性。

2. 通常患者可有某些未引起注意的前驱症状，如头晕、头痛等。

3. 多数患者在安静休息时发病，不少患者在睡眠中发生，次晨被发现不能说话，一侧肢体瘫痪。病情多在几小时或几天内达到高峰，症状可进行性加重。部分患者可有不同程度的意识障碍。神经系统体征主要取决于脑血管栓塞的部位及梗死的范围，常见为局灶性神经功能缺损的表现，如失语、偏瘫、偏身感觉障碍等。

【脑梗死的病因】

1. 动脉粥样硬化病变可促进血小板的黏附、聚集和释放，进而导致血栓形成。随着动脉粥样硬化病变的发展和反复的血栓形成，最终导致管腔闭塞。

2. 动脉粥样硬化病变部位脱落的栓子可能会堵塞远端血管，脱落的栓子可能是动脉粥样硬化斑块碎片、动脉粥样硬化部位形成的血栓部分或完全脱落所形成。

3. 动脉粥样硬化斑块或血栓可形成覆盖穿支动脉的开口，导致穿支动脉闭塞。

4. 动脉粥样硬化病变导致管腔狭窄后，当患者出现低血压或血压波动时，可能会出现病变血管的血流减少，病变血管远端位于动脉供血区之间的脑组织发生低灌注，严重时可导致脑组织缺血、缺氧性坏死。

5. 脑动脉炎，如钩端螺旋体感染引起的脑动脉炎。

6. 其他：先天性血管畸形、巨细胞动脉炎、肿瘤、真性红细胞增多症、血液高凝状态等。

【脑梗死的临床分型】

1. 依据病因分类：大脑动脉粥样硬化型、心源性栓塞型、小动脉闭塞型、其他原因型和不明原因型。

2. 依据梗死部位分类：全前循环梗死、部分前循环梗死、后循环梗死和腔隙性梗死。

【脑梗死患者用药应特别注意的方面】

脑梗死患者常联合应用溶栓、抗凝、血管扩张药及脑代谢活化剂等治疗，护士应对患者耐心解释各类药物的作用、不良反应及使用注意事项，指导患者遵医嘱正确用药。

1. 使用溶栓、抗凝药物时应严格把握药物剂量，密切观察患者意识和血压变化，定期进行神经功能评估，观察有无皮肤及消化道出血倾向；如果患者出现严重的头痛、急性血压增高，应考虑是否并发颅内出血，如有出血征象，应立即停用溶栓、抗凝药物，协助患者紧急进行头颅 CT 检查。

2. 使用扩血管药因能产生明显的扩血管作用，松弛血管平滑肌，使脑血流量增加，可导致患者头部胀痛、颜面部发红、血压降低等，若出现这些症状应及时报告医护人员；应监测患者血压变化、减慢输液速度（一般小于 30 滴 /min），指导患者和家属不要随意自行调节输液速度。

【脑梗死的诊断要点】

脑梗死常见于中老年，有高血压、高脂血症、糖尿病等病史的患者，多在安静休息时发病，症状逐渐加重，发病时患者意识清醒，偏瘫、失语等神经系统局灶体征明显，结合头颅 CT 及磁共振成像（MRI）可明确诊断。

【脑梗死复发的应急措施】

对轻度脑梗死患者可让其平卧，头抬高 30° 左右，无论采取何种交通工具，都应将患者尽可能在 2 h 内送至附近的医院。对重症患者应及时呼叫"120"急救车，在等车时如患者出现意识障碍、呕吐等症状，可将其头偏向一侧，保持呼吸道通畅。

案例二　癫痫患者的救治和护理

一、病例概述

【病情】

患者，女，18 岁。主诉：发作后无法回忆发病时情况。

【疾病史】

现病史：7 h 前突发四肢抽搐，伴小便失禁，双眼凝视，持续 6 ～ 7 min，自行恢复，发作后无法回忆发病时情况，为进一步诊治来院。

既往史：无高血压、糖尿病等病史；一般情况良好，否认肝炎、结核或其他传染病史；无过敏史、外伤史、手术史、输血史，无特殊病史。

【辅助检查】

影像学检查：脑电图示双侧较多散在和阵发高幅异常波形，深呼吸后明显增多；头部 MRI 检查示双侧额颞叶异常信号，局部脑萎缩，脑结构异常。

二、护理体检、诊断及措施

【护理体检】

T 37.0℃，HR 82 次 /min，R 19 次 /min，BP 130/77 mmHg，SpO_2 99%；患者神志清楚，对答准确切题；皮肤及巩膜无特殊，双侧瞳孔等大等圆、对光反射灵敏，呼吸平稳，双侧病理征阴性，脑膜刺激征阴性，四肢肌力 5 级，双下肢无水肿。

【护理诊断】

1.有窒息的危险：与癫痫发作时口中分泌物增多有关。

2.有受伤的危险：与疾病突然发作，肢体不自主抽搐有关。

3.气体交换受损：与癫痫状态持续、喉头痉挛所致的呼吸困难有关。

4.知识缺乏：缺乏长期正确服药的相关知识。

5.焦虑：与疾病长期发作有关。

6.有皮肤完整性受损的危险：与疾病导致长期卧床有关。

7.其他潜在并发症：脑水肿。

【护理措施】

1.窒息的预防：保持患者呼吸道通畅；患者可能会出现意识丧失、四肢抽搐等症状，要注意将患者的头偏向一侧，避免其呼吸道梗阻引起窒息。

2.受伤的预防：应该尽快让患者平卧在床上，或就近躺在平坦的地方。如果不具备相应条件，应立即扶住患者，顺势让患者躺下，防止其突然摔倒造成更严重的损伤。

3.气体交换受损的护理：保持患者呼吸道通畅，如癫痫持续发作应放置口咽通气管，防止患者舌咬伤，并及时吸痰，清理呼吸道。

4.对知识缺乏患者的指导：嘱患者抗癫痫药物需长期服用，鼓励患者积极面对，指导患者正确服用药物。

5.焦虑的护理：做好心理护理，让患者保持良好的心理状态，积极配合治疗。

6.皮肤完整性受损的预防：协助患者生活护理，对生活不能自理的患者帮助其按摩、翻身，保持床单位清洁、干燥。

7.脑水肿的防治：密切观察患者生命体征，以及瞳孔、神志等变化；记录患者癫痫发作的频率及发作时长；若患者有意识丧失的情况，应立即告知医生处理。

三、护理查房总结

抽搐为癫痫常见的症状，护理人员一定要知道并熟练掌握对于以抽搐为首发症状的疾病的急救和护理措施，挽救患者生命，预防及减少并发症。对于癫痫患者，有效的护理往往可延长患者的生命，提高患者的生活质量。

四、知识拓展

【癫痫概述】

癫痫是一种表现为反复痫性发作的慢性脑部疾病，会突然毫无缘由地发作，任何年龄段的人群均可发病，是最常见的神经系统疾病之一。癫痫发作是由脑部神经元异常放电引起的，具有反复性和短暂性的特点，这也是癫痫的主要症状。但是，出现痫性发作的人并不一定患有癫痫。

【癫痫持续状态】

癫痫持续状态又称癫痫状态，指癫痫连续发作之间患者意识未完全恢复又频繁再发，或发作持续 30 min 以上未自行停止。长时间癫痫发作的患者，若不及时治疗，可因高热、循环衰竭或神经元兴奋性毒性损伤导致不可逆的脑损伤，致残率和病死率很高，因而癫痫状态是内科常见的急症。任何类型的癫痫发作均可发生癫痫持续状态，其中以全面强直-阵挛性发作最常见。全身性发作的癫痫持续状态常伴有不同程度的意识障碍、运动功能障碍，严重者更有脑水肿和颅内压增高表现。

【癫痫的分类】

1.继发性癫痫：由各种明确的中枢神经系统结构损伤或功能异常引起，如颅脑外伤、脑肿瘤、脑血管病等。

2.特发性癫痫：病因不明，未发现脑部有足以引起癫痫发作的结构性损伤或功能异常，可能与遗传因素密切相关，如遗传代谢障碍、脑瘫等。

3.隐源性癫痫：临床表现疑似继发性癫痫，约占全部癫痫的60%～70%，现有的检查手段不能发现明确的病因，如婴儿痉挛症。

【癫痫的发作分类】

1.部分性发作：包括单纯部分性、复杂部分性、部分性继发全面性发作。单纯部分性为局限性发作，无意识障碍，后两者放电从局部扩展到双侧脑部，会出现意识障碍。

2.全面性发作：最初的症状学和脑电图提示发作起源于双侧脑部，多在发作初期就有意识丧失。

3.不能分类的发作。

【癫痫发作时的注意事项】

1.先兆期：患者在此期间会出现感觉、运动、精神症状，此期很短暂，患者瞬间进入惊厥期。发作时首先要保护好患者的舌头，可将缠有纱布的压舌板或筷子、毛巾、小布卷等置于患者的一侧上、下臼齿之间，以防咬伤舌头和颊部；若发作之前未能放入，待患者强直期张口再放入，阵挛期不要强行放入，以免伤害患者。

2.惊厥期：此期患者全身骨骼肌呈持续性收缩，上肢强直或屈曲，下肢伸直，这时应使患者保持平卧位，将患者衣领松开，头转向一侧，以免呼吸道分泌物及呕吐物反流入气管导致呛咳、窒息。在此期间不要轻易搬动患者，注意不要给患者喂药，以防引起窒息。由于患者全身骨骼肌呈持续性收缩，强制性按压患者的四肢是不可取的，如果掌握不好力度，很容易造成患者的骨折及肌肉拉伤。

3.患者如有呼吸困难，应及时给予低流量吸氧；对无自主呼吸患者应做人工呼吸，必要时行气管切开术。

【癫痫与其他疾病的鉴别】

晕厥，指因脑血流灌注不足而引发缺血缺氧所致的意识瞬时丧失和跌倒。多有明显的诱因，如久站、剧痛、出血、情绪激动和严寒等；胸腔内压力急剧增高，如咳嗽、哭泣、大笑、用力、憋气、排便和排尿等也可诱发。常有恶心、头晕、无力、震颤、腹部沉重感或眼前发黑等先兆。与癫痫发作比较，晕厥跌倒时较缓慢，表现为面色苍白、出汗，有时脉搏不规则，偶可伴有抽动、尿失禁。少数患者可出现四肢强直-阵挛性抽搐，但与痫性发作不同，多发作于患者意识丧失10 s以后，且持续时间短，强度较弱。

【癫痫的治疗原则】

1.发作时的治疗：立即协助患者就地平卧；保持呼吸道通畅；防止外伤及其他并发症；应用地西泮或苯妥英钠预防再次发作。

2.发作间歇期的治疗：癫痫患者在间歇期应定时服用抗癫痫药物，药物治疗的原则如下。

（1）从单药开始，剂量由小到大，逐步增加。

（2）一种药物增加到最大剂量且已达有效血药浓度而仍不能控制发作时再加用第二种药物。

（3）偶尔一次发病或脑电图异常而临床无癫痫症状的患者一般不需要服用抗癫痫药物。

（4）经药物治疗，控制发作 2～3 年，脑电图随访病理波消失者可在医生指导下开始减少剂量，但不能突然停药。减药过程中应首先从联合药物治疗转为单一药物治疗，然后是单一药物逐步减量。嘱患者切勿自行停药，间断、不规律服药不利于癫痫控制，且易发生癫痫持续状态。

3. 癫痫持续状态的治疗：给予患者心肺支持，维持其生命体征，迅速终止癫痫发作；查找并去除癫痫发作的原因与诱因等。

案例三　急性脊髓炎患者的救治和护理

一、病例概述

【病情】

患者，男，70 岁。主诉：5 天前突发双下肢无力伴排便费力，双下肢感觉减退。

【疾病史】

现病史：患者 5 天前无明显诱因突发双下肢无力，伴排便费力，双下肢感觉减退；无视物成双、口角歪斜、饮水呛咳、吞咽困难、构音障碍、尿便障碍、畏寒、发热等表现，遂至医院就诊。

既往史：高血压 10 余年，控制尚可；一般情况良好，否认肝炎、结核或其他传染病史；无过敏史、外伤史、手术史、输血史，无特殊病史。

【辅助检查】

1. MRI 检查：胸部 MRI 检查示病变部位脊髓增粗，有异常信号。

2. 实验室检查：中性分叶核粒细胞百分比 95.5%，白细胞计数 8.7×10^9/L，中性分叶核粒细胞绝对值 8.31×10^9/L。

二、护理体检、诊断及措施

【护理体检】

T 36.2℃，HR 72 次/min，R 19 次/min，BP 159/77 mmHg，SpO$_2$ 99%；患者神志清楚，对答准确切题，皮肤及巩膜无特殊，双侧瞳孔等大等圆、对光反射灵敏，呼吸平稳，全腹无压痛、无反跳痛；双侧病理征阴性，脑膜刺激征阴性；双下肢肌力 3 级，双上肢肌力 5 级，脐部以下感觉减退，双下肢无水肿。

【护理诊断】

1. 有窒息的危险：与脊髓病变平面上升所致呼吸肌麻痹有关。

2. 躯体移动障碍：与脊髓炎导致肢体障碍有关。

3. 尿潴留：与疾病引起的排尿困难有关。

4. 有皮肤完整性受损的危险：与脊髓炎导致的截瘫及小便失禁有关。

5. 知识缺乏：缺乏本病的相关知识，患者知识文化水平有限。

6. 其他潜在并发症：肺部感染、尿路感染。

【护理措施】

1. 窒息的预防：评估患者运动及感觉障碍是否加重，观察患者是否存在呼吸费力、吞咽困难和构音障碍等。抬高床头，使患者头偏向一侧。鼓励患者自主咳痰，如不易咳出，应及时予以吸痰；遵医嘱给予患者雾化吸入，嘱其多饮水。

2. 躯体移动障碍的护理：指导患者取舒适卧位，保持其肢体功能位，协助其被动运动和按摩，每 2 h 翻身 1 次；协助患者做好皮肤护理及个人卫生，温水擦拭 1 ～ 2 次 /天，保持床单位整洁、干燥，注意防止烫伤和冻伤。患者生命体征平稳后，鼓励患者做力所能及的事，如吃饭、刷牙等。

3. 尿潴留的护理：嘱患者适量饮水，听流水声，放松心情；如仍不能排尿，遵医嘱留置导尿管。

4. 皮肤破损的预防：保持床单位整洁、干燥，建立翻身卡，每 2 h 翻身 1 次；及时清理患者排泄物、更换衣物等，保持其外阴及肛周皮肤清洁、干燥；严格交接班制度，每班查看患者生命体征、病情变化及皮肤状况。

5. 对知识缺乏患者的指导：向患者及其家属介绍该病病因、治疗用药及相关护理措施，取得患者及家属的理解和配合；向患者及家属介绍预防压力性损伤的重要性及方法，及时正确解答患者及家属的疑惑。

6. 肺部感染、尿路感染的预防：鼓励患者咳嗽、咳痰，助其翻身、拍背，必要时予以雾化吸入；嘱患者多饮水，保持呼吸道通畅，保持小便通畅；对留置导尿管的患者每日行尿管护理。

三、护理查房总结

急性脊髓炎是神经内科的一种疾病，病因尚不完全明确，部分患者可基本恢复，少数患者留有不同程度的后遗症，一些重症患者可在短期内死亡。患者常因长期卧床、生活不能自理而焦虑，心理负担过重，故心理护理对于急性脊髓炎患者尤为重要；护士应以高度的责任心加强与患者的沟通，及时了解患者的心理状态，帮助患者渡过难关。

四、知识拓展

【急性脊髓炎的病因及病理】

急性脊髓炎是指各种自身免疫反应（多为感染后诱发，个别为疫苗接种后或其他原因）所致的急性横贯性脊髓炎性改变，又称急性横贯性脊髓炎，是临床上最常见的一种脊髓炎。该病是指非特异性炎症引起脊髓急性进行性炎性脱髓鞘病变或坏死，病变常局限于脊髓的数个节段，主要病理改变为髓鞘肿胀、脱失、周围淋巴细胞显著增生、轴索变性、血管周围炎症细胞浸润等。任何年龄均可发病，青壮年较多见，无性别差异，散在发病。病因尚不清楚，多数患者发病前1～2周有上呼吸道感染、发热、腹泻等病毒感染症状，或有疫苗接种史，但脑脊液未检出病毒抗体，神经组织亦未分离出病毒，其发生可能为病毒感染后诱发的异常免疫应答，而不是感染因素的直接作用。

【急性脊髓炎的临床表现】

起病较急，多数患者在2～3天、部分患者在1周内症状迅速发展至高峰。双下肢麻木、无力为首发症状。由于受累脊髓的肿胀和脊髓受牵拉，患者常出现背痛、病变节段束带感。典型的临床表现为病变以下肢体瘫痪、感觉缺失和括约肌功能障碍。严重者多出现脊髓休克，即瘫痪肢体肌张力减低、腱反射消失、病理反射阴性、尿潴留等。也可有其他自主神经功能障碍，如多汗或少汗、尿潴留、尿失禁等。休克期一般为2～4周，并发肺炎、泌尿系统感染或压力性损伤者，可延长至数月。若无重要并发症，3～4周可进入恢复期，表现为瘫痪肢体肌张力增高、腱反射亢进、病理反射出现。肌力恢复常自远端开始，感觉障碍的平面逐渐下降。上升型脊髓炎起病急，病情发展迅速，患者可出现吞咽困难、构音困难、呼吸肌麻痹，甚至死亡。

【急性脊髓炎的鉴别诊断】

1. 周期性瘫痪：对称性的肢体无力或完全瘫痪，通常不伴意识和大小便障碍，以低钾型最为常见。

2. 吉兰-巴雷综合征：对称性，下肢或四肢软瘫，腱反射减低或消失，可伴末梢型感觉障碍；发病1周后开始出现脑脊液蛋白细胞分离现象，3～4周最明显；肌电图具有重要诊断价值。

3. 压迫性脊髓病：多由硬膜外脓肿、脊柱结核、脊柱转移癌等病变椎体突然塌陷引起，呈急性起病，须与急性脊髓炎鉴别。患者多有原发病史、脊柱压痛或畸形、椎管梗阻、脑脊液蛋白增高等。脊椎X线、脊髓CT和MRI检查对鉴别诊断有很大帮助。

【急性脊髓炎的治疗原则】

不同脊髓炎的治疗方法不同，一般为抗感染治疗和免疫治疗。

1. 嘱患者急性期卧床休息，进高热量和富含维生素的饮食；给予ATP、辅酶A、腺苷、胞二磷胆碱等药物对症治疗，以促进神经功能的恢复。还可以少量多次输注新鲜血浆，以提高患者的免疫功能。

2. 嘱患者勤翻身，保持皮肤清洁、干燥；注意按摩受压部位，防止压力性损伤的发生。

3. 尿潴留严重者需留置导尿管，每 3 ～ 4 h 放尿 1 次，以防膀胱挛缩，留置导尿管期间要注意预防泌尿系统感染；对排便困难者，应及时处理，必要时可选用缓泻剂。

案例四　运动神经元病患者的救治和护理

一、病例概述

【病情】

患者，男，57 岁。主诉：声音嘶哑伴吞咽困难、饮水呛咳 7 个月余，四肢肌肉萎缩 1 个月余。

【疾病史】

现病史：患者 7 个多月前无明显诱因出现声音嘶哑伴吞咽困难、饮水呛咳，无头晕、头痛、肢体乏力、视力下降等；1 个多月前患者逐渐出现肌肉萎缩，以四肢为主，遂入院进一步治疗。

既往史：既往无高血压、糖尿病等病史，有头孢呋辛过敏史，一般情况良好，否认肝炎、结核或其他传染病史、外伤史、手术史、输血史，无特殊病史。

【辅助检查】

1. 超声检查：经颅多普勒超声示脑血管功能异常。

2. CT 检查：双肺散在磨玻璃影，右肺上叶小结节。

二、护理体检、诊断及措施

【护理体检】

T 36.4℃，HR 70 次 /min，R 20 次 /min，BP 110/73 mmHg，SpO_2 97%；患者神志清楚，对答准确切题，皮肤及巩膜无特殊，双侧瞳孔等大等圆、对光反射灵敏，呼吸平稳，全腹柔软，无压痛、反跳痛；双侧病理征阴性，脑膜刺激征阴性，四肢肌力 4 级，双下肢无水肿。

【护理诊断】

1. 生活自理缺陷：与患者四肢肌力下降，生活无法自理及长期卧床有关。

2. 电解质紊乱：与吞咽困难导致不能进食有关。

3. 潜在并发症：呼吸机相关性肺炎、呼吸衰竭。

4. 焦虑：与不能言语，担心疾病预后有关。

【护理措施】

1.生活自理缺陷的护理：给予患者生活护理，保证患者清洁、舒适，预防口腔感染及泌尿系统相关并发症；保持床单位整洁、舒适，帮助患者翻身、拍背，按摩四肢，保持肢体功能位。

2.电解质紊乱的护理：监测患者电解质情况，遵医嘱对症处理，补充相应电解质并注意观察疗效；监测患者各项生命体征及尿量。

3.呼吸机相关性肺炎、呼吸衰竭的预防：观察患者呼吸情况，监测患者血气分析结果，发现异常及时处理，做好人工气道的护理。

4.焦虑的护理：给予患者心理护理，保证有效沟通，了解患者心理状态，对症处理。

三、护理查房总结

运动神经元病是神经内科的一种疾病，是一种慢性致残性神经变性病，病因尚不完全明确，预后较差。患者常因恐惧、绝望、长期卧床、生活不能自理而焦虑，心理负担过重，因此心理护理对于运动神经元病的患者尤为重要；护士应根据患者不同的心理状态给予其心理疏导，体贴、关心患者，取得患者的信任，帮助患者树立与疾病抗争的信心，进而能积极配合治疗和功能锻炼，鼓励患者做力所能及的事情。

四、知识拓展

【运动神经元病的临床表现】

运动神经元病是以脊髓前角细胞、脑干运动神经元、大脑运动皮质锥体细胞和锥体束损害为突出表现的慢性进行性变性疾病。临床表现兼有上、下运动神经元受损的体征，表现为肌无力、肌萎缩和锥体束征等，感觉和括约肌功能一般不受影响。好发于30岁以上人群，男性多见。病因尚不明确，可能与遗传、免疫、中毒、慢性病毒感染及恶性肿瘤等有关。疾病类型通常分为肌萎缩侧索硬化、进行性肌萎缩、进行性延髓麻痹和原发性侧索硬化四种类型。主要表现为中年以后隐袭起病，进行性加重，远端肌无力、肌萎缩、肌束震颤，伴腱反射亢进或减退，无感觉障碍。

【运动神经元病的预后】

本病是一种慢性致残性神经变性病，运动神经元病的预后因不同的疾病类型和发病年龄而有所不同。原发性侧索硬化进展缓慢，预后良好；部分进行性肌萎缩患者的病情可以维持较长时间，但不会改善；肌萎缩侧索硬化、进行性延髓麻痹及部分进行性肌萎缩患者的预后较差。运动神经元病患者发病后生存期短者仅能存活数月，生存期长者可存活10余年，平均生存期为3～5年，患者常死于肺部感染及呼吸肌麻痹。

案例五　视神经脊髓炎患者的救治和护理

一、病例概述

【病情】

患者，女，58 岁。主诉：4 个多月前出现双下肢趾尖麻木，小便费力，右眼视力丧失，伴心慌。

【疾病史】

现病史：4 个多月前患者开始出现双下肢趾尖麻木，逐渐向上发展至双侧腋窝平面，紧绷、僵硬、不适感明显，伴心慌、小便费力，右眼视物模糊，现右眼视力丧失；无饮水呛咳及吞咽困难，为进一步治疗来院就诊。

既往史：无糖尿病、高血压等病史；一般情况良好，否认肝炎、结核或其他传染病史；无过敏史、外伤史、手术史、输血史，无特殊病史。

【辅助检查】

1. 实验室检查：脑脊液与血清的起始稀释滴度为 1：10，AQP4 抗体阳性；肌酸激酶 963 IU/L，血氯 110.3 mmol/L，葡萄糖 6.15 mmol/L，胆固醇 6.14 mmol/L，总蛋白 62.4 g/L。

2. MRI 检查：颈部 MRI 检查示脊髓内弥漫性异常信号；视神经 MRI 检查可见视神经增粗、肿胀，呈 T1、T2 信号；视神经眼科检查示中心及外周视野缺损。

二、护理体检、诊断及措施

【护理体检】

T 36.0℃，HR 74 次 /min，R 20 次 /min，BP 118/75 mmHg，SpO$_2$ 97%；患者神志清楚，对答准确切题，皮肤及巩膜无特殊，双侧瞳孔等大等圆、对光反射灵敏，右眼视力丧失，呼吸平稳。

【护理诊断】

1. 躯体移动障碍：与右眼视力丧失有关。
2. 有皮肤完整性受损的危险：与患病长期卧床有关。
3. 生活自理缺陷：与视力丧失有关。
4. 焦虑：与担心视力不能恢复、长期卧床生活不能自理有关。

【护理措施】

1. 躯体移动障碍的护理：协助患者取舒适卧位，告知患者不要单独下床活动，帮助患者进行生活护理。

2.皮肤完整性受损的预防：协助患者翻身、按摩，帮助患者活动四肢，保持床单位清洁、干燥。

3.生活自理缺陷的护理：协助患者生活护理，鼓励患者自己完成力所能及的事情。

4.焦虑的护理：给予患者心理护理，多关心患者、帮助患者，鼓励患者积极配合治疗。

三、护理查房总结

视神经脊髓炎是神经内科的一种疾病，病因尚不完全明确，该病为高复发率、高致残率疾病，多数患者留有较为严重的神经功能残疾，一些重症患者可在短期内死亡。患者常因长期卧床、生活不能自理而焦虑，心理负担过重，因此心理护理对于视神经脊髓炎患者尤为重要；护士应加强与患者的沟通，及时了解患者的心理状态，帮助患者树立战胜疾病的信心。同时该病并发症会直接影响患者的预后，因此防治并发症也是护理工作的重点。

四、知识拓展

【视神经脊髓炎的病理】

视神经脊髓炎（NMO）是视神经与脊髓同时或相继受累的急性或亚急性脱髓鞘病变。该病于1894年由Devic首次描述，后来被称为Devic病或Devic综合征。相关资料显示，NMO占所有脱髓鞘病的1%～22%，病因及发病机制尚不清楚。NMO病理改变为视神经与脊髓的脱髓鞘硬化斑和坏死，血管周围炎性细胞浸润；脊髓病损好发于胸段和颈段，故急性起病的截瘫和失明是本病的临床特点。

【视神经脊髓炎的临床表现】

相关流行病学资料显示，NMO的患病率是0.3～4.4/100 000，年发病率是0.05～0.4/100 000。男女均可发病，单时相NMO男女患病比例相等；女性复发型NMO发病率显著高于男性，女性与男性患病比例为9～12∶1。平均发病年龄30～40岁，约10%的NMO患者发病年龄小于18岁。

NMO主要有视神经和脊髓两大组症候，部分患者合并有脑干损害症状。大约一半的患者以孤立视神经炎起病，其中20%的患者有双侧视神经炎；约一半的患者以孤立的脊髓炎起病；约10%的患者视神经及脊髓同时受累。

视神经症候：眼痛、视力下降或失明、视野缺损；可单眼、双眼间隔或同时发病。脊髓症候：以脊髓横贯性损害较为多见，包括有脊髓相应病变平面以下传导束型深浅感觉、运动障碍及膀胱直肠功能障碍，神经根性疼痛、痛性痉挛，Lhermitte征；高颈段受累者可出现呼吸肌麻痹。

脑干症候：包括顽固性呃逆、恶心、呕吐等延髓、颈髓交界区受累症状，此表现在

NMO 中相对特异，在有些病例中为唯一首发表现；间脑病变可出现嗜睡、困倦、低钠血症等。

【视神经脊髓炎的预后】

有报道称 NMO 患者发病 5 年、10 年、15 年达到神经功能状况评估量表（EDSS）3 分的比例分别是 65%、82%、86%；达到 EDSS 6 分的比例分别是 42%、53%、69%；达到 EDSS10 分的比例分别是 8%、12%、23%。达到 EDSS 3 分与发病年龄、第一次发作与第二次发作时间间隔及复发率相关；达到 EDSS 6 分与发病时基础 EDSS 分数及复发率相关。复发型 NMO 的相关危险因素包括女性、发病年龄较晚、首次发作脊髓炎时运动障碍不重、伴发自身免疫疾病、疾病最初两年的复发率较高。

案例六　脑卒中患者的救治和护理

一、病例概述

【病情】

患者，女，49 岁。主诉：4 h 前上厕所时出现头晕，口角歪斜，左侧肢体乏力、麻木。

【疾病史】

现病史：4 h 前患者上厕所时出现头晕，口角歪斜，左侧肢体乏力、麻木，右侧肢体活动正常，无意识障碍、恶心、呕吐、言语不清等症状，为进一步治疗来院就诊。

既往史：有高血压、脑梗死病史，常规服用药物对症治疗，一般情况良好；否认肝炎、结核或其他传染病史；无过敏史、外伤史、手术史、输血史，无特殊病史。

【辅助检查】

CT 检查：非增强计算机断层扫描（NECT）检查示右侧小脑半球绒球区域见大小约 0.8×0.4 cm 的高密度结节影，局部有所强化，颅内散在小缺血梗塞灶可能，脑萎缩、脑白质脱髓鞘改变，各脑室、脑池未见异常，中线结构居中。CTA 示头颈部大血管粥样硬化改变，管腔不同程度变窄，局部伴附壁血栓，椎动脉局部中度狭窄，其余管腔轻度狭窄。

二、护理体检、诊断及措施

【护理体检】

T 36.2℃，HR 79 次 /min，R 20 次 /min，BP 135/70 mmHg，SpO_2 99%；患者神志清楚，对答准确切题，全身皮肤黏膜苍白，双侧瞳孔等大等圆、对光反射灵敏，呼吸平稳，全腹无压痛、无反跳痛，左侧病理征阳性，脑膜刺激征阴性，左侧肢体肌力 4 级，右侧肢体肌力未见明显异常，双下肢无水肿。

【护理诊断】

1. 躯体移动障碍：与患者偏瘫、肌力下降有关。

2. 语言沟通障碍：与疾病导致言语不清有关。

3. 清理呼吸道无效：与患者肌力下降，痰不易咳出有关。

4. 生活自理缺陷：与肢体乏力有关。

5. 潜在并发症：肺部感染、下肢深静脉血栓、压力性损伤。

【护理措施】

1. 躯体移动障碍的护理：协助患者取舒适卧位，帮助其翻身、按摩，指导患者做康复训练，保持肢体功能位。

2. 语言沟通障碍的护理：对待患者要有耐心，如果患者口头表述不清，可让其家属代诉，或用文字的形式表达。

3. 清理呼吸道无效的护理：遵医嘱给予雾化药物治疗，湿化气道，帮助患者拍背、排痰，必要时行吸痰护理。

4. 生活自理缺陷的护理：协助患者生活护理，鼓励患者尽可能完成进食、穿衣等简单的动作，锻炼肌肉力量。

5. 肺部感染、下肢深静脉血栓、压力性损伤的预防：密切观察患者的体温变化，遵医嘱使用抗生素行抗感染治疗；告知患者可适当活动双下肢，帮助患者按摩四肢，指导其做康复训练；协助患者翻身，保持床单位整洁。

三、护理查房总结

脑卒中是神经内科的常见病、多发病，部分患者康复后可恢复正常生活或工作，相当一部分患者留有失语、偏瘫、智力障碍等严重后遗症，还有一部分患者可在短期内死亡。对于脑卒中患者，护理得当可延长患者的生命，提高患者的生活质量。

四、知识拓展

【脑卒中概述】

脑卒中又称"中风""脑血管意外"，是一种由于脑部血管突然破裂或因血管阻塞而引起脑组织损伤的急性脑血管疾病，包括缺血性和出血性脑卒中。缺血性脑卒中的发病率高于出血性脑卒中，占脑卒中总数的 60% ～ 70%。颈内动脉和椎动脉闭塞和狭窄可引起缺血性脑卒中，患者年龄多在 40 岁以上，男性较女性多，严重时可引起死亡。出血性脑卒中患者的死亡率较高。脑卒中具有发病率高、死亡率高和致残率高的特点。不同类型的脑卒中，其治疗方式不同。循证医学证明，对脑卒中的危险因素进行早期干预，可显著降低脑卒中的发病风险，其中高血压是导致脑卒中的重要可控危险因素，因此，降压治疗对预防脑卒中发病和复发尤为重要。应加强对全民普及脑卒中危险因素及先兆症状的教育，真正防治脑卒中。

【脑卒中的临床表现】

脑卒中的最常见症状为一侧脸部、手臂或腿部突然感到无力，猝然昏扑、不省人事，其他症状包括：突然发生口眼㖞斜、半身不遂；神志不清、说话或理解困难；单眼或双眼视物困难；行走困难、眩晕、失去平衡或肢体协调能力；不明原因的严重头痛、昏厥等。

【脑卒中的类型】

1.短暂性脑缺血发作

（1）颈内动脉系统短暂性脑缺血：表现为突然肢体运动和感觉障碍、失语、单眼短暂失明等，少有意识障碍。

（2）椎－基底动脉系统短暂性脑缺血：表现为眩晕、耳鸣、听力障碍、复视、步态不稳和吞咽困难等。

短暂性脑缺血发作时症状持续时间短于 2 h，可反复发作，甚至一天发作数次或数十次。可自行缓解，不留后遗症。脑内无明显梗死灶。

2.可逆性缺血性神经功能障碍

可逆性缺血性神经功能障碍与短暂性脑缺血发作基本相同，但神经功能障碍持续时间超过 24 h，有的患者可达数天或数十天，最后逐渐完全恢复。头颅 CT 检查可发现脑部有小梗死灶，大部分为可逆性病变。

3.完全性脑卒中

症状较短暂性脑缺血发作和可逆性缺血性神经功能障碍严重，病情持续恶化，患者常有意识障碍。脑部出现明显的梗死灶，神经功能障碍长期存在。完全性脑卒中又可分为轻、中、重三型。

【脑卒中常见先兆症状】

1.头晕，特别是突然感到眩晕。

2.肢体麻木，突然感到一侧面部或手脚麻木，有的为舌麻、唇麻。

3.暂时性吐字不清或语言不流畅。

4.肢体无力或行动不便。

5.出现与平时症状不同的头痛。

6.不明原因突然跌倒或晕倒。

7.短暂性意识丧失，个性和智力的突然改变。

8.全身明显乏力，肢体软弱无力。

9.恶心、呕吐或血压波动大。

10.整天昏昏欲睡，处于嗜睡状态。

11.一侧肢体不自主地抽动。

12.双眼突感视物模糊。

案例七　自身免疫性脑炎患者的救治和护理

一、病例概述

【病情】

患者，女，25岁。主诉：头痛、认知功能下降1年，加重3天，伴视物模糊。

【疾病史】

现病史：因头痛、认知功能下降1年，加重3天，伴视物模糊、发作性意识丧失，为进一步治疗来院就诊。

既往史：无高血压、糖尿病史，一般情况良好；否认肝炎、结核或其他传染病史；无过敏史、外伤史、手术史、输血史，无特殊病史。

【辅助检查】

1. CT检查：颅骨内板下及后颅窝显示欠清，血清抗N–甲基–D–天冬氨酸受体（NMDAR）脑炎抗体1∶100，脑脊液阴性。

2. 脑电图检查：中度异常。

二、护理体检、诊断及措施

【护理体检】

T 37.0℃，HR 86次/min，R 20次/min，BP 117/81 mmHg，SpO₂ 100%。患者神志清楚，对答不切题，皮肤及巩膜无特殊，双侧瞳孔等大等圆、对光反射灵敏，呼吸平稳，全腹无压痛、无反跳痛，双侧病理征阴性，脑膜刺激征阴性，四肢肌力5级，双下肢无水肿。

【护理诊断】

1. 意识障碍：与大脑皮质受损导致功能下降有关。

2. 有受伤的危险：与惊厥发作及精神行为异常有关。

3. 营养失调（低于机体需要量）：与食欲下降、摄入不足有关。

4. 焦虑：与疾病恢复慢、担心疾病预后有关。

5. 其他潜在并发症：癫痫、肺部感染。

【护理措施】

1. 意识障碍的护理：严密观察并记录患者生命体征，观察其意识、瞳孔变化，观察其有无恶心、呕吐；予以床档保护，必要时行保护性约束，防止患者坠床或自伤。

2. 受伤的预防：对患者做好基础护理，24 h专人陪伴，予以床档保护，必要时对四肢行保护性约束；床旁备压舌板、吸痰及吸氧装置；遵医嘱给予患者地西泮、咪达唑仑等镇静药物；患者抽搐缓解后检查其口腔是否有牙齿脱落或舌咬伤，若有要及时处理。

3. 营养失调（低于机体需要量）的护理：给予患者高蛋白、高维生素、高热量、易消化的食物；拒绝进食或吞咽困难的患者可遵医嘱给予鼻饲，注入营养丰富的流质饮食。

4. 焦虑的护理：主动关心患者，及时听取患者意见和要求，与患者建立良好的护患关系；注意观察患者有无烦躁不安、冲动、行为失控、睡眠过度或睡眠颠倒等情况，加强对患者的心理护理及健康宣教。

5. 癫痫、肺部感染的预防：保持病房安静、整洁，减少探视；密切观察患者的病情变化，尤其是呼吸情况，必要时给予呼吸机辅助呼吸；及时吸痰保持患者呼吸道通畅；保持室内空气流通，减少病房内人员流动，每日通风，预防患者肺部感染。

三、护理查房总结

自身免疫性脑炎近年来成了脑病的研究热点之一，其发病率不高，有效的治疗方案仍在探索研究阶段。给予患者安全、有效的护理措施是促进患者早日康复的重要手段。该类患者的病程长、病情重，采取针对性的护理措施能够减轻患者痛苦，缩短病程，减少并发症的发生，提高患者生活质量。

四、知识拓展

【自身免疫性脑炎概述】

自身免疫性脑炎泛指一类由自身免疫机制介导的脑炎，儿童、青少年、成人均可发生，其中，抗NMDAR脑炎主要见于青年与儿童。此类患者以精神行为异常、癫痫发作、近事记忆障碍等多灶或弥漫性脑损害为主要表现，免疫治疗总体效果良好。自身免疫性脑炎占所有脑炎病例的 10% ～ 20%。

【自身免疫性脑炎的临床表现】

1. 抗NMDAR脑炎常有发热、头痛等前驱症状。

2. 自身免疫性脑炎患者发病时主要表现为精神行为异常、认知功能障碍、近事记忆力下降、急性或亚急性癫痫发作、语言功能障碍、运动障碍、不自主运动、自主神经功能障碍及不同程度的意识障碍，甚至昏迷等。

3. 自身免疫性脑炎可出现睡眠障碍，主要表现为嗜睡、睡眠觉醒周期紊乱和白天过度睡眠等。

【自身免疫性脑炎的病理机制】

病理上主要表现为以淋巴细胞为主的炎细胞浸润脑实质，并在血管周围形成套袖样改变。根据主要受累部位的不同，病理上可以分为三型：灰质受累为主型、白质受累为主型和血管炎型。

【自身免疫性脑炎与病毒性脑炎、代谢性脑病的鉴别】

自身免疫性脑炎的诊断主要是根据患者的临床表现，结合脑脊液、影像学及脑电图检查，确诊主要依据为脑脊液中自身免疫性脑炎相关抗体检测阳性。应与下列疾病鉴别。

1. 病毒性脑炎：病毒性脑炎急性期脑脊液自身免疫性脑炎相关抗体检测阴性，可检测到相关病毒核酸。少数单纯疱疹病毒性脑炎患者在恢复期可重新出现脑炎的症状，此时脑脊液单纯疱疹病毒核酸检测已为阴性，而抗 NMDAR 抗体呈阳性，属于感染后自身免疫性脑炎。

2. 代谢性脑病：包括肝性脑病、尿毒症脑病等，鉴别主要依靠有相关病史且脑脊液自身免疫性脑炎相关抗体检测阴性。

【自身免疫性脑炎的预后】

抗 NMDAR 受体脑炎是一种新型的、进展迅速、可逆的自身免疫性脑炎。本病的预后和早诊断、早治疗关系密切。虽然抗 NMDAR 受体脑炎患者的临床症状较重，但随着临床医学技术及护理技术的日益进步，大部分患者的预后较为理想。

案例八 面神经炎患者的救治和护理

一、病例概述

【病情】

患者，男，63 岁。主诉：4 天多前出现头晕、视物模糊、恶心，站立不稳，伴口角右歪、左眼睑闭合不全。

【疾病史】

现病史：4 天多前患者无明显诱因出现头晕、视物模糊伴恶心、站立不稳，伴口角右歪、左眼睑闭合不全；无视物模糊、复视，无饮水呛咳、吞咽困难、意识障碍、四肢抽搐、大小便失禁；患者自起病以来，精神、睡眠、食欲一般，大小便正常，体重较稳定，为求进一步治疗入院就诊。

既往史：无高血压病史，患糖尿病 10 余年，一般情况良好；否认肝炎、结核或其他传染病史；无过敏史、外伤史、手术史、输血史，无特殊病史。

【辅助检查】

1. CT 检查：颈部 CTA 检查示右侧颈内动脉 C6 段较对侧纤细，脑实质少许缺血灶可能，中线居中。

2. 实验室检查：中性分叶核粒细胞百分比 75.2%，淋巴细胞百分比 13.8%。

二、护理体检、诊断及措施

【护理体检】

T 36.5℃，HR 75 次/min，R 21 次/min，BP 145/101 mmHg，SpO$_2$ 95%；患者神志清楚，对答准确切题，皮肤及巩膜无特殊，双侧瞳孔等大等圆、对光反射灵敏，呼吸平稳，全腹无压痛、无反跳痛，双侧病理征阴性，脑膜刺激征阴性，四肢肌力 5 级，双下肢无水肿。

【护理诊断】

1. 自我形象紊乱：与口角歪斜、面部正常形态改变有关。

2. 感觉障碍：与面部感觉消失或减退有关。

3. 焦虑：与担心治疗效果不佳有关。

4. 知识缺乏：缺乏疾病预防、治疗的相关知识。

5. 潜在并发症：进食困难、语言交流障碍、角膜溃疡、口腔感染。

【护理措施】

1. 自我形象紊乱的护理：嘱患者外出戴口罩，适当保护患者形象，同时避免风寒；尊重患者，与之交谈时面带微笑，以免引起患者不必要的思想顾虑。

2. 感觉障碍的护理：嘱患者注意面部保护，避免烫伤面部皮肤；教会患者会自我按摩，以促进面部感觉恢复。

3. 焦虑的护理：鼓励患者以各种形式表达目前的感受，并给予正面指导；保护患者的隐私和自尊；耐心细致地讲解发病的原因，使患者清楚地认识自己的病情，消除患者的恐惧和疑虑。

4. 对知识缺乏患者的指导：向患者及其家属讲解疾病相关知识并给予用药指导、康复指导、饮食指导、护理指导等。

5. 潜在并发症的预防：指导患者进清淡、易消化饮食；保持口腔清洁，预防口腔感染；保护角膜，预防角膜溃疡。

三、护理查房总结

面神经炎是神经内科的常见病、多发病，在护理面神经炎患者时，有以下注意事项。

（1）急性期患者应注意休息，饮食宜清淡，避免进食干硬、粗糙、辛辣等食物，注意防风、防寒，尤其应保护其患侧耳后茎乳孔周围。外出时可戴口罩、系围巾，或使用其他改善自身形象的衣物装饰。

（2）嘱患者注意预防眼部并发症，对眼睑不能闭合或闭合不全者予以眼罩、眼镜遮挡及使用眼药水等保护，防止角膜炎症、溃疡。

（3）指导患者尽早开始面肌的主动与被动运动。只要患侧面部能活动，就应进行面肌功能训练；可对镜子做皱眉、抬额、闭眼、露齿、鼓腮和吹口哨等动作，每天数次，每次 5～15 min，并辅以面肌按摩，以促进患者早日康复。

四、知识拓展

【面神经炎的临床表现】

特发性面神经麻痹又称为面神经炎或贝尔麻痹，是因茎乳孔内面神经非特异性炎症所致的周围性面瘫。

1.本病可发生于任何年龄（多见于 20～40 岁），男性比女性略多。一般为急性起病，常于数小时或 1～3 天症状达高峰。

2.患者主要表现为一侧面部表情肌瘫痪，额纹消失，不能皱额、蹙眉，眼裂闭合不能或闭合不完全，病侧鼻唇沟变浅、口角歪向健侧（露齿时更明显），吹口哨及鼓腮不能等。体格检查时，可见患侧闭眼时眼球向外上方转动，露出白色巩膜，称为贝尔征（Bell sign）。

3.病初可有麻痹侧耳后或下颌角后疼痛。少数患者可有茎乳孔附近及乳突压痛。面神经病变在中耳鼓室段者可出现说话时回响过度和患侧舌前 2/3 味觉缺失。影响膝状神经节者，除上述表现外，还出现病侧乳突部疼痛，耳郭与外耳道感觉减退，外耳道或鼓膜出现疱疹，称为 Hunt 综合征。

【面神经炎应与哪些疾病相鉴别】

据起病形式和典型的临床特点，面神经炎的诊断并不困难，但应与其他疾病相鉴别。

1.吉兰-巴雷综合征：多为双侧周围性面瘫，常伴有对称性肢体瘫痪，脑脊液检查有特征性的脑脊液蛋白-细胞分离现象。

2.神经莱姆病：是伯氏疏螺旋体感染导致的面神经麻痹，多经蜱虫叮咬传播，常伴发热、皮肤游走性红斑，可应用病毒分离及血清学试验证实。

3.糖尿病性神经病变：常伴其他神经麻痹，以动眼神经、展神经及面神经麻痹居多，可单独发生。

4.继发性面神经麻痹：腮腺炎或腮腺肿瘤、颌后化脓性淋巴结炎、中耳炎及麻风均可累及面神经，但多有原发病的特殊表现。

5.颅后窝病变：桥小脑角肿瘤、多发性硬化、颅底脑膜炎及鼻咽癌颅内转移等原因所致的面神经麻痹，大多起病较慢，有其他脑神经缺损或原发病的特殊表现。

案例九　短暂性脑缺血发作患者的救治和护理

一、病例概述

【病情】

患者，男，74 岁。主诉：1 个多小时前突然出现双下肢乏力，伴腹部不适、恶心、头晕，持续 2 h 后症状自行缓解。

【疾病史】

现病史：1 个多小时前患者突然出现双下肢乏力，伴腹部不适、恶心、头晕，无头痛、黑蒙、晕厥、呼吸困难、胸痛、心悸、腹泻等不适，持续 2 h 后症状自行缓解，为进一步治疗来院就诊。

既往史：既往有高血压、糖尿病病史 10 余年及房颤病史，一般情况良好；否认肝炎、结核或其他传染病史；无过敏史、外伤史、手术史、输血史，无特殊病史。

【辅助检查】

1. CT 检查：头部增强 CT 示头颈部大动脉粥样硬化改变，管壁散在钙化斑块、软斑块及混合斑块，其中右侧颈内动脉起始部管腔中—重度狭窄。

2. 实验室检查：白细胞计数 9.93×10^9/L，中性分叶核粒细胞百分比 81.8%，中性分叶核粒细胞绝对值 8.12×10^9/L。

二、护理体检、诊断及措施

【护理体检】

T 36.1℃，HR 90 次 /min，R 20 次 /min，BP 167/92 mmHg，SpO_2 95%；患者神志清楚，对答准确切题，皮肤及巩膜无特殊，双侧瞳孔等大等圆、对光反射灵敏，呼吸平稳，全腹无压痛、无反跳痛，双侧病理征阴性，四肢肌力 5 级，双下肢无水肿。

【护理诊断】

1. 有受伤的危险：与突发眩晕、平衡失调有关。
2. 其他潜在并发症：脑卒中。
3. 知识缺乏：缺乏疾病预防、治疗的相关知识。

【护理措施】

1. 受伤的预防：嘱患者合理休息与运动，并适当采取措施，避免跌倒和受伤；发作时应卧床休息，动作轻柔；频繁发作的患者应避免重体力活动，日常生活应有家属陪伴。

2. 脑卒中的预防：合理饮食，坚持用药并加强护理，避免诱因。

3. 对知识缺乏患者的指导：向患者及其家属讲解疾病相关知识，给予用药指导、饮食指导、护理指导等。

三、护理查房总结

短暂性脑缺乏发作（TIA）为脑卒中的一种先兆表现或警示，如未经正确治疗而任其自然发展，约 1/3 的患者在数年内会发展成为完全性脑卒中。因此，积极的治疗和护理尤为重要，如帮助患者及其家属了解脑血管病的基本病因、危害、主要危险因素、早期症状、就诊时机及治疗与预后的关系；指导患者及其家属掌握本病的防治措施和自我护理方法，帮助他们寻找和去除自身的发病危险因素；劝导患者改变不健康的生活方式，告知有高血压病史者应经常监测血压；了解患者的治疗效果，嘱患者若出现肢体麻木、无力、头晕、头痛、复视或突然跌倒等症状应高度重视，及时就医；跌倒高危患者应重视跌倒危险因素并采取预防措施加以避免，积极治疗相关疾病；遵医嘱服药，切勿自行停药及调整药物剂量。

四、知识拓展

【短暂性脑缺血发作概述】

TIA 是颈动脉或椎 – 基底动脉系统发生短暂性血液供应不足，引起局灶性脑缺血而导致突发的、短暂性、可逆性神经功能障碍。发作持续数分钟，通常在 30 min 内完全恢复，超过 2 h 常遗留轻微神经功能缺损表现，或头颅 CT 及 MRI 检查显示脑组织缺血征象。TIA 好发于 34 ～ 65 岁人群，65 岁以上占 25.3%，男性多于女性。发病突然，多在体位改变、活动过度、颈部突然转动或屈伸等情况下发病。发病无先兆，有一过性的神经系统定位体征，一般无意识障碍，可反复发作。

【短暂性脑缺血发作的临床表现】

1. 颈内动脉系统短暂性脑缺血发作：最常见的症状为单瘫、偏瘫、偏身感觉障碍、失语、单眼视力障碍等，亦可出现同向性偏盲等。

主要症状：单眼突然出现一过性黑蒙，或视力丧失、白色闪烁、视野缺损、复视，持续数分钟可恢复。对侧肢体轻度偏瘫或偏身感觉异常。优势半球受损出现一过性的失语或失用、失读、失写，或同时面肌、舌肌无力。偶有同侧偏盲。其中单眼突然出现一过性黑蒙是颈内动脉分支眼动脉缺血的特征性症状。短暂的精神症状和意识障碍偶亦可见。

2. 椎 – 基底动脉系统短暂性脑缺血发作：主要表现为脑干、小脑、枕叶、颞叶及脊髓近端缺血、神经缺损症状。

主要症状：最常见的症状是一过性眩晕、平衡障碍、眼球运动异常；一过性视物成双或视野缺损等；一过性吞咽困难、饮水呛咳、语言不清或声音嘶哑；一过性单肢或双侧肢体无力、感觉异常；一过性听力下降、交叉性瘫痪、轻偏瘫和双侧轻度瘫痪等。少数可有意识障碍或跌倒发作。

【短暂性脑缺血发作的预后】

TIA 为慢性反复发作性临床综合征，患者发作期间可出现明显的局限性脑功能障碍表现，从而影响患者的生活质量和工作能力，不同程度地削弱患者的社会适应能力。

一般认为：TIA 后脑梗死发生率第 1 个月为 4% ～ 8%，第 1 年为 12% ～ 13%，在 5 年后达 24.29%，第 1 个 5 年内每年的脑血管病的发生率为 5.9%。罹患 TIA 后，患者对于疾病的预后极为担心，从而导致焦虑、多疑、抑郁等负性情绪。负性情绪可影响神经内分泌系统，加重心理状态的改变。另外，TIA 的预后与高龄、体弱、高血压、糖尿病、心脏病等均有关系，如果不能及时控制 TIA，可能会引起脑血管病发作；如果及时治疗，TIA 发作则预后良好。

案例十　蛛网膜下腔出血患者的救治和护理

一、病例概述

【病情】

患者，女，51 岁。主诉：5 h 前突然出现左侧肢体无力伴活动障碍，吐字不清、头晕、头痛。

【疾病史】

现病史：5 h 前患者无明显诱因突然出现左侧肢体无力伴活动障碍，伴吐词不清、头晕、头痛，无恶心、呕吐、意识障碍、心悸、胸闷、黑蒙，无视物旋转，无耳鸣、重听，无流涎，无大小便失禁等，为求进一步治疗来院就诊。

既往史：既往高血压病史 1 年多，未服药治疗，一般情况良好；否认肝炎、结核或其他传染病史；无过敏史、外伤史、手术史、输血史，无特殊病史。

【辅助检查】

CT 检查：头部 CT 检查示右侧额、顶、颞、枕部硬膜外 / 下积液、积血，邻近脑组织受压，右侧脑室变窄，中线稍左偏，大脑镰及双侧小脑幕密度增高，多系蛛网膜下腔出血。

二、护理体检、诊断及措施

【护理体检】

T 36.2℃，HR 82 次 /min，R 19 次 /min，BP 144/96 mmHg，SpO_2 98%。患者神志清楚，回答问题含糊不清，皮肤稍苍白，双侧瞳孔等大等圆、对光反射迟钝，呼吸平稳，全腹无压痛、无反跳痛，双侧病理征阴性，颈强直检查可疑阳性，脑膜刺激征阴性，左侧肢体肌力 0 级，右侧肢体肌力 4 级，双下肢无水肿。

【护理诊断】

1. 意识障碍：与疾病导致脑疝、脑水肿有关。

2. 头痛：与脑水肿、颅内压增高有关。

3. 生活自理缺陷：与四肢乏力、肢体偏瘫、意识障碍有关。

4. 焦虑：与担心疾病预后有关。

5. 潜在并发症：再出血。

【护理措施】

1. 意识障碍的护理：严密观察患者生命体征、意识及瞳孔变化，观察其有无呕吐、颅内压增高及再出血征象等，警惕颅内高压与脑疝。

2. 头痛的护理：严密观察患者头痛的部位、程度和持续时间，有无伴随症状，如呕吐及再出血征象，当头痛突然加剧时，警惕颅内高压与脑疝，及时遵医嘱给予患者降低颅内压等药物治疗。

3. 生活自理缺陷的护理：对患者加强生活护理，保持床单位清洁、干燥，及时清除分泌物，护理皮肤、按摩受压部位，防止压力性损伤，加强口腔护理，避免口腔感染。

4. 焦虑的护理：关注患者感受，减轻患者心理负担，积极开导患者，促使患者稳定情绪并积极配合治疗。

5. 再出血的预防：给予患者生活护理，急性期患者应绝对卧床 4～6 周，防止一切可引发颅内压增高的因素，如避免情绪紧张、保持大便通畅；严密观察患者病情变化，尤其是观察患者的意识、瞳孔、生命体征、肢体活动及头痛情况，保持患者呼吸道通畅。

三、护理查房总结

蛛网膜下腔出血的预后与病因、出血情况及有无并发症等有关。有效护理对患者至关重要，在护理上要特别注意以下几项。

（1）蛛网膜下腔出血的患者应绝对卧床休息 4～6 周，避免不良的声、光刺激。

（2）避免诱因，如精神紧张、情绪激动、屏气等。

（3）严密观察患者病情，防止再出血；若患者在病情好转后再次出现剧烈头痛、恶心、呕吐、意识障碍加重时，应立即报告医生处理。

四、知识拓展

【蛛网膜下腔出血的病因】

1. 颅内动脉瘤：占 50%～85%，好发于脑底动脉环的大动脉分支处，以该环的前半部较多见。

2. 脑血管畸形：主要是动静脉畸形，多见于青少年，占 2% 左右，动静脉畸形多位于大脑半球大脑中动脉分布区。

3. 脑底异常血管网病：约占 1%。

4. 其他：主动脉夹层、血管炎、颅内静脉系统血栓形成、结缔组织病、血液病、颅内肿瘤、凝血障碍性疾病、抗凝治疗并发症等。

5. 部分患者出血原因不明，如原发性中脑周围出血。

【蛛网膜下腔出血发病的机制】

动脉瘤是动脉壁因局部病变（可因薄弱或结构破坏）而向外膨出，形成永久性的局限性扩张。动脉瘤的形成可能是由动脉壁先天性肌层缺陷、后天获得性内弹力层变性或两者联合作用导致，所以动脉瘤的发生一定程度上有遗传倾向和家族聚集性。在蛛网膜下腔出血患者的一级亲属中，约 4% 患有动脉瘤。但颅内动脉瘤不完全是先天异常造成的，相当一部分是后天生活中发展而来的，随着年龄增长，动脉壁的弹性逐渐减弱，在血流冲击等因素下向外突出形成动脉瘤。

无论是动脉瘤破裂、动静脉畸形病变血管破裂，还是血压突然增高使血管破裂等其他情况，均会导致血流入蛛网膜下腔，通过围绕在脑和脊髓周围的脑脊液迅速扩散，刺激脑膜，引起头痛和颈强直等脑膜刺激征。血液进入蛛网膜下腔后还会使颅腔内容物增加，压力增高，并继发脑血管痉挛。后者系因出血后血凝块和围绕血管壁的纤维索牵引（机械因素），血管壁平滑肌细胞间形成的神经肌肉接头产生广泛缺血性损害和水肿。另外，大量积血或凝血块沉积于颅底，部分凝集的红细胞还可堵塞蛛网膜绒毛间的小沟，使脑脊液的吸收被阻，因而可发生急性交通性脑积水或蛛网膜粘连，使颅内压急骤升高，进一步减少了脑血流量，加重了脑水肿，甚至导致脑疝形成。以上均可使患者病情稳定好转后，再次出现意识障碍或出现局限性神经症状。

【蛛网膜下腔出血的临床表现】

蛛网膜下腔出血的典型临床表现为突然发生的剧烈头痛、恶心、呕吐和脑膜刺激征，伴或不伴局灶体征。患者常于剧烈活动中或活动后出现爆裂性、局限性或全头部剧痛，难以忍受，呈持续性或持续进行性加重，有时上颈段也可出现疼痛。其始发部位常与动脉瘤破裂部位有关。常见伴随症状有呕吐、短暂意识障碍、项背部或下肢疼痛、畏光等。绝大多数病例会在发病后数小时内出现脑膜刺激征，以颈强直最明显，Kernig 征、Brudzinski 征可呈阳性。眼底检查可见视网膜出血、视神经乳头水肿，约 25% 的患者可出现精神症状，如欣快、谵妄、幻觉等，还可有癫痫发作及局灶神经功能缺损体征如动眼神经麻痹、失语、单瘫、轻偏瘫、感觉障碍等表现。部分患者，尤其是老年患者头痛、脑膜刺激征等临床表现常不典型，而精神症状较明显。原发性中脑出血的患者症状较轻，CT 检查结果示中脑或脑桥周围脑池积血，血管造影未发现动脉瘤或其他异常，一般不发生再出血或迟发性血管痉挛等情况，临床预后良好。

【蛛网膜下腔出血的常见并发症】

1. 再出血：是蛛网膜下腔出血的急性严重并发症，病死率为 50% 左右。出血后 24 h 内再出血的危险性最大，发病 1 个月内再出血的风险都较高。2 周内再出血发生率为 20%～30%，1 个月内再出血发生率为 30%。再出血原因多为动脉瘤破裂。入院时昏迷、高龄、女性、收缩压超过 170 mmHg 的患者再出血的风险较大。临床表现为在病情稳定或好转的情况下，突然发生剧烈头痛、恶心、呕吐、意识障碍加深、抽搐、原有症状及体征加重或重新出现等。确诊主要依据上述表现、CT 检查结果示原有出血量增加或腰椎穿刺脑脊液含血量增加等。

2. 脑血管痉挛：是蛛网膜下腔出血死亡和致残的重要原因。20%～30% 的蛛网膜下腔出血患者出现脑血管痉挛，引起迟发性缺血性损伤，可继发脑梗死。早发性脑血管痉挛出现于出血后，历时数分钟或数小时缓解；迟发性脑血管痉挛始发于出血后 3～5 天，5～14 天为高峰，3～4 周逐渐减少。临床表现为意识改变、局灶神经功能损害（如偏瘫、失语等），动脉瘤附近脑组织损害的症状通常最严重。

3. 脑积水：15%～20% 的蛛网膜下腔出血患者会发生急性梗阻性脑积水。急性脑积水多于发病后 1 周内发生，由血液进入脑室系统和蛛网膜下腔形成血凝块阻碍脑脊液循环通路所致，属急性阻塞性脑积水；轻者表现为嗜睡、精神运动迟缓和记忆损害，重者出现头痛、呕吐、意识障碍等。急性梗阻性脑积水大部分可随出血被吸收而好转。迟发性脑积水发生于蛛网膜下腔出血后 2～3 周，为交通性脑积水。表现为进行性精神智力障碍、步态异常及尿便障碍。脑脊液压力正常，故也称正常颅压脑积水，头颅 CT 或 MRI 检查结果示脑室扩大。

4. 其他：5%～10% 的患者可发生抽搐，其中 2/3 发生于 1 个月至 1 个月内，其余发生于 1 年内。5%～30% 的患者可发生低钠血症和血容量减少的脑性耗盐综合征，或者发生抗利尿激素分泌增多所致的稀释性低钠血症和尿潴留；还可出现脑心综合征和急性肝功能障碍，这与儿茶酚胺水平波动和交感神经功能紊乱有关。

【再出血的预防】

1. 活动与休息：蛛网膜下腔出血的患者应绝对卧床休息 4～6 周，故应告诉患者及其家属绝对卧床的重要性，为患者提供安静、安全、舒适的休养环境，控制探视人员，避免不良的声、光刺激，治疗、护理活动也应集中进行，避免频繁地打扰患者休息。如经治疗、护理 1 个月左右，患者症状好转，经头颅 CT 检查证实血液基本吸收或经数字减影血管造影（DSA）检查没有发现颅内血管病变者，可遵医嘱逐渐抬高床头、取床上坐位、下床站立和适当活动。

2. 避免诱因：告诉患者及其家属容易诱发再出血的各种因素，指导患者密切配合医护人员，避免精神紧张、情绪波动、用力排便、屏气、剧烈咳嗽及血压过高等。患者便秘时可遵医嘱给予缓泻药，血压过高时可遵医嘱降压，烦躁时可遵医嘱给予镇静处理等。

3.病情监测：蛛网膜下腔出血再发率较高，以 5 ～ 11 天为高峰，81% 发生在首次出血后 1 个月内；颅内动脉瘤初次出血后 24 h 内再出血率最高。再出血的临床特点为：首次出血后病情稳定好转的情况下，突然再次出现剧烈头痛、恶心、呕吐、意识障碍加重，原有局灶性症状和体征重新出现等。应密切观察患者的病情变化，若发现异常，及时报告医生处理。

案例十一　烟雾病患者的救治和护理

一、病例概述

【病情】

患者，女，16 岁。主诉：左上肢无力，持续 1 min 左右可自行缓解，发作前伴有肢体抽动，一般持续 3 ～ 5 s。

【疾病史】

现病史：2 年多前患者无明显诱因下出现左上肢无力，呈短暂性发作，持续 1 min 左右可自行缓解；发作次数不定，发作前伴有肢体抽动，一般持续 3 ～ 5 s；发作时无头晕、头痛、恶心、呕吐，无意识障碍及其他症状。

既往史：既往无高血压、糖尿病等病史，一般情况良好；否认肝炎、结核或其他传染病史；无过敏史、外伤史、手术史、输血史，无特殊病史。

【辅助检查】

影像学检查：头部 CT、MRI 检查及 DSA 检查示双侧颈内动脉床突上段管腔轻度狭窄，右侧大脑中动脉起始中度狭窄（约 50%），双侧大脑后动脉软膜支向双侧中动脉供血区代偿。

二、护理体检、诊断及措施

【护理体检】

T 36.1℃，HR 85 次 /min，R 20 次 /min，BP 127/63 mmHg，SpO_2 97%；患者神志清楚，对答准确切题，皮肤及巩膜无特殊，双侧瞳孔等大等圆、对光反射灵敏，呼吸平稳，全腹无压痛、无反跳痛，双侧病理征阴性，四肢肌力 5 级，双下肢无水肿。

【护理诊断】

1.生活自理缺陷：与烟雾病导致脑缺血影响脑功能有关。

2.躯体移动障碍：与偏瘫和身体失去平衡有关。

3.焦虑：与担心疾病预后有关。

【护理措施】

1. 生活自理缺陷的护理：协助患者完成各项日常生活，加强心理疏导；鼓励患者独立完成进食、穿衣等简单动作；予以床档保护，以防患者坠床。

2. 躯体移动障碍的护理：指导患者活动健侧肢体，同时对患侧肢体实施被动关节活动锻炼；卧床期间协助患者进行生活护理，鼓励患者用健侧肢体完成健侧自我照顾的活动，并协助其完成患侧被动活动。

3. 焦虑的护理：加强对患者的心理疏导，关心、尊重患者，指导患者正确面对疾病，增强战胜疾病的信心，积极配合治疗。

三、护理查房总结

目前，烟雾病尚无确切有效的药物，但对于慢性期患者，针对脑卒中危险因素或合并疾病的某些药物治疗可能是有益的，如血管扩张剂、抗血小板聚集药物及抗凝药等，但需要警惕药物的不良作用。值得注意的是，长期服用阿司匹林等抗血小板聚集药物可能会导致烟雾病由缺血型向出血型转化，一旦出血后不易止血，对患者预后不利。

四、知识拓展

【烟雾病概述】

烟雾病是一种病因不明的、以双侧颈内动脉末端及大脑前动脉、大脑中动脉起始部慢性进行性狭窄或闭塞为特征，并继发颅底异常血管网形成的一种脑血管疾病。由于这种颅底异常血管网在脑血管造影图像上形似"烟雾"，故称为"烟雾病"。

烟雾状血管是扩张的穿通动脉，起着侧支循环的代偿作用。患者的临床表现复杂多样，包括认知功能障碍、癫痫、不随意运动或头痛，其中最常见的是脑缺血，可表现为短暂性脑缺血发作、可逆性缺血性神经功能障碍或脑梗死，其中短暂性脑缺血发作常由情绪紧张、哭泣、剧烈运动或进食辛辣食物等诱发。

自发性颅内出血多见于成年患者，主要原因是烟雾状血管或合并的微动脉瘤破裂出血，以脑室内出血或脑实质出血破入脑室最为常见，也可见基底节区或脑叶血肿，单纯蛛网膜下腔出血较少见。神经功能障碍与脑缺血或颅内出血部位等相关。

【烟雾病的临床表现】

1. 短暂性脑缺血发作型：最多见，约占全部特发性烟雾病的70%。其临床特点是反复发生一过性瘫痪或肢体无力，多为偏瘫，亦可为左右交替性偏瘫或双偏瘫。发作后运动功能完全恢复。病程多为良性，有自发缓解或发作完全停止的倾向。极少数病例伴有半身惊厥发作、头痛或偏头痛。罕见一过性感觉障碍、不自主运动或智力障碍。

2. 梗死型：急性脑卒中，导致持续性瘫痪、失语、视觉障碍和智力障碍。

3. 癫痫型：频繁的癫痫发作、部分性发作或癫痫持续状态，伴脑电图癫痫样放电。

4. 出血型：蛛网膜下腔出血或脑实质出血，成人患者出现本型的概率大于儿童患者。

以上临床分型的后三型合称为"非短暂性脑缺血发作型"，非短暂性脑缺血发作型烟雾病的病程复杂多变，预后较差，多表现为混合型，如癫痫型加梗死型、癫痫型加短暂性脑缺血发作型等。如为单纯癫痫发作，预后不一定很差。无论何种类型，4 岁以前起病者预后较差。此外，临床症状极其严重程度决定于侧支循环的代偿效果，如果能够维持足够的脑血流灌注，则可能不出现临床症状，或只有短暂性脑缺血发作型发作，或头痛。如果不能保持脑血流灌注，则症状严重，可能引起广泛脑损伤。

案例十二　结核性脑膜炎患者的救治和护理

一、病例概述

【病情】

患者，女，22 岁。主诉：头痛，行走不稳、食欲缺乏，全身乏力、盗汗、午后发热。

【疾病史】

现病史：2 个月前患者无明显诱因出现头痛，偶有咳嗽，其余伴随症状不详；5 天前，患者自觉头痛加剧，伴行走不稳、食欲缺乏，全身乏力、盗汗、午后发热，具体体温不详；谵妄、偶有胡言乱语。

既往史：既往体健，一般情况良好；无过敏史、外伤史、手术史、输血史，无特殊病史。

【辅助检查】

1. CT 检查：头部 CT 检查结果示右侧额、顶、颞叶交界区皮层明显增厚，其旁见片状低密度区，周围脑实质肿胀，中线结构未见偏移。

2. 实验室检查：血小板计数 483×10^9/L，白细胞计数 20.85×10^9/L，中性分叶核粒细胞百分比 91.3%，中性分叶核粒细胞绝对值 19.04×10^9/L。

二、护理体检、诊断及措施

【护理体检】

T 36.3 ℃，HR 109 次 /min，R 24 次 /min，BP 100/65 mmHg，SpO_2 90%；患者浅昏迷，对答不切题，皮肤及巩膜无特殊，双侧瞳孔等大等圆、对光反射灵敏，呼吸急促，触诊全腹柔软，其余腹部查体不配合，双侧病理征阴性，脑膜刺激征阳性，四肢肌力查体不配合，双下肢无水肿。

【护理诊断】

1. 意识障碍：与疾病导致的脑功能受损有关。

2. 清理呼吸道无效：与意识障碍导致咳嗽无效有关。

3. 有皮肤完整性受损的危险：与长期卧床有关。

4. 其他潜在并发症：脑疝、颅内压增高。

【护理措施】

1. 意识障碍的护理：严密观察患者神志、意识、瞳孔及生命体征变化，及时遵医嘱用药治疗。

2. 清理呼吸道无效的护理：适时吸痰，保持患者呼吸道通畅；遵医嘱给予患者雾化治疗，增加气道湿化，帮助痰液排出。

3. 皮肤完整性受损的预防：协助患者翻身、按摩受压皮肤；保持床单位清洁、干燥；给予肢体关节被动活动，保持功能位。

4. 脑疝、颅内压增高的预防：严密观察患者生命体征、瞳孔、意识变化，观察其有无呕吐，有无肢体偏瘫、乏力；及时遵医嘱给予降颅内压药物治疗。

三、护理查房总结

结核性脑膜炎（TBM）的治疗原则是早期给药、合理选药、联合用药及系统治疗。患者常有发热体征，要监测体温变化，并告知患者及其家属观察体温变化和伴随症状的意义，指导患者掌握降温的方法，如物理降温、药物降温等。指导患者家属配合护士及时为患者更换汗湿的衣物，保持床单位清洁、干燥。

四、知识拓展

【结核性脑膜炎概述】

TBM 是由结核分枝杆菌引起的脑膜和脊膜的非化脓性炎症性疾病。在肺外结核患者中，疾病有 5% ~ 15% 的概率会累及神经系统，其中又以 TBM 最为常见，约占神经系统结核的 70%。近年来，因结核分枝杆菌的基因突变、抗结核药物研制相对滞后和获得性免疫缺陷综合征（AIDS）病患者的增多，国内外结核病的发病率及病死率逐渐增高。

【结核性脑膜炎的临床表现】

本病多起病隐匿，呈慢性病程，也可急性或亚急性起病，患者可无结核接触史，症状往往轻重不一，其自然病程发展一般表现为以下几个方面。

1. 结核中毒症状：低热、盗汗、食欲减退、全身倦怠无力、精神萎靡不振。

2. 脑膜刺激征和颅内压增高：早期表现为发热、头痛、呕吐及脑膜刺激征；颅内压增高在早期多由脑膜、脉络丛和室管膜炎性反应，脑脊液生成增多，蛛网膜颗粒吸收下降，形成交通性脑积水所致。颅内压多为轻、中度增高，通常持续 1 ~ 2 周。晚期蛛网膜、脉络丛粘连，呈完全或不完全性梗阻性脑积水，颅内压多明显增高，表现为头痛、呕吐和视神经乳头水肿，严重时可出现去大脑强直发作或去皮质强直状态。

3. 脑实质损害：如早期未能得到及时治疗，患者在发病 4 ~ 8 周时常出现脑实质损害症状，如精神萎靡、淡漠、谵妄或妄想，部分性、全身性癫痫发作或癫痫持续状态，昏睡或意识模糊。肢体瘫痪如因结核性动脉炎所致，可呈脑卒中样发病，出现偏瘫、交叉瘫等；如由结核瘤或脊髓蛛网膜炎引起，可表现为类似肿瘤的慢性瘫痪。

4. 脑神经损害：颅底炎性渗出物的刺激、粘连、压迫，可致脑神经损害，以动眼、外展、面和视神经最易受累，临床表现有视力减退、复视和面神经麻痹等。

TBM 老年患者临床表现的特点：头痛、呕吐症状较轻，颅内压增高症状不明显，约半数患者脑脊液改变不典型，但在动脉硬化基础上发生结核性动脉内膜炎而引起脑梗死的较多。

【结核性脑膜炎与隐球菌性脑膜炎、化脓性脑膜炎、病毒性脑膜炎的鉴别】

1. 隐球菌性脑膜炎：亚急性或慢性脑膜炎，与 TBM 病程和脑脊液改变相似；TBM 早期临床表现不典型时不易与隐球菌性脑膜炎鉴别，应尽量寻找结核分枝杆菌和新型隐球菌感染的实验室证据。

2. 化脓性脑膜炎：重症 TBM 的临床表现与化脓性脑膜炎相似，脑脊液细胞数 > $1\,000 \times 10^6$/L 和分类中性粒细胞占优势时更难以鉴别，必要时可双向治疗。

3. 病毒性脑膜炎：轻型或早期 TBM 脑脊液改变和病毒性脑膜炎相似，可同时抗结核与抗病毒治疗，边观察边寻找诊断证据；病毒感染通常有自限性，4 周左右明显好转或痊愈，而 TBM 病程迁延，短期内无法治愈。

【结核性脑膜炎的预后】

TBM 的预后与患者的年龄、病情、治疗是否及时有关，发病时昏迷是预后不良的重要指征；临床症状、体征完全消失，脑脊液的细胞数、蛋白、糖和氯化物恢复正常提示预后良好。TBM 的病死率与高龄、延迟诊断和治疗、用药不合理有关，与患者意识障碍、神经系统体征和脑脊液蛋白增高（ > 3 g/L）呈正相关。老年 TBM 患者临床表现不典型，全身情况差，合并症较多，病死率较高；人类免疫缺陷病毒（HIV）感染并发 TBM 患者的病死率更高。TBM 患者的死因常为多器官功能衰竭、脑疝等，幸存者可能遗留后遗症，如儿童精神发育迟滞、癫痫发作、视觉障碍和眼外肌麻痹等。

案例十三 帕金森病患者的救治和护理

一、病例概述

【病情】

患者，女，70 岁。主诉：行走困难、运动迟缓、持物困难、语速减慢、吞咽困难、睡眠障碍。

【疾病史】

现病史：患者8年前无明显诱因出现右上肢麻木、僵硬，症状逐渐加重；5年前逐渐出现左上肢不自主抖动，逐渐进展至双侧下肢，伴行走困难、运动迟缓、持物困难、语速减慢、吞咽困难、睡眠障碍；自患病以来，患者精神、食欲、睡眠差，大小便正常，体重无明显改变，为进一步诊治来院就诊。

既往史：一般情况良好；否认肝炎、结核或其他传染病史；已接种乙肝疫苗、卡介苗、脊髓灰质炎灭活疫苗、麻疹疫苗、百白破疫苗、乙脑灭活疫苗；无过敏史、外伤史、手术史、输血史，无特殊病史。

【辅助检查】

CT检查：胸部CT平扫示双肺散在少许慢性炎症。双肺散在小结节，部分伴钙化，多系炎性。甲状腺双侧叶低密度结节。心包少量积液，主动脉、主动脉瓣及左右冠状动脉壁钙化。双侧胸膜稍增厚，双乳高密度小结节。

二、护理体检、诊断及措施

【护理体检】

T 36.3℃，HR 88次/min，R 20次/min，BP 130/63 mmHg，SpO_2 97%；患者神志清楚，对答准确切题，语速减慢，吞咽困难，皮肤及巩膜无特殊，双侧瞳孔等大等圆、对光反射灵敏，呼吸平稳，全腹无压痛、无反跳痛，四肢肌力5级，四肢肌张力高，运动迟缓，共济试验阴性，双侧病理征阴性，脑膜刺激征阴性。

【护理诊断】

1.肢体活动障碍：与疾病引起肌张力增高、肢体抖动、步态不稳有关。

2.生活自理缺陷：与患者肢体僵硬、运动迟缓有关。

3.有跌倒、坠床的风险：与患者疾病引起肢体活动不便、活动缓慢、认知能力下降有关。

4.睡眠型态紊乱：与患者精神症状或夜间帕金森病运动症状有关。

5.其他潜在并发症：压力性损伤、深静脉血栓、感染等。

6.知识缺乏：缺乏疾病预防、治疗的相关知识。

【护理措施】

1.肢体活动障碍的护理：可以根据不同的运动障碍对患者进行相应的康复运动训练指导，如做健身操、打太极拳、慢跑等运动，以及步态训练、姿势平衡训练等。告知患者若能每日坚持，有助于提高其生活自理能力，改善其运动功能。

2.生活自理缺陷的护理：加强巡视，主动了解患者的需要；指导和鼓励患者做力所能及的事情，为行动不方便的患者做好生活护理，满足其生活所需；将床旁铃和常用生活用品置于患者方便拿取的地方。为患者做好生活护理和皮肤护理，嘱患者加强肢体锻炼；对于存在肢体麻木等不适的患者，可适当按摩、热敷其肢体。

3. 跌倒、坠床的预防：保持病室环境整洁、宽敞，清除障碍物；指导患者学会移动身体的方法；患者行走起动和终止时给予帮助，防止其跌倒；指导患者家属及陪护参与到患者安全防护及生活中来，并对其进行心理指导，避免加重患者家属及陪护的不耐烦、沮丧等不良情绪；做好健康宣教，嘱体位不稳者不要独自外出，需有家人的陪同，以防跌倒、摔伤等意外的发生。

4. 睡眠型态紊乱的护理：安排有助于患者休息和睡眠的环境，如保持病室环境安静，避免喧哗；睡眠期间关闭窗帘，使用壁灯；保持室内合适的温度、湿度等，尽量满足患者长期习惯的睡眠模式；合理安排治疗和检查，帮助患者建立规律的睡眠习惯，必要时遵医嘱应用有助于睡眠的相关药物。

5. 其他潜在并发症的预防：建议患者家属与护工合作，对患者进行24 h照料。为患者做好相应护理，包括压力性损伤的预防，以及失禁性皮炎、坠积性肺炎等的护理，定时协助其翻身、拍背、擦洗等；卧床和运动量少的患者还要注意深静脉血栓的预防。各项操作均应严格按照无菌操作原则。

6. 知识缺乏的指导：向患者及其家属介绍疾病的相关知识；遵医嘱用药治疗，及时向患者及其家属介绍药物作用、使用方法、注意事项等；定期针对目标患者做健康宣教，可以采用集体讲授（如公休会、健康大讲堂、义诊等）形式，也可以单独床旁宣教，还可以借助自媒体、电子设备等工具进行健康知识的宣讲。

三、护理查房总结

帕金森病是一种慢性进展性疾病，尚无法治愈。一旦患病，患者需终生服药。随着疾病的进展，患者可出现静止性震颤、肌强直、运动迟缓、步态不稳等症状。晚期患者长期卧床，生活不能自理。针对此类患者，在护理上特别要注意以下几点。

（1）注意饮食与营养，预防便秘。

（2）指导患者正确服药。

（3）加强患者肢体功能及日常生活能力的训练。

（4）预防并发症。

（5）指导患者保持良好的心态。

四、知识拓展

【可能引发帕金森病的原因】

帕金森病的发病可能与年龄、遗传、环境、神经系统老化等因素有关，可能是基因和环境因素共同作用的结果。

【帕金森病的主要临床表现】

帕金森病起病隐袭，进展缓慢。首发症状通常是一侧肢体的震颤或活动受限，进而累及对侧肢体。主要临床表现为静止性震颤、运动迟缓、肌强直和姿势步态异常。近年来人们发现，抑郁、便秘和睡眠障碍等非运动症状也是帕金森病患者常见的临床表现，它们对患者生活质量的影响甚至超过运动症状。

非运动症状：帕金森病患者除了静止性震颤和运动迟缓等运动症状外，还可出现情绪低落、焦虑、睡眠障碍、认知障碍等非运动症状。疲劳感也是帕金森病常见的非运动症状。患者典型的主诉为：我感觉身体很疲乏，无力；睡眠差，经常睡不着；大便费劲，好几天一次；情绪不好，总是高兴不起来；记性差，脑子反应慢。

【帕金森病的预后】

帕金森病是一种慢性进展性疾病，尚无法治愈。多数患者在疾病早期可继续工作，数年后逐渐丧失劳动能力。在疾病晚期，患者由于全身僵硬出现活动困难，需长时间卧床，常死于肺部感染等各种并发症。

【静止性震颤】

静止性震颤是指主动肌与拮抗肌交替收缩引起的节律性震颤，常见于手指"搓丸样"动作；常于静止时出现，紧张时加重，随意运动时减轻，睡眠时消失。这是帕金森病的特征性体征。

案例十四　三叉神经痛患者的救治和护理

一、病例概述

【病情】

患者，男，60岁。主诉：右侧口角、牙龈部阵发性电击样疼痛。

【疾病史】

现病史：5年多前患者无明显原因及诱因出现右侧口角、牙龈部疼痛，表现为阵发性电击样疼痛，每次疼痛持续十多秒后可缓解，每次发作间隔时间不等，张口、冷热刺激等可引起上述疼痛发作，后上述疼痛范围逐渐扩大，患者自行服药后治疗效果逐渐变差。因治疗效果欠佳，患者为求进一步诊治来院就诊。

既往史：患者既往发现血压升高，目前口服降压药控制血压，一般情况良好；否认肝炎、结核或其他传染病史；无过敏史、外伤史、手术史、输血史，无特殊病史。

【辅助检查】

MRI检查：右椎动脉V4段压迫延髓，左侧视神经池内段被左侧大脑后动脉及小脑上动脉推挤；右侧动眼神经、视交叉、双侧三叉神经、面神经、前庭蜗神经脑池段显示清晰，未见异常信号影。双侧脑桥小脑角区未见确切占位病变。双侧额叶白质区少许斑

点状稍长 T_1 长 T_2 信号影，T_2-FLAIR 呈高信号。脑沟、脑裂未见增宽。脑池、脑室系统未见扩张变形，中线结构未见偏移。颅骨骨髓信号未见异常。双侧筛窦、上颌窦黏膜增厚。

二、护理体检、诊断及措施

【护理体检】

T 36.1℃，HR 88 次 /min，R 20 次 /min，BP 122/63 mmHg，SpO_2 97%；患者神志清楚，对答准确切题，皮肤及巩膜无特殊，双侧瞳孔等大等圆、对光反射灵敏，呼吸平稳，全腹无压痛、无反跳痛，双侧病理征阴性，四肢肌力、肌张力正常，生理反射存在，病理反射未引出，双下肢无水肿。

【护理诊断】

1. 疼痛：与三叉神经损害有关。

2. 焦虑：与疼痛伴随的不适感及担心疾病预后有关。

3. 知识缺乏：缺乏疾病预防、治疗的相关知识。

【护理措施】

1. 疼痛的护理：严密观察患者生命体征、瞳孔、神志等变化，注意疼痛的部位、性质，指导患者运用按摩放松等技巧缓解疼痛，保证充足的睡眠，尽量避免或减少刺激因素，必要时遵医嘱给予镇痛药物治疗。

2. 焦虑的护理：使用通俗易懂的语言，给予患者心理护理及健康教育；耐心倾听患者需求，给予患者充分理解并鼓励患者积极配合治疗。

3. 知识缺乏的指导：向患者及其家属讲解治疗方案，告知其疾病的相关知识及使用药物的作用和注意事项，取得患者配合。

三、护理查房总结

本病可缓解，但极少自愈。作为护士要及时观察患者的心理变化，多与患者进行沟通，关心、理解、体谅患者，帮助患者减轻心理压力，缓解焦虑情绪，增强战胜疾病的信心。

四、知识拓展

【三叉神经痛概述】

三叉神经痛是最常见的脑神经疾病，以一侧面部三叉神经分布区内反复发作的阵发性剧烈痛为主要表现。国内统计的发病率为 52.2/10 万，女性略多于男性，发病率可随年龄增加而增长。三叉神经痛多发生于中老年人，右侧多于左侧。该病的特点是：在头面部三叉神经分布区域内，发病骤发、骤停，呈闪电样、刀割样、烧灼样、顽固性、难以忍受的剧烈性疼痛。患者在说话、洗脸、刷牙或微风拂面，甚至走路时都会出现阵发性的剧烈疼痛。疼痛常持续数秒或数分钟，呈周期性发作，发作间歇期同正常人一样。

【三叉神经痛的分类】

三叉神经痛可分为原发性（症状性）三叉神经痛和继发性三叉神经痛两大类，其中原发性三叉神经痛较常见。

1. 原发性三叉神经痛是指具有临床症状，但应用各种检查未发现与发病有关的器质性病变。

2. 继发性三叉神经痛除有临床症状，临床及影像学检查还可发现器质性病变，如肿瘤、炎症、血管畸形等。继发性三叉神经痛多见于 40 岁以下中、青年人，通常没有扳机点，诱发因素不明显，疼痛常呈持续性，部分患者可出现与原发性疾病相同的表现。脑部 CT、MRI、鼻咽部活组织检查等有助于诊断。

【三叉神经痛的临床表现】

1. 性别与年龄：年龄多在 40 岁以上，以中、老年人居多；女性多于男性，女性与男性的发病比例约为 3：2。

2. 疼痛部位：右侧多于左侧，疼痛由面部、口腔或下颌的某一点开始扩散到三叉神经某一支或多支，以第二支、第三支发病最为常见，第一支者少见。其疼痛范围不越过面部中线，亦不超过三叉神经分布区域。偶尔有双侧三叉神经痛者。

3. 疼痛性质：如刀割、针刺、撕裂、烧灼或电击样剧烈难忍的疼痛，甚至让人痛不欲生。

4. 疼痛规律：三叉神经痛的发作常无预兆，而疼痛发作一般有规律。每次疼痛发作时间由仅持续数秒到 1～2 min 骤然停止。初期起病时发作次数较少，间歇期亦长，常为数分钟、数小时不等，随病情发展，发作次数逐渐频繁，间歇期逐渐缩短，疼痛亦逐渐加重。夜晚疼痛发作减少。间歇期无任何不适。

5. 诱发因素：说话、吃饭、洗脸、剃须、刷牙及风吹等均可诱发疼痛发作，以致患者精神萎靡不振，行动谨小慎微，甚至不敢洗脸、刷牙、进食，说话也小心，唯恐引起三叉神经痛发作。

6. 扳机点：亦称"触发点"，常位于上唇、鼻翼、齿龈、口角、舌、眉等处，轻触或刺激扳机点可激发疼痛发作。

7. 表情和颜面部变化：患者发作时常突然出现停止说话、进食等活动，疼痛侧面部可呈现痉挛，即"痛性痉挛"，皱眉咬牙、张口掩目，或用手掌用力揉搓颜面以致局部皮肤粗糙、增厚、眉毛脱落、结膜充血、流泪及流涎等，表情呈精神紧张、焦虑状态。

8. 神经系统检查：无异常体征，少数有面部感觉减退。此类患者应进一步询问病史，尤其询问既往是否有高血压病史，进行全面的神经系统检查；必要时行腰椎穿刺、颅底和内听道 X 线、颅脑 CT、MRI 等检查，有助于与继发性三叉神经痛鉴别。

【三叉神经痛与其他疾病的鉴别】

1. 牙痛：三叉神经痛常被误诊为牙痛，甚至导致将健康牙齿全部拔除仍无效，方引起注意。牙病引起的疼痛为持续性疼痛，多局限于齿龈部，局部有龋齿或其他病变，X 线及牙科检查可以确诊。

2. 鼻旁窦炎：如额窦炎、上颌窦炎等，为局限性持续性疼痛，可有发热、鼻塞、脓涕及局部压痛等。

3. 青光眼：单侧青光眼急性发作可能被误诊为三叉神经第一支痛；青光眼为持续性疼痛，可有呕吐，伴有球结膜充血、前房变浅及眼压增高等。

4. 颞下颌关节炎：疼痛局限于颞下颌关节腔，呈持续性，关节部位有压痛，关节运动障碍，疼痛与下颌动作关系密切，可行 X 线及专科检查协助诊断。

5. 偏头痛：疼痛部位超出三叉神经范围，发作前多有视觉障碍先兆，如视物模糊、暗点等，可伴呕吐，疼痛呈持续性，时间长，往往半日至 2 日。

6. 三叉神经炎：病史短，疼痛呈持续性，三叉神经分布区感觉过敏或减退，可伴有运动障碍，神经炎多在感冒或鼻旁窦炎后发病。

7. 小脑脑桥角肿瘤：疼痛发作可与三叉神经痛相同或不典型，但多见于 30 岁以下青年人，多有三叉神经分布区感觉减退，并可逐渐产生小脑脑桥角肿瘤其他症状和体征。以胆脂瘤多见，脑膜瘤、听神经鞘瘤次之，后两者有其他脑神经受累，共济失调及颅内压增高表现较明显。X 线、CT 颅内扫描及 MRI 等可协助确诊。

8. 肿瘤侵犯颅底：最常见为鼻咽癌，常伴有鼻衄、鼻塞，可侵犯多数脑神经，颈淋巴结肿大；做鼻咽部检查、活体组织检查、颅底 X 线检查、CT 及 MRI 检查可确诊。

9. 舌咽神经痛：易与三叉神经第三支痛相混，舌咽神经痛的部位不同，为软腭、扁桃体、咽舌壁、舌根及外耳道等处；疼痛由吞咽动作诱发。用 1% 可卡因等喷咽区后疼痛可消失。

10. 三叉神经半月节区肿瘤：可见神经节细胞瘤、脊索瘤、麦氏窝脑膜瘤等，可有持续性疼痛，患者三叉神经感觉障碍、运动障碍明显；颅底 X 线检查可能有骨质破坏等改变。

11. 面部神经痛：多见于青年人，疼痛超出三叉神经范围，可延及耳后、头顶、枕颈，甚至肩部等；疼痛常呈持续性，可达数小时，与动作无关，不怕触摸，可为双侧性疼痛，夜间可较重。

案例十五　脑出血患者的救治和护理

一、病例概述

【病情】

患者，男，48岁。主诉：头痛，右侧肢体无力，恶心、呕吐。

【疾病史】

现病史：患者4天前无明显诱因出现头痛不适，呈持续性胀痛，伴右侧肢体无力感，伴恶心、呕吐，非喷射性，伴烦躁不安。头部持续性胀痛无明显缓解，自觉右上肢肌力明显下降。病程中无肢体抽搐，无意识丧失，无畏寒、发热，无二便失禁。为进一步治疗来院就诊。

既往史：既往体健，一般情况良好；无过敏史、外伤史、手术史、输血史，无特殊病史。

【辅助检查】

1. CT检查：考虑脑出血。

2. 心肌标志物检查：肌红蛋白271.50 ng/mL，B型利钠肽143 ng/L。

3. 实验室检查：中性分叶核粒细胞百分比79.8%，血钠132.1 mmol/L，甘油三酯2.45 mmol/L。

二、护理体检、诊断及措施

【护理体检】

T 36.7℃，HR 83次/min，R 20次/min，BP 121/85 mmHg，SpO_2 98%。患者神志清楚，对答准确切题，皮肤及巩膜无特殊，双侧瞳孔等大等圆、对光反射灵敏，呼吸平稳，触诊全腹柔软，全腹无压痛、无反跳痛。肝脾未触及，肠鸣音活跃，双侧病理征阴性，脑膜刺激征阴性，左侧上下肢肌力5级，右下肢肌力5级，右上肢肌力4级，双下肢无水肿。

【护理诊断】

1. 生活自理缺陷：与疾病导致的偏瘫、躯体移动障碍有关。

2. 清理呼吸道无效：与脑出血后意识障碍有关。

3. 有皮肤完整性受损的危险：与疾病导致的长期卧床有关。

4. 其他潜在并发症：再出血、肺部感染、颅内感染、泌尿系统感染。

【护理措施】

1. 生活自理缺陷的护理：指导并协助患者进食、洗漱、如厕、穿衣等个人基本活动，给予患者适当的生活照顾，满足患者的基本生活需要。

2. 清理呼吸道无效的护理：鼓励患者咳嗽、咳痰；对意识不清的患者应及时吸痰以清理呼吸道分泌物；协助患者翻身、拍背，帮助其排出痰液；遵医嘱给予患者雾化吸入治疗，湿化气道。

3. 皮肤完整性受损的预防：严密观察患者皮肤变化，做好床旁交接班；及时更换患者被汗水浸湿的衣物，保持衣物及床单位的清洁、干燥；协助患者翻身、变换体位，骨突处可使用敷贴保护。

4. 其他潜在并发症的预防：严格执行无菌操作，控制陪伴及探视人数，防止交叉感染；密切观察患者生命体征的变化，如有发热及时处理；留置尿管的患者每日为其行尿管护理，定时更换尿管，观察引流处尿液的颜色、性状和量。

三、护理查房总结

脑出血是神经内科的常见病、多发病，部分患者可恢复正常生活或工作，相当一部分患者留有失语、偏瘫、智力障碍等严重后遗症，还有一部分患者可在短期内死亡。对于脑出血患者，有效的护理往往可延长患者的生命，提高患者的生活质量。在护理脑出血患者时，要特别注意以下事项。

（1）严密观察患者的神志、瞳孔和生命体征情况，防止脑疝发生；一旦发生脑疝，遵医嘱立即予以脱水药物降低颅内压，防止脑疝进一步加重。

（2）急性期绝对卧床休息2～4周，避免不必要的搬动。

（3）神经系统症状稳定后，患者即可开始早期康复训练，但应注意不可过度用力或憋气。

四、知识拓展

【脑出血的先兆表现】

1. 突然出现口眼㖞斜、口角流涎、说话不清、吐字困难、失语或词不达意、吞咽困难，一侧肢体乏力或活动不灵活，走路不稳或突然跌倒，多由脑血管供血不足、运动神经功能障碍引起。

2. 面、舌、唇或肢体麻木，有的患者表现为眼前发蒙，一时看不清东西，耳鸣或听力改变。这是由于脑血管供血不足而影响到脑的感觉功能的缘故。

3. 意识障碍，患者多表现为精神萎靡不振，嗜睡；性格也一反常态，如突然变得沉默寡言、表情淡漠、行动迟缓或多语易躁；有的患者出现短暂的意识丧失，这也和脑缺血有关。

4. 全身疲乏无力、出虚汗、低热、胸闷、心悸或突然出现呃逆、呕吐等，这是自主神经功能障碍的表现。

5. 突然出现剧烈的头痛、头晕，甚至恶心、呕吐，头痛、头晕的形式和感觉与往日不同，程度加重，或由间断性变成持续性发作。这些征兆表示血压有波动或脑功能障碍，是脑出血或蛛网膜下腔出血的预兆。

【脑出血发病的相关因素】

1.高血压是引起脑出血的重要原因,其中收缩压尤为重要,随着收缩压的增高脑出血的发病率也逐渐增加。有文献报道,有70%～80%的脑出血是由高血压所致。

2.有研究表明,A型性格的人脾气暴躁,更容易发生脑出血。他们具有强烈的求成、速达欲望,热衷于竞争,有时间紧迫感,过于好胜,说话与行动节奏快,整天处于紧张状态,脾气急躁。由于精神紧张,其交感神经兴奋性增高,儿茶酚胺分泌增加,脉搏、心跳加快,血管收缩反应强烈,致使血压升高,脑血管容易破裂而发生高血压性脑出血。

3.肥胖可通过血压因素间接影响脑血管病的发生。有研究证实,体重增加可导致血压增高。降低体重可减少高血压的危险性,有文献报道,每降低1 kg体重就可使收缩压降低0.3 kPa(2.25 mmHg),舒张压下降0.2 kPa(1.5 mmHg);超过标准体重20%以上的肥胖者,其高血压的患病率比正常体重者高2.9倍。

4.过量摄入食盐是高血压的诱发因素,可增加脑出血的机会。食盐是人体不可缺少的物质,但长期多食则有害。有研究证实,过量地摄入食盐对血管壁有直接损害作用,可增加血管的敏感性,使血容量增加,血压增高,易引发脑出血。

5.其他:如吸烟、酗酒、情绪激动、过度疲劳、便秘等,均是脑出血的诱发因素。

【脑出血的发病机制】

脑出血的发病主要是在原有高血压病和脑血管病变的基础上,用力和情绪改变等外加因素使血压进一步骤升所致。其发病机制可能与以下因素有关。

1.在血流冲击下,血管壁病变会导致微小动脉瘤形成,血压剧烈波动时微小动脉瘤破裂引起出血。

2.脑动脉的外膜及中层在结构上远较其他器官的动脉薄弱,血压升高时血管容易破裂,可能是脑出血比其他内脏出血多见的一个原因。

3.高血压性脑出血的发病部位以基底节区最多见,主要是因为供应此区的豆纹动脉从大脑中动脉呈直角出发,在原有病变的基础上,受到压力较高的血流冲击后容易导致血管破裂出血。

【脑出血的临床表现】

1.呕吐:大约一半的脑出血患者会发生呕吐,可能与脑出血时颅内压增高、眩晕发作、脑膜神经受到血液刺激有关。

2.头痛、头晕:头痛是脑出血的首发症状,常常位于出血一侧的头部,颅内压力增高时,疼痛可以发展到整个头部;头晕常与头痛伴发,特别是在小脑和脑干出血时。

3.运动和语言障碍:运动障碍以偏瘫较为多见;言语障碍主要表现为失语或言语含糊不清。

4.意识障碍:表现为嗜睡或昏迷,程度与脑出血的部位、出血量和速度有关。大脑深部短时间内大量出血的患者,大多会出现意识障碍。

5.眼部症状:瞳孔不等大常发生于颅内压增高的脑疝患者,还可出现偏盲和眼球活动障碍。

6. 其他：脑出血还可伴有颈项强直、癫痫发作、大小便失禁等。若患者出现深昏迷、高热、瞳孔改变及合并消化道出血等，则表明其病情危重，预后较差。

【脑出血的预防】

脑出血患者的预防包括一级预防、二级预防、三级预防。

1. 一级预防：对未发生过脑出血的患者的可治性脑出血危险因素进行普查及合理治疗。

2. 二级预防：预防已患过脑出血的患者复发。可用药物治疗，主要是控制高血压、降血脂。定期进行健康检查，复查血脂、血流动力学、经颅多普勒超声，必要时行头颅 CT 检查和脑血管造影，尽可能早期诊断、早期治疗。

3. 三级预防：主要是对并发症及后遗症的康复治疗。

案例十六　眩晕患者的救治和护理

一、病例概述

【病情】

患者，女，57 岁。主诉：反复眩晕 4 天。

【疾病史】

现病史：反复眩晕 4 天，现症状缓解。为进一步治疗来院就诊。

既往史：既往体健，一般情况良好；无过敏史、外伤史、手术史、输血史，无特殊病史。

【辅助检查】

1. CT 检查：头部 CT 检查示颅内少许小缺血灶可能，中线结构未见偏移，小脑及脑干因颅骨伪影干扰显示欠清。

2. 超声检查：颈动脉彩超示左侧颈总全程重度狭窄，考虑左侧锁骨下动脉近段闭塞。左侧椎动脉较细，符合大动脉炎表现，左侧上肢动脉流速减慢。

二、护理体检、诊断及措施

【护理体检】

T 36.2℃，HR 78 次 /min，R 19 次 /min，BP 153/99 mmHg，SpO_2 97%。患者神志清楚，对答准确切题，皮肤及巩膜无特殊，双侧瞳孔等大等圆、对光反射灵敏，呼吸平稳，触诊全腹柔软，全腹无压痛、无反跳痛，双侧病理征阴性，脑膜刺激征阴性，四肢肌力 5 级，双下肢无水肿，左上肢搏动较弱。

【护理诊断】

1. 舒适度的改变：与反复眩晕有关。

2. 有跌倒、坠床的危险：与眩晕发作时平衡失调有关。

3. 焦虑：与担心疾病预后有关。

【护理措施】

1. 舒适度改变的护理：保持病室环境安静、舒适，避免刺激；嘱患者卧床休息，加强对患者的基础护理；密切观察患者头晕发作的次数及持续时间，给予其心理护理。

2. 跌倒、坠床的预防：嘱患者活动时应有人陪同，穿合适的衣裤及防滑鞋；指导患者使用床边呼叫器，家属 24 h 陪护；做好安全教育，加强防范，拉好床档予以保护，避免患者单独活动，警惕意外发生。

3. 焦虑的护理：主动关心患者，及时满足患者的基本需要，给予患者心理护理，耐心地向患者讲解疾病的相关知识，帮助其增强战胜疾病的信心。

三、护理查房总结

眩晕病因复杂，牵涉学科广泛，难以完全治愈，但有些眩晕疾病（如良性阵发性位置性眩晕）可通过手法复位治疗达到痊愈，治疗效果好。手术治疗眩晕类疾病必须有明确定位诊断和适应证，眩晕引起的高危跌倒患者应重视跌倒危险因素并加以避免，积极治疗相关疾病。

四、知识拓展

【眩晕】

眩晕是因机体对空间定位障碍而产生的一种运动性或位置性错觉，它涉及多个学科。绝大多数人一生中均有经历此症。据统计，眩晕患者占内科门诊患者的 5%，占耳鼻咽喉科门诊患者的 15%。眩晕可分为真性眩晕和假性眩晕。真性眩晕是由眼、本体觉或前庭系统疾病引起的，有明显的外物或自身旋转感。假性眩晕多由全身系统性疾病引起，如心血管疾病、脑血管疾病、贫血、尿毒症、药物中毒、内分泌疾病及神经症等几乎都有程度不等的头晕症状。

【眩晕的临床表现】

1. 周围性眩晕。周围性眩晕由内耳迷路或前庭部分、前庭神经颅外段（在内听道内）病变引起的眩晕为周围性眩晕，包括急性迷路炎、梅尼埃病等。其特点为：①眩晕为剧烈旋转性，持续时间短，头位或体位改变可使眩晕加重明显。②眼球震颤。眼震与眩晕发作同时存在，多为水平性或水平加旋转性眼震。通常无垂直性眼震，振幅可以改变，数小时或数日后眼震可减退或消失，向健侧注视时眼震更明显。头位诱发眼震多为疲劳性，温度诱发眼震多见于半规管麻痹。③平衡障碍。多为旋转性或上下左右摇摆性运动感，站立不稳，自发倾倒，静态直立试验多向眼震慢相方向倾倒。④自主神经症状。如恶心、呕吐、出汗及面色苍白等。⑤常伴耳鸣、听觉障碍，而无脑功能损害。

2. 中枢性眩晕。中枢性眩晕是指前庭神经核、脑干、小脑和大脑颞叶病变引起的眩晕。特点：①眩晕程度相对轻些，持续时间长，为旋转性或向一侧运动感，闭目后可减轻，与头部或体位改变无关。②眼球震颤粗大，可以为单一的垂直眼震和（或）水平、旋转型，可长期存在而强度不变。眼震方向和病灶侧别不一致，自发倾倒和静态直立试验倾倒方向不一致。③平衡障碍。表现为旋转性或向一侧运动感，站立不稳，多数眩晕和平衡障碍程度不一致。④自主神经症状不如周围性明显。⑤无半规管麻痹、听觉障碍等。⑥可伴脑功能损害，如脑神经损害、眼外肌麻痹、面舌瘫、延髓麻痹、肢体瘫痪、颅内压增高等。

【常见的眩晕症】

1. 良性阵发性位置性眩晕。在临床上最为常见，眩晕表现与头部方位有关，常起病突然，开始为持续性眩晕，数天后缓解，转为发作性眩晕。当头部处于某一位置时即出现眩晕，可持续数十秒，转向或反向头位时眩晕可减轻或消失。可见显著眼震，其眩晕持续时间差别很大，发病后多数在几小时或数日内可自行缓解或消失。

2. 梅尼埃病。临床表现为眩晕呈间歇性反复发作，间隔数天、数月、数年不等。常为突然发生，开始眩晕时即达到最严重程度，头部活动及睁眼时加剧，多伴有倾倒，因剧烈旋转感、运动感而呈惊恐状态，伴有耳鸣、耳聋、恶心、呕吐、面色苍白、脉搏缓慢、血压下降和眼球震颤。每次持续时间为数分钟至几小时不等，个别呈持续状态，连续数日。每次发作过后疲乏、嗜睡。间歇期平衡与听力功能恢复正常。多次发作后眩晕随患侧耳聋的加重反而减轻，发展到完全耳聋时眩晕也可消失。

3. 椎–基底动脉系统缺血性病变。有眼球震颤而不伴神经系统其他症状和体征。按临床表现分为：①短暂缺血发作型。发作无定时，可1日内数次或数日1次，一般数分钟至半小时缓解或消失。轻者仅有眩晕、步态不稳等表现，重者频繁发作进展为完全性迷路卒中。②进展性卒中型。发病后眩晕、耳鸣、耳聋持续进展加重，数日后达高峰。③完全性卒中型。发病后数小时眩晕、耳鸣、耳聋等症状的不适程度达高峰，眼震明显。数周后症状可逐渐减轻，常遗有听力障碍、头晕。

4. 其他病变。其他病变也可导致眩晕，如小脑出血、颈部病变、颅内肿瘤、颅脑外伤、药物或毒物中毒、炎性脱髓鞘疾病等。

案例十七　病毒性脑膜炎患者的救治和护理

一、病例概述

【病情】

患者，女，20岁。主诉：头晕，头痛，发热、视物成双、步态不稳、恶心、呕吐、全身乏力。

【疾病史】

现病史：患者 2 个多月前无明显诱因出现头晕，头痛以双侧颞部及枕部为主，呈搏动性疼痛，伴反应下降、发热，伴视物成双、步态不稳、恶心、呕吐，伴全身乏力，为进一步治疗来院就诊。

既往史：既往有系统性红斑狼疮、肾功能不全、狼疮性肾炎，规律服药，一般情况良好；无过敏史、外伤史、手术史、输血史，无特殊病史。

【辅助检查】

1. MRI 检查：头部 MRI 检查示双侧小脑异常信号影。

2. CT 检查：胸部 CT 检查示双肺下叶少许炎症，左肺下叶部分实变不张。

3. 实验室检查：尿素 13.2 mmol/L，肌酐 112 μmol/L，白蛋白 27.8 g/L，血红蛋白 76 g/L，白细胞介素 -2（IL-2）受体 967 U/mL。

二、护理体检、诊断及措施

【护理体检】

T 36.5 ℃，HR 74 次 /min，R 19 次 /min，BP 106/53 mmHg，SpO_2 100%。患者神志清楚，对答准确切题，皮肤及巩膜无特殊、双侧瞳孔等大等圆、对光反射灵敏，呼吸平稳，触诊全腹柔软，全腹无压痛、无反跳痛，双侧病理征阴性，脑膜刺激征阳性，四肢肌力 5 级，双下肢无水肿。

【护理诊断】

1. 疼痛：与脑膜刺激征引起的颅内压增高有关。

2. 体温偏高：与病毒感染有关。

3. 营养失调（低于机体需要量）：与食欲减退、恶心、呕吐、摄入不足等有关。

4. 有皮肤完整性受损的危险：与疾病导致患者长期卧床有关。

5. 其他潜在并发症：颅内压增高。

【护理措施】

1. 疼痛的护理：护理操作应动作轻柔，尽量减少患者痛苦；限制探视人数，避免刺激患者；保持患者情绪稳定，遵医嘱给予脱水剂降低颅内压。

2. 体温偏高的护理：给予患者物理降温，如温水擦浴、冰袋等；患者体温超过38.5 ℃时，遵医嘱给予退热药物治疗；患者出汗后应及时为其更换干净衣物及床单被褥；鼓励患者多饮水，协助其口腔护理，避免口腔感染；密切监测患者体温变化并及时记录。

3. 营养失调（低于机体需要量）的护理：遵医嘱给予患者静脉补充电解质，宜选用清淡、易消化、高蛋白、高维生素、低脂肪饮食，注意食物荤素搭配。

4.皮肤完整性受损的预防：每2 h协助患者翻身一次，按摩其受压皮肤；保持床单位清洁、干燥，骨突处可用泡沫敷料保护其受压皮肤。

5.颅内压增高的预防：严密观察患者意识、瞳孔及生命体征变化，查看其有无呕吐、头痛等症状；若有，应及时告知医生，并遵医嘱给予患者脱水剂降低其颅内压。

三、护理查房总结

本病的诊断主要根据急性起病的全身感染中毒症状，脑膜刺激征，CSF淋巴细胞轻、中度增高，除外其他疾病等，确诊需CSF病原学检查。本病的治疗主要是对症治疗、支持治疗和防治并发症。对症治疗如头痛严重者可遵医嘱使用镇痛药，脑水肿者可适当应用甘露醇。抗病毒治疗可明显缩短病程和缓解症状，病程多在2周以内，一般不超过3周，有自限性，预后较好，多无并发症。

四、知识拓展

【病毒性脑膜炎概述】

病毒性脑膜炎是一组由各种病毒感染引起的软脑膜（软膜和蛛网膜）弥漫性炎症综合征，主要表现为发热、头痛、呕吐和脑膜刺激征，是临床最常见的无菌性脑膜炎。大多数为肠道病毒感染，包括脊髓灰质炎病毒、柯萨奇病毒A和B、埃可病毒等，其次为流行性腮腺炎病毒、疱疹病毒和腺病毒感染，疱疹性病毒包括单纯疱疹病毒及水痘-带状疱疹病毒。脑脊液外观无色透明，以淋巴细胞为主的白细胞增多，糖和氯化物正常。病程多在2周以内，一般不超过3周，有自限性，预后较好。

【病毒性脑膜炎的临床表现】

病毒性脑膜炎通常急性起病，患者常有剧烈头痛、发热、呕吐、颈项强直、典型的脑膜刺激征如Kernig征阳性，并有咽痛、畏光、眩晕、精神萎靡、感觉异常、肌痛、腹痛及寒战等全身不适。部分患者可出现咽峡炎、视物模糊等症状。肠道病毒感染可出现皮疹，大多与发热同时出现，持续4～10天。柯萨奇病毒A5、9、16型和埃可病毒4、6、9、16、30型感染，皮肤典型损害为丘疹，皮疹可局限于面部、躯干或涉及四肢，包括手掌和足底部。柯萨奇B组病毒感染可有流行性肌痛（胸壁痛）和心肌炎。临床神经系统损害症状较少见，偶尔发现斜视、复视、感觉障碍、共济失调、腱反射不对称和病理反射阳性。重者可出现昏睡等神经系统损害的症状。

（赵　芮）

第四章　急诊胸痛疾病患者的救治和护理

案例一　心绞痛患者的救治和护理

一、病例概述

【病情】

患者，女，61 岁。主诉：胸闷、胸痛 1 年多，加重 1 天。

【疾病史】

现病史：患者无明显诱因反复出现胸闷、胸痛 1 年多，表现为胸前区闷痛，持续几分钟后缓解，爬楼、上坡等活动后感心累、气促。4 天前于外院行冠脉造影，提示前降支中段狭窄 70%，回旋支狭窄 80%。1 个多月前，患者活动后突发胸前区压榨性疼痛，伴胸闷、气促，伴有左肩背部放射痛，持续约 30 min，休息后缓解，否认恶心、呕吐、黑蒙等。6 天前，患者就诊于当地医院，诊断为"稳定型心绞痛，冠状动脉粥样硬化性心脏病，高血压病 2 级、很高危，高脂血症，腔隙性脑梗死，脂肪肝，肺结节，睡眠障碍，脑白质轻度脱髓鞘改变，鼻旁窦炎"，行冠脉造影（具体不详）。1 天前，患者感胸闷、胸痛加重，伴头晕、头痛。

既往史：患者有高血压病史 20 多年，平素服用降压药物控制血压，血压控制在 120 ～ 130/70 ～ 80 mmHg。

【辅助检查】

1. 实验室检查：葡萄糖 8.64 mmol/L，甘油三酯 2.28 mmol/L，血钾 3.44 mmoI/L。

2. 超声检查：超声心动图示心脏结构及血流未见明显异常，左室收缩功能测值正常。

3. 冠脉 CT 检查：冠状动脉造影示前降支中段狭窄 70%，回旋支狭窄 80%。行冠脉造影 + 必要时介入治疗术，造影见左主干开口、体部、尾部未见明显狭窄，血流 TIMI Ⅲ级；左冠状动脉前降支中度狭窄，近段狭窄约 60%；中段、远段未见明显狭窄，血流 TIMI Ⅲ级；回旋支开口、近段、远段未见明显狭窄，血流 TIMI Ⅲ级；右冠状动脉开口未见明显狭窄，近段狭窄约 30%，中段、远段未见明显狭窄，血流 TIMI Ⅲ 级。

4. 其他：血常规、前脑利钠肽 + 心肌标志物检查、凝血常规检查、输血前全套检查、糖化血红蛋白、大便常规、甲状腺功能等检查未见明显异常。

【用药及治疗】

1. 急诊处理

（1）急诊留观，心电监护，吸氧。

（2）完善血常规、凝血功能、生化、心肌标志物 + 前脑利钠肽、血气分析、心电图等检查。

（3）请心内科会诊，心内科会诊后建议急诊入院，予以抗血小板、稳定斑块、监测血压、降压等对症支持治疗。

2. 出院医嘱

（1）嘱患者低盐、低脂饮食，监测血压、心率；避免受凉、劳累、情绪激动、剧烈活动，规律服药，戒烟、戒酒，预防便秘，避免用力解大便；服药期间注意监测有无牙龈出血、皮肤黏膜出血点、消化道出血、解黑色大便等情况。

（2）嘱患者出院后监测心率、血压，2 ～ 4 周复查血常规、大小便常规、血脂、肝肾功能、电解质，持报告于心内科门诊随诊，必要时调整用药方案；6 个月后复查心脏彩超。此次手术后 1 年复查冠脉造影。

3. 出院用药

（1）盐酸地尔硫䓬缓释胶囊（Ⅱ），90 mg，口服，每天 1 次。

（2）阿司匹林肠溶片，100 mg，口服，每天 1 次。

（3）硫酸氢氯吡格雷片，75 mg，口服，每天 1 次。

（4）苯磺酸左旋氨氯地平片，2.5 mg，口服，每天 1 次。

（5）阿托伐他汀钙片，20 mg，口服，每天晚上 1 次。

二、护理体检、诊断及措施

【护理体检】

T 37℃，P 87 次 /min，R 20 次 /min，BP 167/88 mmHg，SpO$_2$ 98%。患者神志清楚，对答准确切题，皮肤及巩膜无特殊，双侧瞳孔等大等圆、对光反射灵敏，呼吸平稳，咽部无充血，扁桃体无肿大，心音正常，心律齐，心脏各瓣膜区无杂音，双肺呼吸音对称、清晰，双肺未闻及干、湿啰音，触诊全腹柔软，全腹无压痛、无反跳痛。肝脾未触及，肠鸣音活跃，双侧病理征阴性，脑膜刺激征阴性，四肢肌力 5 级，双下肢无水肿。

【护理诊断】

1. 疼痛：与心肌缺血坏死、缺氧引起胸痛有关。

2. 活动无耐力：与心肌氧的供需失调有关。

3. 知识缺乏：缺乏纠正危险因素、控制诱发因素和预防心绞痛发作的相关知识。

4.潜在并发症：心肌梗死。

【护理措施】

1.疼痛的护理

（1）休息与活动：当心绞痛发生时，患者应立即停止正在进行的活动，就地休息。待心绞痛缓解后，患者需卧床休息，连续 24 h 监测生命体征。

（2）用药护理：①发生心绞痛时，患者可在舌下含服硝酸甘油，通常 1 ~ 2 分钟见效，约 30 分钟后作用消失；观察服药后胸痛的变化，如果症状没有缓解，每隔 5 分钟可重复用药 1 次，但一般连续服用不超过 3 次。对于心绞痛频繁发作的患者，可遵医嘱静脉滴注硝酸甘油，但应控制滴速，并告知患者及其家属不要擅自调整滴速，防止发生低血压。告知患者用药后若出现面部潮红、头痛、头晕、心动过速、心悸等不适，是药物引起的血管舒张所致，以缓解其焦虑。②使用他汀类药物时，应密切监测转氨酶、肌酸激酶等生化指标，及时发现药物可能引起的肌肉损伤和对肝、肾等功能的影响；在进行强化降脂治疗时，应注意监测药物的安全性。

（3）疼痛观察：评估患者疼痛的位置、性质、程度和持续时间，观察患者是否有面色苍白、出冷汗、恶心、呕吐等症状；在疼痛发作期间测量患者的血压、心率和心电图，为判断病情提供依据。

（4）给氧：确保患者的 $SaO_2 > 95\%$。

（5）心理护理：安慰患者，缓解其紧张和焦虑，减少其心肌耗氧量。

2.活动无耐力的护理

（1）评估患者心绞痛引起的活动受限程度。

（2）制订活动计划：嘱患者心绞痛发作时应立即停止活动，缓解期一般无须卧床休息。根据患者的活动能力制订合理的活动计划，鼓励患者参加适当的体力劳动和体育锻炼，最大活动量应以不引起心绞痛症状为宜；避免剧烈运动和屏气用力动作，避免精神压力过大的工作和长时间工作。适当的运动有利于侧支循环的建立，提高患者的活动耐力。对于规律性发作的劳力性心绞痛，可以预防用药，如于外出、就餐、排便等活动前含服硝酸甘油。

（3）活动期间不良反应的观察和治疗：监测患者在活动期间是否有胸痛、呼吸困难、脉搏加快等反应。如遇异常情况应立即停止活动，给予硝酸甘油、吸氧等治疗。

3.对知识缺乏患者的指导

（1）疾病知识指导：生活方式的改变是心绞痛治疗的基础。①合理饮食。嘱患者进食低热量、低脂肪、低胆固醇的食物，如蔬菜、水果等，避免暴饮暴食，注意少食多餐。②戒烟限酒。③适量运动。运动方式应以有氧运动为主，运动的强度和时间因疾病和个体差异而不同，必要时应在医生指导下进行。

（2）避免诱发因素：告知患者及其家属过度劳累、情绪激动、饱餐、用力排便、寒冷刺激等都是心绞痛的诱因，应尽量避免。

（3）病情监测指导：教患者及其家属缓解心绞痛的方法。当发生胸痛时，应立即停止活动或舌下服用硝酸甘油。如果服用硝酸甘油不能缓解，或者心绞痛发作比以前更频繁、更严重、持续时间更长，则应立即去医院就诊，注意心肌梗死的发生。非典型的心绞痛患者可能表现为牙痛、上腹部疼痛等。为防止误诊，可先按心绞痛发作治疗，并告知患者定期复查心电图、血压、血脂、血糖、肝功能等。

（4）用药指导：指导患者出院后遵医嘱服药，不要擅自增减剂量，自我监测药物不良反应。外出时随身携带硝酸甘油，以备不时之需。硝酸甘油见光、受潮易分解，应将其放在棕色瓶内密闭保存，以免见光、潮解失效；开封后每 6 个月更换 1 次，以确保疗效。

4. 心肌梗死的预防

严密心电监护，根据患者疼痛持续时间、是否有诱因、心电图变化、心肌标志物变化等动态判断患者的疾病危险程度。对于高危患者，需要准备抢救设备和药物或做好急诊血管重建的准备，以防止疾病发展为心肌梗死。

三、护理查房总结

1. 心绞痛严重程度分级

心绞痛严重、程度分级详见表 4-1。

表 4-1　心绞痛严重程度分级

分级	分级标准
Ⅰ级	一般体力活动（如步行和登楼）不受限制。心绞痛仅在强烈、快速或连续劳累时才会发生
Ⅱ级	一般体力活动轻度受限。快走、饭后、寒冷或刮风、精神压力或醒后数小时内发生心绞痛；一般情况下平地步行 200 m 以上，或登楼 1 层以上受限
Ⅲ级	一般体力活动明显受限。一般情况下平地步行 200 m，或登楼 1 层引起心绞痛
Ⅳ级	轻微活动或休息时即可发生心绞痛

2. 不同类型心绞痛的区别

不同类型心绞痛的区别详见表 4-2。

表 4-2　不同类型心绞痛的区别

	稳定型心绞痛	不稳定型心绞痛
病因	又称劳力性心绞痛，是在冠状动脉狭窄的基础上，由于心肌负荷的增加而引起急性的、暂时性的心肌缺血与缺氧的临床综合征。本病的临床重要特征是在数周至数月内，疼痛发作的程度、频率、持续时间、性质和诱因无明显变化	继发于冠状动脉内不稳定的动脉粥样硬化斑块的病理变化。虽然也可以由劳力负荷诱发，但劳力负荷终止后胸痛并不能缓解。通常表现为静息状态下的心绞痛或原有稳定型心绞痛恶化和加重

续表

	稳定型心绞痛	不稳定型心绞痛
临床表现	以发作性胸痛为主要临床表现，典型疼痛的特点如下。 （1）部位：主要在胸骨体中、上段之后或心前区，边界不清，常放射至左肩、左臂内侧达无名指和小指，或放射至颈部、咽部或下颌骨 （2）性质：常为压迫、发闷或紧缩性，也可有烧灼感，但与针刺或刀割样锐性疼痛不同，偶伴有濒死感。有些患者只感到胸闷而不是胸痛。在发作期间，患者往往无意识地停止原始活动，直到症状缓解 （3）诱因：体力劳动、情绪激动、饱餐、寒冷、吸烟、心动过速、休克等。疼痛通常发生在劳力或情绪激动的当时，而不是之后 （4）持续时间：疼痛出现后常逐渐加重，持续数分钟至十余分钟，多为 3～5 min。一般休息或舌下含服硝酸甘油可以缓解	（1）原有稳定型心绞痛在 1 个月内疼痛发作的频率增加、程度加重、时限延长、诱因发生改变，硝酸酯类药物的缓解作用减弱 （2）1～2 个月新发轻负荷诱发的心绞痛 （3）可在静息状态下、夜间发作心绞痛或轻度活动后即可诱发，发作时表现变异型心绞痛伴 ST 段抬高
体征	平时没有明显的体征。心绞痛发作期间，患者可出现脸色苍白、出冷汗、心率加快、血压升高，有时心尖部听诊可出现第四或第三心音奔马律，并可有暂时性心尖部收缩期杂音，是乳头肌缺血以致功能失调引起二尖瓣关闭不全所致	体格检查时，可闻及一过性第三或第四心音，以及由于二尖瓣关闭不全引起的一过性收缩期杂音，不具有特异性，但详细的体格检查可以发现加重心肌缺血的潜在危险因素，并成为判断预后非常重要的依据

四、知识拓展

【介入手术术后的护理要点】

1. 遵医嘱安置床旁心电监护，密切监测血压、心率、体温等变化，以及伤口有无渗血、足背动脉搏动、皮下血肿、大小便的颜色。

2. 嘱患者术后平躺 72 h，术侧肢体制动 12 h，术侧腕部按压 6 h，每 2 h 减压一次。

3. 鼓励患者术后饮水 500 mL 左右；宜摄入低盐、低脂、易消化、维生素含量高的食物，如西兰花、菠菜、牛肝、卷心菜等。

4. 术前、术后均使用静脉留置针；指导患者不要使用坚硬或尖锐的清洁工具进行剔牙、挖鼻孔、挖耳道；使用软毛牙刷刷牙；注意不要擦伤、划伤皮肤等。

【动脉粥样硬化的主要危险因素】

动脉粥样硬化（atherosclerosis）是以动脉管壁增厚变硬、弹性丧失和血管腔缩小为共同特点的一种最常见、最重要的血管病变。动脉粥样硬化的特点是受累动脉的病变从内膜开始，先后有多种病变合并存在，包括局部脂质和复合糖类积聚、纤维组织增生和钙质沉着形成斑块，并有动脉中层的逐渐退变，继发性病变尚有斑块内出血、斑块破裂和局部血栓形成。动脉粥样硬化的主要危险因素有以下几种。

1. 年龄、性别。本病多见于 40 岁以上人群，49 岁以后发病率明显上升，但近年来发病年龄有年轻化趋势。与男性相比，女性的发病率较低，这与雌激素的抗动脉粥样硬化作用有关。

2. 血脂异常。脂质代谢异常是动脉粥样硬化最重要的危险因素，主要包括总胆固醇、甘油三酯、低密度脂蛋白胆固醇或极低密度脂蛋白胆固醇增高等。

3. 高血压。60% ～ 70% 的冠状动脉粥样硬化患者有高血压，高血压患者患本病的概率较血压正常者高 3 ～ 4 倍。

4. 吸烟。吸烟可造成动脉壁氧含量不足，促进动脉粥样硬化的形成。烟草中的尼古丁还可直接影响冠状动脉和心肌，导致动脉痉挛和心肌损伤。

5. 糖尿病和糖耐量异常。与非糖尿病患者相比，糖尿病患者较正常人群患心血管疾病的风险高数倍，且动脉粥样硬化病情进展迅速。

6. 其他危险因素。包括肥胖，缺少体力活动，进食过多的高热量、高动物脂肪、高胆固醇、高糖饮食，遗传因素，A 型性格等。

案例二 急性心肌梗死患者的救治和护理

一、病例概述

【病情】

患者，女，74 岁。主诉：胸痛 5 天，加重 6 h，晕厥 1 次。

【疾病史】

现病史：5 天前患者无明显诱因出现胸痛，伴胸闷、心累，无心慌，持续几分钟后自行缓解；6 h 前患者胸痛加重，为心前区持续性闷痛，伴心悸、头晕、黑蒙，伴恶心、呕吐胃内容物，随即出现意识丧失、大小便失禁，10 多分钟后苏醒，醒后诉头痛，无咳嗽、咳痰、发热，无反酸、呃逆、恶心、腹痛、腹泻等不适症状，就诊于当地医院，完善相关检查，当地医院诊断为"急性心肌梗死、三度房室传导阻滞"，予以阿司匹林 300 mg、氯吡格雷 300 mg 口服，肝素 8 000 U 静脉注射，治疗后急诊行临时起搏器植入术，行冠脉造影未能找到右冠开口，为求进一步诊治来我院急诊。

既往史：高血压病史，长期规律服用高血压药物，家属代诉血压控制可。

【辅助检查】

1. X 线检查：冠状动脉造影示前降开口—近中段弥漫性病变伴钙化，开口狭窄最重约 60%；近段狭窄最重约 70%；中段狭窄最重约 80%；第一对角支开口闭塞；远段狭窄最重约 50%；血流 TIMI Ⅲ 级。回旋支开口未见明显狭窄；近段狭窄最重约 60%；远段未见明显狭窄；第一钝缘支粗大，狭窄最重约 60%；血流 TIMI Ⅲ 级。右冠状动脉，开口未见明显狭窄；近段起闭塞；血流 TIMI 0 级。

2. 心电图检查：ST 段抬高，出现宽而深的 Q 波（病理性 Q 波），T 波倒置。

3. 心肌标志物检查：肌红蛋白 609.60 ng/mL，肌酸激酶同工酶 9.91 ng/mL，B 型利钠肽 919 ng/L，cTnT 120.9 ng/L。

4. 实验室检查：凝血酶原时间 14.0 s，国际标准化比值 1.33，活化部分凝血活酶时间 111.3 s，凝血酶时间 > 120.0 s，血浆 D- 二聚体 1.72 mg/L FEU。

5. CT 检查：夹层动脉瘤增强 CT 示心脏增大，升主动脉及肺动脉干增粗，主动脉瓣及左右冠脉多发钙化，心脏、下腔静脉及髂外静脉内置管影，主动脉及分支管壁钙化伴附壁血栓及溃疡形成。双肺下叶部分肺动脉远端分支管壁稍毛糙，管腔稍窄，部分显影欠清，炎症累及所致。

【诊断】

急性下壁 ST 段抬高型心肌梗死 killip Ⅱ 级、冠状动脉粥样硬化性心脏病、心源性晕厥、三度房室传导阻滞、高血压、细菌性上呼吸道感染。

【用药及治疗】

1. 急诊处理

（1）急诊留观，心电监护，吸氧。

（2）完善血常规、凝血功能、生化、血气分析、心电图等检查。

（3）请心内科会诊，心内科会诊后建议完善夹层 CT，结果回示未见主动脉夹层，行急诊手术（因行冠脉造影约 5 h 前于当地医院使用静脉肝素 8 000 U，重点关注患者有无鼻衄、牙龈出血、皮下淤点等，密切观察患者病情变化，必要时动态复查），于右冠植入冠脉支架 2 枚，术后转入 CCU 予拜阿司匹林、硫酸氢氯吡格雷抗血小板聚集，阿托伐他汀稳定斑块，以艾普拉唑肠溶片护胃、防止应激性溃疡，给予适当补液、对症等治疗。患者情况稳定后转入普通病房，继续予以抗血小板、调血脂稳定斑块、抗心衰等对症治疗。

2. 出院医嘱

（1）嘱患者低盐、低脂饮食，适当运动，注意休息，避免受凉感冒、用力大便、剧烈运动、过度劳累、情绪激动等。

（2）监测血压、心率，定期复查血常规、肝肾功、血脂、电解质、凝血常规、心肌标志物、小便常规、大便常规＋隐血试验、心电图、心脏彩超等，定期于心内科门诊随访；1 个月后门诊据情况调整用药；9 ~ 12 个月复查冠脉造影；患者使用抗血小板药物，出血风险较高，注意观察其有无黑便、牙龈出血、血尿等情况。

3. 出院用药

（1）头孢克肟胶囊，0.1 g，口服，每天 2 次（早晚）（5 ~ 7 天停用）。

（2）螺内酯片，20 mg，口服，每天 1 次。

（3）呋塞米片，20 mg，口服，每天 1 次；1 周后当地门诊复查电解质。

（4）阿司匹林肠溶片，100 mg，口服，每天 1 次。

（5）硫酸氢氯吡格雷片，75 mg，口服，每天 1 次。

（6）阿托伐他汀钙片，20 mg，口服，每天晚上 1 次。

二、护理体检、诊断及措施

【护理体检】

T 36.3 ℃，P 85 次 /min，R 18 次 /min，BP 117/83 mmHg，SpO_2 99%。患者神志清楚，对答准确切题，皮肤及巩膜无特殊，双侧瞳孔等大等圆（直径约 3 mm）、对光反射灵敏，呼吸平稳。全身皮肤完好，触诊全腹柔软，全腹无压痛、无反跳痛。肝脾未触及，肠鸣音活跃，病理征阴性，脑膜刺激征阴性，四肢肌力 5 级，双下肢无水肿。

【护理诊断】

1. 疼痛：与心肌缺血坏死有关。

2. 知识缺乏：缺少关于溶栓治疗与护理的相关知识。

3. 活动耐力下降：与心肌缺血、缺氧有关。

4. 有便秘的危险：与进食少、活动少、不习惯床上排便有关。

5. 其他潜在并发症：心律失常、休克、急性左心衰竭、猝死。

6. 恐惧：与心肌梗死急性发作、病情危重、陌生环境等因素有关。

【护理措施】

1. 疼痛的护理

（1）休息：发病后 12 h 内，患者应绝对卧床休息；保持病室安静、整洁，限制探视，并告知患者卧床休息、有效睡眠可降低心肌耗氧量和交感神经兴奋性，有利于缓解疼痛。

（2）饮食：应在疾病发作后 4 ～ 12 h 给予患者流质饮食，以减轻胃扩张；逐渐过渡到低脂肪、低胆固醇的清淡饮食，并提倡少食多餐。

（3）给氧：给予患者鼻塞吸氧，以增加对心肌的氧气供应，减轻缺血和疼痛。

（4）止痛治疗：遵医嘱给予患者吗啡或哌替啶缓解疼痛，注意呼吸抑制等不良反应；给予患者硝酸酯类药物治疗期间，应随时监测其血压的变化，收缩压应保持在100 mmHg 以上。

2. 知识缺乏的护理

（1）协助评估患者是否有溶栓禁忌证。

（2）溶栓前检查患者血常规、凝血功能和血型。

（3）快速建立静脉通路，遵医嘱应用溶栓药物，观察患者有无不良反应：①过敏反应包括寒战、发热、皮疹等。②低血压（收缩压低于 90 mmHg）。③出血，包括皮肤黏膜出血、血尿、便血、咯血、颅内出血等，一旦出血发生，应立即治疗。

（4）溶栓效果观察。可根据下列指标间接判断溶栓成功与否：①胸痛 2 h 内基本消失。②心电图 ST 段在 2 h 内回降＞ 50%。③ 2 h 内发生再灌注性心律失常，如窦性心动过缓、加速性室性自主心律、房室传导阻滞或束支传导阻滞突然改变或消失。④ cTnI 峰值提前至发病后 12 h 内，肌酸激酶同工酶峰值提前至 14 h 内。在上述 4 项中，②和④是最重要的。溶栓的成功与否也可以通过冠状动脉造影直接判断。

3. 活动耐力下降的护理

（1）评估康复训练适应证。住院期间开始康复的适应证包括：近 8 h 内无新发或复发性胸痛；肌钙蛋白水平没有进一步增加；没有新的心力衰竭失代偿先兆（静息呼吸困难伴湿润啰音）；过去 8 h 内无新发的明显心律失常或心电图动态变化；静息心率 50 ～ 100 次 /min；静息血压 90 ～ 150 mmHg/60 ～ 100 mmHg；SaO_2 ＞ 95%。

（2）说明合理运动的重要性。提倡早期锻炼，以促进早期恢复。向患者解释，活动耐受性的恢复是一个渐进的过程，既不能操之过急，过早或过度活动，也不能因担心病情而不敢活动。急性期卧床休息可减轻心脏负荷，减少心肌耗氧量，缩小梗死面积，有利于心功能的恢复。病情稳定后，应逐渐增加活动量，可促进侧支循环的形成，提高活动耐受性。适当的运动可以降低血液中的胆固醇浓度和血小板聚集率，减缓动脉硬化和血栓形成，避免急性心肌梗死（AMI）复发。还可以帮助调整 AMI 患者的情绪，改善睡眠和饮食，增强患者对康复的信心，提高患者生活质量，延长其生存时间。

（3）制订个性化运动处方。推荐住院期间 4 级早期运动和日常生活指导计划：A 级，早晨取仰卧位，双腿抬高 30° 做直腿抬腿运动，双臂抬高，深吸气，慢吐气，5 组 / 次；下午在床边坐下或站立 5 min。B 级，早上在床边站立 5 min，下午在床边散步 5 min。C 级，在床边行走 10 min/ 次，每天 2 次。D 级，病房活动，10 min/ 次，2 次 / 天。

（4）活动监测。住院患者的运动康复和日常活动指导必须在心电和血压监测下进行。避免或停止运动的指示：运动时心率增加＞ 20 次 /min；舒张压≥ 110 mmHg；与静息时相比，收缩压升高 40 mmHg 以上，或收缩压下降 10 mmHg 以上；明显的室性或房性心动过速；二度或三度房室传导阻滞；心电图示 ST 段动态变化；有无法忍受的症状，如胸痛、心悸、呼吸急促、头晕等。

4. 便秘的预防

（1）评估患者的排便情况：如排便的频率、性状及难易程度，平时是否存在习惯性便秘，是否服用通便药物。

（2）指导患者采取通便措施：合理饮食，增加水果、蔬菜等富含纤维的食物的摄入；非糖尿病患者每天早上给予 20 mL 蜂蜜和温开水；适当地按摩腹部（顺时针）以促进肠道蠕动。一般在患者无腹泻时常规使用缓泻药，防止强行排便引起的病情加重。床边使用坐便器比床上使用便盆更舒适，排便时应提供隐蔽条件，例如使用屏风进行遮挡。如遇排便困难，应立即通知医护人员，遵医嘱使用开塞露或低压盐水灌肠。

5.其他潜在并发症的预防

（1）严密心电监测：及时发现心率及心律的变化，AMI 患者溶栓治疗后 24 h 内容易发生再灌注性心律失常，特别是从溶栓治疗即刻起至溶栓治疗后 2 h，应设置专人床旁心电图监测。如出现频繁的室性期前收缩、成对出现或非持续性室性心动过速，多源性或 R on T 现象的室性期前收缩和严重的房室传导阻滞，应立即告知医生，并遵医嘱使用利多卡因等药物，警惕心室颤动或心搏骤停、心源性猝死的发生。监测电解质和酸碱平衡状态，电解质紊乱或酸碱平衡紊乱时更易发生心律失常。

（2）密切监测血压：动态观察患者血压是否下降，是否伴有烦躁、脸色苍白、皮肤湿冷、脉搏细快、出汗、少尿、神志迟钝，甚至晕厥等症状。一旦发现患者有血压下降的趋势，应立即向医生报告，并遵医嘱对患者进行增压和补液治疗。

（3）心力衰竭的观察和护理：AMI 患者可能在发病的最初几天或者在梗死进展期间出现心力衰竭，尤其是急性左心衰竭。应密切观察患者有无呼吸困难、咳嗽、咳痰、少尿、颈静脉怒张、低血压、心率加快等表现，听诊肺部有无湿啰音。避免可能加重心脏负担的因素，如兴奋、饱餐和用力排便等。必要时做好有创血流动力学监测，一旦患者发生心力衰竭，立即根据心力衰竭进行护理。

（4）准备急救药品和急救设备，如除颤器、起搏器等，随时准备抢救。

6.恐惧的护理

（1）简要说明病情和治疗方案：医护人员向患者及其家属简要讲解 AMI 的疾病特点和治疗合作要点，并说明不良情绪会增加心肌耗氧量，不利于控制病情。

（2）环境介绍：向患者说明 CCU 良好的诊疗条件和先进技术，告知患者及其家属医护人员会密切监护患者的病情变化；患者可以放心休息，如有不适，应及时告诉医护人员。

（3）心理疏导：让患者表达内心感受，提供眼神交流、身体接触、语言安慰等心理支持手段，帮助患者树立战胜疾病的信心；医护人员的工作要紧张有序，避免操作混乱给患者带来的不安全感；合理安排探视时间，给予患者心理安慰。

（4）减少干扰：尽可能降低监护仪的报警声，医护人员应轻声细语，以免影响患者休息，从而增加患者的心理负担；对于烦躁不安的患者，必要时可以遵医嘱通过肌内注射地西泮来镇静。

7.健康宣教

（1）疾病知识指导：为患者讲解 AMI 的疾病特点，帮助患者树立终身治疗的理念，坚持做好危险因素控制，有助于延缓疾病进展，改善预后。饮食原则是低饱和脂肪和低胆固醇饮食，要求饱和脂肪占热量的 7% 以下，胆固醇 < 200 mg/ 天。

（2）心理指导：AMI 患者的焦虑主要来自对自己未来工作能力和生活质量的担忧。要充分理解和引导他们，保持乐观平和的心情，正确对待自己的疾病。嘱其家属积极配合和支持患者，为其康复创造良好的身心环境。避免在生活中给患者施加压力，当患者出现紧张、焦虑或易怒等不良情绪时，应理解并尝试缓解，必要时寻求患者工作单位领导和同事的支持。

（3）康复指导：康复运动前应进行医学评估和运动评价，确定康复运动的适应证。心肺运动试验是衡量运动耐力的重要标准。与患者一起制订个性化的运动处方，指导患者出院后的运动康复训练。个人卫生活动、家务和娱乐活动对患者也有好处。患者的康复分为住院康复、门诊康复和家庭持续康复。①运动原则。有序、适度、恒定。②运动形式。以步行、慢跑、打简化太极拳、游泳等有氧运动为主，可与静力训练、负重等阻力运动相结合。③运动频率。有氧运动一周持续 3 ~ 5 天，最好每天运动；阻力运动和柔韧性运动每周 2 ~ 3 天，至少间隔 1 天。经过 2 ~ 4 个月的体力活动后，可以酌情恢复一些轻体力劳动。后期，部分患者可以全天复工，但应更换重体力劳动、司机、高空作业等精神压力大或工作量过大的工作。

（4）用药指导：AMI 患者通常由于药物使用量高、时间长且费用昂贵而对药物的依从性较低。因此行健康教育时要强调药物治疗的必要性，引导患者按医嘱服药，列举不遵医嘱用药造成严重后果的案例，使患者认识到其重要性。告知患者药物的用途、效果和不良反应，并教导患者定期测量脉搏和血压，发放护理建议卡或个人用药手册，定期通过电话随访，以统一患者的"知识、信念和行为"，从而实现持续自我纠正，提高其用药依从性。如果患者胸痛发作频繁、严重、时间长，服用硝酸酯制剂效果差，则提示急性心血管事件，应及时就医。

（5）紧急救助指导：AMI 是心源性猝死的高危因素，应教会患者家属心肺复苏的基本技术以备急用。

三、护理查房总结

护理有效得到的护理评价如下。

（1）患者主诉疼痛症状消失。

（2）患者能够描述限制最大活动量的指征，参与制订和遵循活动计划，活动期间无并发症出现，并主诉活动耐受性增加。

（3）患者能说明便秘的预防措施，未发生便秘。

（4）能避免或纠正诱发因素，及时发现并治疗患者心律失常、低血压和心力衰竭等，患者未发生猝死。

（5）患者情绪稳定，恐惧减少，能积极配合治疗和护理。

四、知识拓展

【急性心肌梗死概述】

AMI 是急性心肌缺血性坏死，是在冠状动脉疾病的基础上急剧减少或中断冠状动脉的血液供应，相应心肌严重且持续地急性缺血导致心肌细胞死亡。临床表现包括胸骨后持续剧烈疼痛、发热、白细胞计数和血清心肌坏死标志物增高、心电图进行性改变；可能发生心律失常、休克或心力衰竭，属急性冠状动脉综合征（ACS）的严重类型。

【急性心肌梗死急救的 2 个 "120"】

1. 疑似急性心肌梗死发作时，应迅速拨打 120 寻求专业急救指导和转运。

2. 急性心肌梗死抢救黄金时间为 120 min，应尽快采取专业治疗措施，解除梗死，挽救生命。

【急性心肌梗死的典型表现】

急性心肌梗死最典型的表现是胸痛，具有以下特点。

1. 伴挤压感，像一块巨石压在胸口的感觉。

2. 位于胸骨后方或心前区。

3. 时长超过 30 min，甚至超过 1 h。

4. 休息和舌下含服硝酸甘油不能缓解。

5. 常伴有烦躁不安、出汗、恐惧和濒死感。

【急性心肌梗死的非典型表现】

1. 上腹部或颈部、下颌、咽部和牙齿疼痛。

2. 恶心、呕吐、腹胀等胃肠道症状。

3. 老年患者发热、谵妄。

4. 心律失常，常伴有慌乱表现。

5. 休克迹象，如脸色苍白、皮肤湿冷、易怒或冷漠。

6. 急性心力衰竭的症状，如呼吸困难、咳嗽、嘴唇发紫。

案例三 梗阻性肥厚型心肌病患者的救治和护理

一、病例概述

【病情】

患者，男，26 岁。主诉：胸痛 1 天多、活动后心累气紧 10 多年。

【疾病史】

现病史：患者于 1 天多前出现胸痛，活动后心累气紧，为求诊治来我院就诊。

既往史：一般情况良好；否认肝炎、结核或其他传染病史；已接种乙肝疫苗、卡介苗、脊髓灰质炎灭活疫苗、麻疹疫苗、百白破疫苗、乙脑灭活疫苗；无过敏史、外伤史、手术史、输血史，无特殊病史。

【辅助检查】

1. 超声检查：超声心动图示左房增大，左室壁非对称性肥厚，左室流出道梗阻；二尖瓣反流（轻度）；左室收缩功能测值正常，舒张功能减低。多普勒超声检查示左室流出道前向血流稍加速（v_{max}=2.5 m/s），右室流出道前向血流稍加速（v_{max}=2.0 m/s），二尖瓣微量反流；心包腔未见积液；左室收缩功能测值正常。

2. 实验室检查：天冬氨酸氨基转移酶 51 IU/L，总蛋白 54.4 g/L，白蛋白 38.5 g/L，球蛋白浓度 15.9 g/L，A/G 比值 2.42，葡萄糖 7.61 mmol/L，高密度脂蛋白胆固醇 0.89 mmol/L，肌酸激酶 422 IU/L，乳酸脱氢酶 426 IU/L，羟丁酸脱氢酶 320 IU/L，血氯 115.1 mmol/L，无机磷 0.79 mmol/L。凝血酶时间 22.7 s，纤维蛋白原 1.43 g/L，抗凝血酶Ⅲ 73.3%，血浆 D-二聚体 1.20 mg/L FEU。白细胞计数 12.13×10^9/L，中性分叶核粒细胞百分比 82.7%，淋巴细胞百分比 14.1%，嗜酸性粒细胞百分比 0.1%，中性分叶核粒细胞绝对值 10.03×10^9/L，嗜酸性粒细胞绝对值 0.01×10^9/L，降钙素原 0.51 ng/mL。

3. CT 检查：胸部 CT 平扫示右肺上叶小结节，多系炎性。心脏增大，左心为著，肺动脉增粗，主干管径约 3.4 cm。

4. MRI 检查：MRI 增强扫描示左室射血功能轻度降低，二尖瓣重度反流。

【诊断】

梗阻性肥厚型心肌病、二尖瓣关闭不全（中度）、三尖瓣关闭不全（轻度）、窦性心律、心功能Ⅱ级。

【用药及治疗】

1. 急诊处理

（1）急诊留观，予心电监护、吸氧。

（2）完善血常规、凝血功能、生化、血气分析、心电图等检查。

（3）请心脏外科会诊，心脏外科会诊后建议：①积极完善相关检查，包括心脏彩超、血常规、凝血功能、生化、感染指标等，目前予以抗生素预防感染，关注检查结果。②密切关注呼吸、循环、尿量、电解质等变化，维持生命体征平稳。③慎用正性肌力药物，若血压不佳可优先考虑血容量及收缩血管药物。④急诊收入心脏外科，行手术治疗。

2. 出院医嘱

（1）嘱患者低盐、低脂饮食，适当运动，注意休息，避免受凉感冒、用力排便、剧烈运动、过度劳累、情绪激动等。

（2）嘱患者监测血压、心率，定期复查血常规、肝肾功、血脂、电解质、凝血常规、心肌标志物、小便常规、大便常规+隐血试验、心电图、心脏彩超等，定期于心脏外科门诊随访。

3. 出院用药

（1）头孢克肟胶囊，0.1 g，口服，每天 2 次（早晚）（5～7 天后停用）。

（2）螺内酯片，20 mg，口服，每天 1 次。

（3）呋塞米片，20 mg，口服，每天 1 次；1 周后至当地门诊复查电解质。

（4）阿司匹林肠溶片，100 mg，口服，每天 1 次。

（5）硫酸氢氯吡格雷片，75 mg，口服，每天 1 次。

（6）阿托伐他汀钙片，20 mg，口服，每天晚上 1 次。

二、护理体检、诊断及措施

【护理体检】

T 36.3 ℃，P 85 次 /min，R 18 次 /min，BP 117/83 mmHg，SpO$_2$ 99%。患者神志清楚，表情自如，无病容，发育正常，营养良好，自主体位，步态正常，查体合作。全身皮肤未见皮疹，无皮下出血，全身浅表淋巴结未扪及肿大。胸廓未见异常，双侧呼吸运动均匀对称，双侧乳房对称，未见异常，双肺触觉语颤对称无异常，未触及胸膜摩擦感，双肺叩诊呈清音，双呼吸音清，未闻及干、湿啰音。心界正常，心律齐，胸骨左缘内侧下端可闻及收缩期晚期杂音。

【护理诊断】

1. 胸闷、胸痛：与肥厚性心肌耗氧量增加、冠状动脉血液供应相对不足有关。

2. 活动无耐力：与血液供应不足和呼吸急促有关。

3. 有心律失常的危险：与化学消融术后有关。

4. 有感染的危险：与临时起搏器停留有关。

5. 焦虑：与担心疾病的发展、治疗、预后和医疗费用有关。

【护理措施】

1. 胸闷、胸痛的护理

（1）评估疼痛的原因，嘱患者胸闷痛发作时卧床休息；安慰患者，指导其深呼吸，以助消除其紧张情绪。

（2）使用双鼻导管持续低流量吸氧。

（3）必要时遵医嘱为患者肌内注射曲马多。

（4）嘱患者避免剧烈活动、突然屏气或站立、持重物、情绪激动等诱因。

2. 活动无耐力的护理

（1）限制患者活动，适度运动，防止跌倒。

（2）患者消融术后及拔除临时起搏器导线后，需要制动以避免关节屈曲和伸展，应定期对术侧肢体进行按摩，以防止下肢静脉血栓形成。

（3）指导患者制动结束后尽量在床旁活动，并根据自身情况增加运动量。

3. 心律失常的预防

（1）观察患者病情变化，长期行心电监护、血压监测，并做好记录。

（2）术后严密监测患者心肌酶及电解质的变化，让患者口服氯化钾。

（3）指导患者饮食清淡，预防便秘，避免因用力排便而增加心脏负担。

（4）加强巡视，为患者提供术后护理。

4. 感染的预防

（1）监测患者生命体征，监测患者有无发热。

（2）严密监测患者血常规感染指标。

（3）保持穿刺部位敷料清洁、干燥，积极督促医生按时更换敷料。

（4）预防患者呼吸道感染，保持病房环境安静、整洁。

5. 焦虑的护理

（1）注意向患者说明每一项操作的重要性，以获得其积极的配合。

（2）指导患者家属多关注患者情绪，给予其安慰、鼓励，帮助其树立战胜疾病的信心。

（3）向患者及其家属讲解手术过程和治疗过程，耐心解答患者问题。

6. 健康宣教

（1）指导患者保持室内空气流通，阳光充足，防寒保暖，预防上呼吸道感染，避免情绪激动、持重或屏气、用力、剧烈运动，减少晕厥及猝死的风险。

（2）嘱患者保持良好的心态，情绪稳定，保持生活节奏，避免情绪激动；注意劳逸结合，充分休息，进行适当的有氧运动。

（3）为患者提供高蛋白、高维生素、低盐、低脂肪、高纤维的清淡食物，促进其心肌代谢，增强其机体抵抗力；在患者发生心力衰竭时限制其摄入含钠量高的食物。

（4）向患者说明坚持正确地服用抗心律失常和抗心衰药物可提高生存质量、延长生存时间；向患者说明药物的名称、剂量、用法，教会其家属观察药物疗效及不良反应，嘱患者按时复查。

（5）保持患者机体每天出入量的基本平衡。

三、护理查房总结

1. 查体内容

神志、瞳孔、眼球活动；生命体征；反射与感觉（浅感觉、深感觉）；肌力、肌张力；听诊心音。

2. 常见并发症

（1）房颤：心肌增厚及心脏细胞结构异常会破坏心脏的正常功能，导致心跳加快或不规则，房颤还会增加血栓形成的风险，可能引起脑卒中。

（2）心源性猝死：并发室性心动过速和心室纤颤者可出现心搏骤停。

（3）心力衰竭：心肌增厚可使左心舒张功能不全，引起左心室扩张和收缩功能障碍而使患者出现心力衰竭。

四、知识拓展

【肥厚型心肌病概述】

肥厚型心肌病（hypertrophic cardiomyopathy，HCM）是一种遗传性心肌病，其特征是心室壁不对称肥厚。根据有无左心室流出道梗阻分为梗阻性 HCM 和非梗阻性 HCM。HCM 的成人患病率为 0.02% ～ 0.23%，在男性中更为常见。

HCM 最常见的症状是劳力性呼吸困难和乏力。1/3 的患者有劳力性胸痛，部分患者有晕厥，常发生在运动过程中，与室性心律失常有关。这种疾病是青少年和运动员猝死的主要原因。

【肥厚型心肌病猝死的预防措施】

1.强化生活指导：由于近一半的 HCM 病患者在剧烈体力活动期间或之后会发生猝死，因此应禁止患有严重 HCM 的患者从事竞技体育活动。此类患者不必长时间卧床，一般可以正常工作和学习；避免剧烈活动或负重；洗澡时不要太久；禁止吸烟和饮酒，以防止感染。梗阻性 HCM 患者与心脏瓣膜病患者一样容易发生感染性心内膜炎，因此，手术前后应使用抗生素预防感染性心内膜炎，包括拔牙；当需要麻醉时，最好不要使用硬膜外麻醉，因为它会扩张腹腔内的血管，使心脏前后负荷都减少。女性患者可以耐受妊娠，特发性肥厚性主动脉瓣下狭窄（IHSS）患者的症状在怀孕期间症状反而会减轻；避免使用正性肌力药物和血管扩张剂。

2.药物治疗：目前，关于无症状患者是否需要药物治疗的意见仍不一致。有学者认为，对于症状较轻或无症状者，预防性应用 β 受体阻滞剂或钙通道阻滞剂能否延缓疾病进展和预防猝死尚不确定。低剂量胺碘酮可以改善预后，而高剂量胺碘酮则不能。对于高危患者，β 受体阻滞剂可改善其意识症状，如普萘洛尔、拉贝洛尔和卡维地洛，这些药物可以降低患者心肌收缩力，减少流出道梗阻，减少心肌耗氧量。针对应用 β 受体阻滞剂治疗效果较差或无法使用的患者，应选择地尔硫䓬和维拉帕米作为钙通道阻滞剂；但是一般不建议将这两种药物联合使用，因为会导致心率减慢和血压下降。钙通道阻滞剂有时可诱发心房颤动，因此当患者左心房直径 > 40 mm 时要慎用。

案例四　急性主动脉夹层患者的救治和护理

一、病例概述

【病情】

患者，男，65 岁。主诉：胸背痛 9 个多小时。

【疾病史】

现病史：9 个多小时前患者无明显诱因出现胸背部剧烈疼痛，伴大汗，不伴恶心呕吐、头晕、头痛、晕厥、黑蒙等；于当地医院就诊，完善检查示"主动脉夹层"，予以降压、止痛等对症治疗，今为进一步治疗于我院急诊科就诊。

既往史：一般情况良好，否认既往高血压、糖尿病病史，否认肝炎、结核或其他传染病史，预防接种史不详；无过敏史、外伤史、手术史、输血史，无特殊病史。

【辅助检查】

1.CT检查：①主动脉夹层，初破口位于主动脉弓，向下累及胸腹主动脉右侧髂总动脉及右侧髂内外动脉，腹腔干、肠系膜动脉、左肾动脉、左侧髂总动脉起自真腔，肠系膜下动脉起自混合腔，右肾动脉、右髂总动脉起自假腔，右肾灌注未见明显减低。②主动脉弓后份及胸主瘤样扩张，管径约 4.3 cm，左侧髂总动脉管腔瘤样增粗，管径约 4.3 cm。③腹腔干增宽伴局限性夹层，管壁少许血栓可能。肝右前叶下段片状强化影。双肾结石，左肾囊肿。胆囊及泌尿系残留对比剂。脐尿管结石。前列腺增大伴钙化。双肺少许炎症，双侧胸膜稍增厚。

2. 实验室检查：活化部分凝血活酶时间 23.0 s，纤维蛋白及纤维蛋白原降解产物 14.0 mg/L，血浆 D-二聚体 8.52 mg/L FEU，葡萄糖 8.44 mmol/L，β-羟丁酸 0.51 mmol/L，血镁 0.74 mmol/L，红细胞计数 4.04×10^{12}/L，血红蛋白 127 g/L，红细胞比容 0.38%，白细胞计数 10.07×10^9/L，中性分叶核粒细胞百分比 90.4%，淋巴细胞百分比 5.7%，嗜酸性粒细胞百分比 0.1%，中性分叶核粒细胞绝对值 9.10×10^9/L，淋巴细胞绝对值 0.57×10^9/L，嗜酸性粒细胞绝对值 0.01×10^9/L，阴离子间隙 7.2 mmol/L，碳氧血红蛋白 1.8%，还原血红蛋白 0.7%，血钙 1.070 mmol/L，氧合血红蛋白 96.8%，SaO_2 99.2%，PaO_2 120.0 mmHg，胆红素 < 51.270 μmol/L，血氯 110.5 mmol/L。大便常规示隐血试验弱阳性。

3. 超声检查：常规超声心动图示主动脉夹层，左室壁稍肥厚，左室收缩功能测值正常。

【诊断】

主动脉夹层（Stanford B 型），高血压 2 级、很高危，左侧胸腔积液，低蛋白血症，前列腺增生，肺不张。

【用药及治疗】

1. 急诊处理

（1）向患者交代病情，患者胸背部疼痛，需进一步完善夹层动脉瘤 CT 检查以进一步明确诊断，该检查费用较高、需自费，部分患者可能出现肾功能损害、造影剂过敏等风险。患者病情危重，随时可能出现病情继续加重、发生夹层撕裂，范围进一步扩大、夹层破裂，导致休克甚至猝死及一切不可预知的情况。急诊留观，予心电监护、吸氧。

（2）完善血常规、生化、凝血常规、血气分析、胸部 CT 等相关检查，给予硝普钠降血压、吗啡止痛等对症支持治疗。

（3）请相关科室会诊。

（4）密切观察患者病情变化，并根据病情及时处理。

2. 出院医嘱

（1）嘱患者休息 6 个月，预防感染，每天监测并记录血压，如有不适，立即就诊。

（2）嘱患者长期心脏外科门诊复诊。

（3）嘱患者如有不清楚事宜，出院前应及时询问主管医生或护士。

3. 出院用药

（1）阿司匹林肠溶片，100 mg，口服，每天 1 次。

（2）盐酸特拉唑嗪片，2 mg，口服，每天 1 次。

（3）硝苯地平控释片，60 mg，口服，每天 1 次。

（4）富马酸比索洛尔片，5 mg，口服，每天 1 次。

（5）厄贝沙坦片，150 mg，口服，每天 1 次。

（6）复方甲氧那明胶囊，2 粒，口服，每天 3 次。

（7）盐酸坦索罗辛缓释胶囊，0.2 mg，1 粒，口服，每天 1 次。

二、护理体检、诊断及措施

【护理体检】

T 36.5 ℃，HR 109 次 /min，P 109 次 /min，R 20 次 /min，BP 141/80 mmHg，SpO_2 99%。患者神志清楚，对答准确切题，睡眠可，精神佳，食欲较差，大小便正常，体重无明显变化。皮肤及巩膜无特殊，双侧瞳孔等大等圆、对光反射灵敏，呼吸平稳，咽部无充血，扁桃体无肿大，心音正常，心律齐，心脏各瓣膜区无杂音，双肺呼吸音对称、清晰，双肺未闻及干、湿啰音，触诊全腹柔软，全腹无压痛、无反跳痛。肝脾未触及，肠鸣音活跃，双侧病理征阴性，脑膜刺激征阴性，四肢肌力 5 级，双下肢无水肿。

【护理诊断】

1. 疼痛：与主动脉夹层发生、发展有关。

2. 焦虑与恐惧：与疾病的严重程度及其预后的不确定性有关。

3. 活动无耐力：与心功能下降、疾病和手术有关。

4. 潜在并发症：心脏骤停、感染、出血、动脉瘤破裂、急性心脏压塞、肾功能不全、脑功能障碍等。

5. 知识缺乏：缺少疾病预防、治疗相关的知识。

【护理措施】

1. 疼痛的护理

（1）卧床休息：保持环境安静，嘱患者绝对卧床休息，保证充足睡眠，避免情绪波动，严格控制活动量，必要时遵医嘱应用镇静剂。

（2）病情观察：密切监测患者生命体征和重要脏器的功能；观察主动脉夹层是否累及重要器官导致供血障碍；观察患者神志变化、肢体运动、腹痛、腹胀情况，监测尿量。如患者有任何主动脉夹层破裂的迹象，立即通知医生准备抢救。

（3）疼痛管理：评估患者疼痛的位置、性质、持续时间和诱因等；集中护理操作以减少环境刺激；指导患者放松，禁止用力；遵医嘱给予患者吗啡等镇痛药以缓解疼痛。

（4）营养支持：指导患者食用高蛋白、高纤维素、富含维生素、易消化的软食，以纠正贫血和低蛋白血症，预防便秘。

（5）控制血压：监测、控制患者血压，遵医嘱使用降血压药物。

（6）预防感染：嘱患者术前3周戒烟，严格无菌操作，彻底治疗潜在感染灶，术前预防性使用抗生素。

2. 焦虑与恐惧的护理

由于病情急性发作，死亡率高，患者及其家属可能会感到恐惧。向患者及其家属介绍疾病和手术知识，了解他们的异常心理反应并耐心回答他们的问题，减轻其对手术的恐惧和焦虑。

3. 术后活动无耐力的护理

（1）病情观察：①观察患者的生命体征，监测有创动脉压，及时了解患者血压变化。②密切观察患者的呼吸频率、节律、幅度和双肺呼吸音。③观察患者主动脉主要分支的血液供应，四肢动脉的搏动，以及四肢皮肤的温度、颜色，监测四肢血压，如果与患者以前的血压有显著差异，通知医生找出原因。④定期监测患者血清电解质和血气分析，根据血气分析结果调整呼吸机参数。

（2）维持血压稳定：紧张、手术体温过低和术后疼痛等因素可导致患者术后血压升高、吻合口出血和缝合线撕裂。因此，术后要积极控制血压。①遵医嘱合理使用利尿剂、血管扩张剂等降压药，严格控制输液速度和量。②适当使用镇静、镇痛药，预防患者因紧张、疼痛引起的血压升高。③术后复温，注意保暖。④为防止吸痰刺激引起患者血压突然升高，吸痰前应给予患者镇静和降压药，吸痰时动作要轻柔。

（3）保持呼吸道通畅：对患者加强呼吸道管理，保持有效通气，达到改善氧合、减少呼吸做功、降低肺血管阻力、促进心功能恢复的目的。密切观察患者有无发绀、鼻翼扇动、点头或张口呼吸；观察呼吸频率、节律和幅度，双肺呼吸音是否对称；监测动脉血气分析并根据结果及时调整氧气浓度。

（4）引流管护理：术后随时观察引流液的性状、颜色和量，每30 min或1 h记录1次；间歇挤压引流管，如果出血液持续2 h超过4 mL/（kg·h），考虑有活动性出血，及时报告医生，并准备再次开胸止血。遵医嘱使用巴曲酶注射液、酚磺乙胺、维生素K和其他药物来减少出血。

（5）纠正水、电解质和酸碱失衡：由于患者在手术过程中存在大量液体流失，术后引流液过多，组织灌注不足，可引起代谢性酸中毒；呼吸机辅助呼吸参数调整不当易致患者发生呼吸性酸中毒或碱中毒；由于术中血液稀释导致低钾血症，建议术后积极补液，适当补充钾、钙和镁等电解质。

4. 潜在并发症的预防

（1）脑功能障碍：主要表现为苏醒延迟、昏迷、烦躁不安、癫痫发作、偏瘫、双下肢肌力障碍等症状。术后应严密观察患者的意识、瞳孔、肢体活动情况；对于苏醒延迟、神志不清者，遵医嘱给予营养神经和脱水药物；保证充分供氧，预防脑缺血、缺氧。

（2）肾功能不全：术后加强肾功能监测，密切观察尿量，每小时记录1次；监测尿比重、尿素氮和血清肌酐等指标的变化；对疑似肾功能不全者，应限制其水和钠的摄入，控制高钾食物的摄入，停止使用肾毒性药物；如果确诊为急性肾功能衰竭，应根据医嘱进行透析治疗。

5. 对知识缺乏患者的指导

（1）健康生活方式指导：嘱患者养成良好的生活习惯，早睡、早起，戒烟，限制饮酒；合理均衡饮食，多吃低盐、低脂和优质蛋白食物，多吃蔬菜、水果，少食多餐，切忌暴饮暴食；适当运动，控制体重，术后按照个体耐受逐渐增加运动量；保持情绪稳定。

（2）预防感染：嘱患者注意个人卫生；天气变化时注意防寒保暖，避免呼吸道感染；勿在人多、寒冷或潮湿的地方活动，以免增加心脏负担。

（3）教会患者自我血压管理：①指导患者及其家属学习在家中测量血压的方法，即四定——定时间、定体位、定部位、定仪器。②指导患者遵医嘱服用降压药，并向患者介绍药物的用途、名称、剂量和方法，以及药物常见的副作用。③指导患者外出时常随身携带降压药和硝酸甘油，以备不时之需。④嘱患者要了解紧急医疗服务体系，出现严重并发症时应及时求助。

（4）复诊指导：嘱患者定期复查，如果出现心悸、胸背痛等症状，应及时就医。

三、护理查房总结

1. 对患者的护理评估：包括术前健康史、身体状况，术中情况，术后身体状况、心理社会状况等评估。

2. 针对护理措施提出的护理目标：患者疼痛减轻或消失；患者及其家属焦虑、恐惧减轻或消失；患者心功能改善，体力恢复；患者未出现并发症，或并发症得到及时发现和治疗。

四、知识拓展

【主动脉夹层】

主动脉夹层是主动脉夹层动脉瘤的简称，指主动脉壁内膜与部分中层裂开，在主动脉压的作用下，血液进入破裂的间隙，形成血肿，主要向远端延伸和扩张，主动脉夹层常发生在胸主动脉近端，该病隐匿、凶险，诊断率低，易发生主动脉夹层破裂，致死率高。

【马方综合征】

马方综合征也称蜘蛛指（趾）综合征，属于一种先天遗传性结缔组织疾病，为常染色体显性遗传，以家族聚集为特征。当配偶一方是患有这种综合征的患者时，应在怀孕期间进行产前诊断。

本病主要的临床表现为累及骨骼、眼部、心血管系统，具体表现如下。

1. 骨骼肌肉系统：四肢纤细，蜘蛛指（趾），双臂平伸指距大于身长，上半身比下半身长；肌张力低，呈无力型体质；韧带、肌腱及关节囊伸长、松弛；有时见漏斗胸、鸡胸等。

2. 眼部：晶状体脱位或半脱位。

3. 心血管系统：进行性主动脉扩张、主动脉瓣关闭不全及急性或慢性主动脉内膜破裂形成夹层动脉瘤，马方综合征患者多死于心血管并发症。

【主动脉夹层患者术中可能发生的问题及预防措施】

1. 麻醉意外——平稳诱导。

2. 大出血，术后大出血患者可能需要再次开胸止血——解剖清晰，术中备血；仔细止血，防止心脏及大血管破裂。

3. 低心排——注意心肌保护。

4. 三度房室传导阻滞等心律失常——避免损伤传导束。

5. 感染——严格无菌操作。

6. 栓塞——排气、取栓。

7. 多器官功能损害——术中器官保护。

8. 术后瓣周漏。

9. 其他不可预测的情况。

案例五 急性心包炎患者的救治和护理

一、病例概述

【病情】

患者，男，61岁。主诉：心累10余天，心前区疼痛，颈部牵涉痛1天多。

【疾病史】

现病史：10余天前患者受凉后感心累，活动后加重伴咳嗽、咳痰，1天多前感心前区刀割样疼痛，颈部牵涉痛，咳嗽时疼痛加重，无恶心、呕吐、头昏、头痛等症状，于我院急诊科就诊。

既往史：一般情况良好，否认既往高血压、糖尿病病史，否认肝炎、结核或其他传染病史，预防接种史不详；无过敏史、外伤史、手术史、输血史，无特殊病史。

【辅助检查】

1.CT检查：胸部CT平扫示双肺慢性炎症伴轻度间质性改变，左肺下叶基底段支气管管腔显示不清，考虑支气管内痰栓阻塞。肺气肿，双肺多发肺大疱。心脏稍增大，升主动脉及肺动脉干增粗。双侧胸腔少量积液，邻近肺组织实变不张。双侧胸膜及肺裂增厚。右侧第 10、第 11 后肋陈旧性骨折。

2. 实验室检查：天冬氨酸氨基转移酶 67 IU/L，γ-谷氨酰转移酶 71 IU/L，总蛋白 57.8 g/L，白蛋白 27.8 g/L，A/G 比值 0.93，葡萄糖 7.09 mmol/L，胱抑素 C 1.23 mg/L，胆固醇 5.84 mmol/L，乳酸脱氢酶 267 IU/L，羟丁酸脱氢酶 193 IU/L，血钠 133.8 mmol/L，血氯 96.8 mmol/L，β-羟丁酸 0.48 mol/L，中性分叶核粒细胞百分比 84.5%，淋巴细胞百分比 6.6%，嗜酸性粒细胞百分比 0.0%，中性分叶核粒细胞绝对值 6.74×10^9/L，淋巴细胞绝对值 0.53×10^9/L，单核细胞绝对值 0.70×10^9/L，嗜酸性粒细胞绝对值 0.00×10^9/L，降钙素原 0.06 ng/mL，C-反应蛋白 15.10 mg/L，白细胞介素 614.49 pg/mL。大便常规示隐血试验阴性。痰、咽细菌培养示正常混合菌丛生长，未分离出嗜血杆菌。

3. 心肌标志物检查：cTnT 15.9 ng/L。

4. 超声检查：常规超声心动图示心脏左房增大、三尖瓣反流（轻度）、左室舒张功能降低、心包积液（中—大量）。

5. 心电图检查：心率较慢，动态心电图示心房纤颤，频发一过性三度房室传导阻滞，频发室性逸搏及短暂室性逸搏心律。偶见多源性室性期前收缩，T 波改变。

【诊断】

间歇性一度房室传导阻滞、急性心包炎、心房颤动、肺部感染、低蛋白血症、陈旧性脑梗死。

【用药及治疗】

1. 急诊处理

（1）向患者及其家属交代病情及注意事项，急诊留观，下病危，心电监护，吸氧。

（2）完善血常规、生化、凝血常规、血气分析、胸部 CT 等相关检查，急诊完善相关检查后予以盐酸氨溴索、呋塞米、螺内酯、左氧氟沙星、人血清白蛋白等对症治疗。

（3）请相关科室会诊，继续行利尿治疗，密切观察病情变化，根据病情及时处理。

（4）向上级医生汇报患者病情。

2. 出院医嘱

（1）嘱患者休息 6 个月，预防感染，如有不适，立即就诊。

（2）嘱患者长期心脏内科门诊随访。

二、护理体检、诊断及措施

【护理体检】

T 36.4 ℃，P 60 次 /min，R 19 次 /min，BP 120/54 mmHg，SpO_2 99%。患者神志清楚，对答准确切题，皮肤及巩膜无特殊，双侧瞳孔等大等圆、对光反射灵敏，呼吸平稳，心率 60 次 /min，心音低钝、心律不齐，第 3、第 4 肋间可闻及粗糙的摩擦音；双肺呼吸音对称、粗糙，双肺可闻及湿性啰音，触诊全腹，全腹无压痛、无反跳痛。肝脾未触及，肠鸣音活跃，双侧病理征阴性，四肢肌力 4 级，阴囊水肿，双下肢凹陷性水肿。

肝颈静脉回流征阳性，肝脏肋下约 2 横指。

【护理诊断】

1. 胸痛：与急性心包炎性渗出有关。

2. 低效性呼吸型态：与心脏压塞、肺部感染、肺或支气管压迫有关。

3. 体液过多：与心包积液引起的静脉回流受阻有关。

4. 焦虑和恐惧：与疼痛和呼吸困难有关。

5. 其他潜在并发症：急性心肌梗死、恶性肿瘤、系统性红斑狼疮、高热等。

【护理措施】

1. 胸痛的护理

（1）急性期患者应卧床休息，避免剧烈咳嗽、深呼吸或突然改变体位；给予患者氧气吸入，保持其情绪稳定，以避免患者因心肌耗氧量增加而加重病情；在休息期间，患者可以使用半卧位来缓解呼吸困难。

（2）严密监测患者的生命体征和重要器官的功能，注意疼痛的位置、性质和变化；注意能否听到心包摩擦音，是否有呼吸困难、心脏压塞；观察血气分析结果、心包积液增长情况；若发现病情变化，及时报告医生以对症治疗。

（3）对疼痛明显的患者遵医嘱给予镇痛药。

2. 低效性呼吸型态的护理

（1）心脏压塞患者往往采取强迫前倾坐位，应为患者提供床尾可以俯卧的小桌子，并增加床护栏，防止坠床。

（2）持续低流量给氧，同时监测患者动脉血气状态，注意 PaO_2、$PaCO_2$ 变化，保持病房空气流通，鼓励患者咳嗽、排痰等，必要时应给予患者超声雾化以稀释痰液，促进痰液排出，对已有感染者应保证合理使用抗生素。

（3）在医生指导下为患者行抗感染治疗，如出现急性心脏压塞或经内科治疗 2 周后渗液无减少者，必要时应酌情进行心包穿刺抽液，嘱患者坚持全程治疗，不要中途随意停药。配合医生行心包穿刺或切开引流，以缓解压迫症状或将药物注射到心包进行治疗。

3. 体液过多的护理

（1）按照医生的指示正确使用利尿剂。

（2）加强对患者的宣传教育，说明限水、限钠对减轻心负荷的重要性，使患者自觉配合限水、限钠。

（3）准确记录出入量，正确计算各种食物的含水量，监测患者体重及血电解质浓度的变化。

（4）密切观察患者下肢水肿、颈静脉扩张、呼吸困难、肺湿啰音、尿量的变化等情况，监测患者是否有恶心、呕吐、腹胀、肌无力、肢体运动定向障碍等低血钾表现，并及时报告医生。

4. 焦虑和恐惧的护理

（1）心理护理：为患者提供安慰和心理支持，操作前做好解释工作，避免患者紧张、焦虑。

（2）关心和了解患者的思想、生活和工作状况，帮助患者消除对疾病的焦虑和悲观情绪，增强战胜疾病的信心。

（3）指导患者合理休息，保证充足的睡眠，避免过度紧张和疲劳，必要时遵医嘱服用帮助睡眠和缓解焦虑的药物。

5. 其他潜在并发症的预防

（1）嘱患者坚持遵医嘱用药，定期复查。

（2）当出现心脏压塞征象时，将患者保持在仰卧位；快速建立静脉通路，并按照医生的指示给予血管加压药；密切观察患者生命体征变化，准备抢救物品；配合医生进行紧急心包穿刺。

（3）遵医嘱使用非甾体解热镇痛药、吗啡类药、抗生素、吸入性糖皮质激素等药物。注意防寒、保暖，预防呼吸道感染，积极预防病毒感染，强健体质，提高免疫力。

6. 健康宣教

（1）饮食：指导患者摄入高蛋白、高热量、高维生素、易消化的食物；如果有水肿，应限制钠盐摄入。

（2）运动：嘱患者限制活动直到症状消失、心肌标志物恢复正常；运动员在参加活动前必须至少恢复正常生活方式 3 个月。

（3）生活方式：嘱患者注意每天保持充足的睡眠，可以采取半卧位休息，早睡早起，按时服药，养成规律的作息。

（4）情绪心理：告知患者每天保持轻松愉悦的心情，对疾病的治疗和康复有积极作用。

（5）排泄：嘱患者保持大便通畅，必要时可遵医嘱使用缓泻剂。

（6）嘱患者应注意保持周围环境的空气流通，应卧床休息，可取半卧位。

（7）告知患者保持情绪稳定并坚持足够疗程的重要性；不得擅自停药，以防疾病复发。

（8）嘱患者应定期检查肝肾功能，并定期随访。

三、护理查房总结

1. 急性心包炎患者的常规护理

（1）体位护理：帮助患者采取半卧位或前倾坐位，保持舒适感。

（2）病情观察：加强巡视，及早发现心脏压塞症状，如心动过速、血压下降等。

（3）用药护理：遵医嘱用药治疗，密切观察药物不良反应；使用镇痛药时，应观察镇痛药的疗效。

（4）基础护理：控制输液速度，以防加重患者心脏负荷。

（5）专科护理：为患者吸氧，嘱患者充分休息，保持情绪稳定，注意防寒、保暖，预防呼吸道感染；记录心包积液的颜色、性状、量，按要求留标本送检。

（6）安全护理：严格执行跌倒、坠床评估，压力性损伤评估，用药安全评估，身份识别，手卫生检测，查对及危急值报告制度等。

（7）心理护理：积极提供心理支持，帮助患者提高社会适应能力，注意关爱和照顾患者，尽量满足患者的合理要求。

2.心包穿刺术的护理

（1）心理护理：缓解患者心理顾虑；对症治疗，如有咳嗽，给予镇咳治疗。

（2）为患者开放静脉通路，准备阿托品等抢救药物，进行心电监护。

（3）术前行超声检查，确定积液量与穿刺部位。

（4）穿刺部位用无菌纱布覆盖，并用胶布固定妥善。

（5）密切观察患者的生命体征，穿刺后安置床旁心电监护至少 2 h。

（6）观察引流液的颜色、性状、量，并准确记录，避免管道扭曲、折叠、受压、堵塞。

（7）心包引流液小于 25 mL/d 时可遵医嘱为患者拔除导管。

四、知识拓展

【急性心包炎】

急性心包炎为心包脏层和壁层的急性炎症性疾病，胸痛和呼吸困难是其常见的临床症状。最常见病因是病毒感染，其他包括细菌、自身免疫性疾病、肿瘤、尿毒症、急性心肌梗死后的心包炎、主动脉夹层、胸壁创伤及心脏术后。有些患者没有明确病因，称为特发性急性心包炎或急性非特异性心包炎。病理学可分为：①纤维蛋白心包炎。急性早期，心包壁和内脏层有纤维蛋白白细胞和少量内皮细胞渗出，但没有明显的体液积聚。②渗出性心包炎。体液增多，范围从 100 mL 到 2 ～ 3 L 不等，常为浆液纤维蛋白性，多呈黄色透明，偶见浑浊、脓性或血性。它的主要标志是：A. 心脏叩诊，绝对浊音区，随体位改变。B. 心尖冲动弱，心音遥远。C. 脉压变小。D. 体循环淤血。E. Ewart征。F. 奇脉。

【急性心包炎的临床表现】

1.症状：心前区疼痛为急性心包炎的主要症状，常见于炎症改变的纤维蛋白渗出期。疼痛尖锐，与呼吸运动有关，通常因咳嗽、深呼吸、改变姿势或吞咽动作而加剧。疼痛可以放射到颈部、左肩、左上肢和上腹部。疼痛也可是压迫性的，位于胸骨后，应与急性心肌梗死相鉴别。部分患者可能因心脏压塞出现呼吸困难、水肿等症状，感染性心包炎患者可伴有发热。多数急性心包炎都是因为患者胸痛就诊而被诊断的，疼痛位于胸骨后及心前区，可为刀割样剧痛，也可为钝痛或者压迫性疼痛。急性心包炎引起的胸痛，与其他急性胸膜性胸痛鉴别的一个重要特点是其疼痛在取前倾坐位时可减轻。

2. 体征：心包摩擦音是诊断急性心包炎最有价值和最典型的体征，因炎症使变得粗糙的壁层与脏层心包在心脏活动时相互摩擦而发生，呈抓刮样粗糙音，与心音的发生无关。多位于心前区，以胸骨左缘第三和第四肋间最为明显，患者取坐位时身体前倾并深吸气或按压听诊器头更容易听到。心包摩擦音可持续数小时、数天甚至数周，当增加的液体积聚将心包的两层分开时，摩擦音消失。

【心包疾病的分期】

心包疾病是由感染、肿瘤、代谢性疾病、尿毒症、自身免疫病、外伤等引起的心包病理改变。临床上按病程分为：

1. 急性：病程小于 6 周，包括纤维蛋白性、渗出性（浆液性或血性）。

2. 亚急性：病程 6 周至 6 个月，包括渗出性 - 缩窄性和缩窄性。

3. 慢性：病程大于 6 个月，包括缩窄性、渗出性和粘连性（非缩窄性）。

此外，心包疾病根据病因可分为感染性、非感染性、过敏性或免疫性。

【心包疾病的特异性体征】

1. Ewart 征：当有大量心包积液时，心脏向后移动，左肺受压，导致肺左下叶肺不张。此时，左肩胛角以下的叩诊音发浊，语颤增强，可听到支气管呼吸音，称 Ewart 征。

2. 奇脉：指心包大量积液患者桡动脉搏动在吸气时显著减弱或消失，呼气时复原的现象。吸气时动脉收缩压下降 10 mmHg 或更多。奇脉的形成机制为：

（1）吸气时右心舒张受限→回心血量下降→右心排血量下降→肺循环血量下降。

（2）吸气时胸腔负压上升→肺血管扩张→肺静脉入左心房血量下降→左室排血量下降→吸气时脉搏减弱甚至消失。

【急性心包炎和慢性缩窄性心包炎的区别】

急性心包炎和慢性缩窄性心包炎的区别见表 4-3。

表 4-3　急性心包炎和慢性缩窄性心包炎的区别

	急性心包炎	慢性缩窄性心包炎
病理	早期纤维蛋白性、晚期渗出性	心包纤维化、钙化
表现	早期胸痛、晚期心脏压塞征	类似心脏压塞征表现、有心包叩击音
X 线	可见渗出性心包炎有积液	心包钙化
超声心动图	可见渗出性心包炎有积液	心包增厚
治疗	早期对因治疗、晚期心包穿刺抽液	心包剥离术

案例六 心血管神经症患者的救治和护理

一、病例概述

【病情】

患者，女，36岁。主诉：心慌、胸闷、胸痛2个多月，1天前疼痛加重。

【疾病史】

现病史：自诉2个多月来，因工作紧张，时常出现胸闷、胸痛、气短乏力、心烦不安、失眠易惊、精神不佳、记忆力减退，未正规就医；1天前胸痛加重，休息不可缓解，为求治疗来我院急诊。患者病前存在紧张、焦虑情绪，感坐立不安，伴心慌、气促、发汗、发冷、发抖及躯体乏力等不适症状，符合焦虑综合征表现；患者存在急性惊恐发作、预期性焦虑、警觉性增高等表现；患者夜间睡眠差，入睡困难，夜间觉醒次数增多。

既往史：一般情况良好，否认既往高血压、糖尿病病史。2016年患者因脉管瘤行胸腺纵隔切除术，术后恢复良好。2021年患者行多发性胃息肉切除术，术后恢复良好。患者及其家属否认精神活性药物使用史。家族史及流行病学史无特殊。

【辅助检查】

1. 心电图检查：窦性心动过速；常规超声心动图未见明显正常。

2. CT检查：胸部CT平扫示双肺散在小结节，最大位于右肺下叶，约7 mm，炎性可能。

3. 实验室检查：天冬氨酸氨基转移酶67 IU/L，γ-谷氨酰转移酶71 IU/L，总蛋白57.8 g/L，白蛋白27.8 g/L，A/G比值0.93，葡萄糖7.09 mmol/L，胱抑素C 1.23 mg/L，胆固醇5.84 mmol/L，乳酸脱氢酶267 IU/L，羟丁酸脱氢酶193 IU/L，血钠133.8 mmol/L，血氯96.8 mmol/L，β-羟丁酸0.48 mol/L，降钙素原0.07 ng/mL，中性分叶核粒细胞百分比36.2%，淋巴细胞百分比52.7%，25-羟基维生素D 43.4 nmol/L。大便常规示隐血试验阴性。

4. 心肌标志物检查：cTnT 15.9 ng/L。

【诊断】

心血管神经症、肺部感染、焦虑综合征。

【用药及治疗】

1. 急诊处理

（1）向患者及其家属交代病情及注意事项，急诊留观，二级护理，吸氧；告知家属患者的病情及风险，患者冲动攻击风险极高，患者家属应严防患者的冲动攻击，24 h 贴身陪护。

（2）完善血常规、生化、凝血常规、血气分析、肺部 CT 等相关检查，急诊完善相关检查。

（3）请相关科室会诊，密切观察患者病情变化，根据其病情及时处理。

2. 出院医嘱

（1）嘱患者休息 3 个月，预防感染，如有不适，立即就诊。

（2）长期心理卫生中心门诊随访。

3. 出院用药

（1）盐酸帕罗西汀片，20 mg，口服，每天 1 次。

（2）盐酸普萘洛尔片，10 mg，口服，每天 3 次。

（3）阿普唑仑片，0.4 mg，口服，每天睡前 1 次。

（4）奥氮平片，2.5 mg，口服，每天睡前 1 次。

（5）维生素 D_2 软胶囊，0.125 mg，口服，每周 1 次。

二、护理体检、诊断及措施

【护理体检】

T 36.5℃，P 72 次 /min，R 20 次 /min，BP 113/66 mmHg，SpO_2 100%。患者神志清楚，对答准确切题，皮肤及巩膜无特殊，双侧瞳孔等大等圆、对光反射灵敏，呼吸平稳，双肺呼吸音对称，双肺未闻及干、湿啰音，触诊全腹柔软，无压痛、无反跳痛。肝脾未触及，肠鸣音活跃，双侧病理征阴性，四肢肌力正常，双下肢无水肿。

【护理诊断】

1. 疼痛：与肺部炎症累及壁层胸膜有关。

2. 焦虑与恐惧：与健康状况的改变如胸痛、呼吸困难等有关。

3. 潜在并发症：呼吸性碱中毒、心血管疾病。

4. 知识缺乏：缺乏疾病预防、治疗的相关知识。

【护理措施】

1. 疼痛的护理

（1）休息与活动：当疼痛发生时，患者应立即停止活动并卧床休息。

（2）观察患者疼痛的部位、性质、程度、持续时间等，以及患者有无心律失常、面色、心率、呼吸及血压变化等情况，并做好详细记录。

（3）安慰患者，缓解其紧张情绪，减少心肌耗氧量；向患者说明疼痛的原因，引导患者正确面对疾病。

（4）遵医嘱给予患者镇痛治疗，观察疼痛缓解情况，必要时给予患者吸氧。

2. 焦虑与恐惧的护理

（1）心理支持：综合评估患者的心理状态，系统、准确地评估不同患者的性格、焦虑、心理状态，建立主要由主管医生、责任护士、家属、朋友组成的支持团队。通过引导、启发、鼓励、解释等来释放患者的负面情绪，从而最大限度地提高患者的干预依从性和治疗信心。在护理过程中，应尊重、理解患者，并引导其表达负面情绪。

（2）认知支持：耐心倾听患者主诉，向患者解释病因，用通俗易懂的语言讲解疾病的发生、发展、病理、生理、预后等相关知识，积极回答患者提出的问题，指导患者采取正确缓解疼痛的方法，提高患者对疾病的认知水平，从而消除患者对疾病的恐惧。

（3）行为支持：引导患者培养科学的生活习惯，通过规律的生活方式和行为促进身体早日康复。

（4）家庭支持：指导患者家属及朋友经常与患者沟通，了解患者的需求，解除患者在疾病、生活、工作等方面的疑虑，加强家庭关怀和支持，尽量减少各方面的不良刺激。

（5）生活支持：根据患者的饮食习惯制订科学的饮食计划，可摄入龙眼肉、莲子、枣、百合等镇静的食物，禁止摄入酒精、浓茶或辛辣食物，保证舒适的睡眠环境。

3. 潜在并发症的预防

（1）用口罩遮住患者口鼻，嘱患者减慢呼吸频率，均匀呼吸，减少 CO_2 的呼出和丧失，改善 $PaCO_2$。必要时遵医嘱静脉注射葡萄糖酸钙以缓解手足抽搐症状。

（2）预防心脏神经症的关键在于调整情绪和心理状况，改善生活方式，寻找合理的渠道来缓解生活和工作压力。

4. 对知识缺乏患者的指导

（1）家庭护理：为患者讲解疾病相关治疗、护理知识，帮助其树立战胜疾病的信心。嘱患者避免诱发疾病的不良生活习惯，远离压力过大的工作环境；遵医嘱按时用药、回访；患者的亲友应该多给予患者理解和鼓励，帮助他们树立战胜疾病的信心。

（2）生活方式：嘱患者注意休息、生活规律，保证睡眠，避免过度劳累和紧张。

（3）运动：嘱患者避免长时间卧床休息，应适当运动，参加一些娱乐和社交活动。具体的运动方式和持续时间应取决于患者的年龄、体力和病情的严重程度。一般以打太极拳、散步等为宜，逐渐增加运动强度。

三、护理查房总结

心血管神经症是一种特殊类型的神经症，目前病因尚不明确。有研究表明，焦虑、抑郁和心血管疾病之间存在显著相关性。护理人员要注意结合生物－心理－社会医学模式的新概念，不断总结工作中的经验，提高对心血管神经症、焦虑、抑郁的识别能力，制订和实施有针对性的护理方案，更好地为患者提供全面、安全、有效、对症的治疗和护理，从而提高心血管神经症患者的临床治愈率，减少复发。

四、知识拓展

【心脏神经症概述】

心脏神经症又称功能性心脏不适、神经血循环衰弱症或奋力综合征（effort syndrome）。心脏神经症是临床治疗中比较常见的功能性神经症，临床症状有呼吸困难、心悸、心前区疼痛等，可伴有其他神经症的症状。发病年龄在 22 ～ 55 岁，女性发病率远高于男性。发病机制尚不清楚，可能是由体内自主神经系统功能障碍引起的。由于症状的发作会给患者带来剧烈的疼痛，患者极易产生焦虑、抑郁等不良情绪，从而严重影响身心健康。

【心脏神经症相关治疗及预后】

心脏神经症是一种常见的疾病，其主观症状虽严重但一般无器质性病变。通常采取适当的治疗就能收到很好的效果。治疗的原则是优先进行心理治疗，辅以药物治疗；帮助患者树立战胜疾病的信心很重要。

1. 一般治疗

（1）嘱患者通过专业渠道了解疾病的性质，乐观对待，切莫悲观。通过与医生的沟通，识别诱发因素，避免或消除各种易导致病情加重的诱发因素。

（2）合理安排生活，适度进行户外散步、郊游、打太极拳等娱乐、旅游、体育活动，但运动应循序渐进，不能过度。

（3）对有高血压、高脂血症等心血管危险因素但无明显器质性病变的患者，应积极进行干预。

2. 药物治疗

（1）由于个体差异大，没有绝对最好、最快和最有效的药物。除常用的非处方药外，患者应在医生指导下，充分考虑个人情况，选择最合适的药物。

（2）镇静安神：阿普唑仑可用于以焦虑为主要表现的疾病治疗；氟哌噻吨美利曲辛可在焦虑和抑郁交替时使用；也可以遵医嘱服用其他精神类药物。

（3）β 受体阻滞剂：如美托洛尔、普萘洛尔等，适用于心率比较快或并发室性或房性期前收缩的患者，可在一定程度上缓解患者的心悸症状。

3. 中医治疗

（1）中医治疗讲究"辨证施治"，同一治疗方法的疗效因人而异，具体治疗方法应与中医专家沟通后制订。因此，在选择中医治疗时，要注意中医专家的指导，切勿自行服药。

（2）辨证治疗心脏神经症可分心虚胆怯、心血不足、阴虚火旺、血瘀痰阻四型论治。

（3）由于心脏神经症导致的胸痛根源在于神经系统功能紊乱，故针对性治疗可用中药百合清脑静神汤剂，有助于宁心通窍、活血祛瘀通络、理气豁痰。

4. 其他治疗

（1）倡导心脏神经症或器质性心血管疾病合并精神心理问题患者的双心医学治疗模式。

（2）对于有严重心理问题的患者，应考虑心理疏导、行为矫正、生物反馈疗法等心理行为治疗。

5. 预后

心脏神经症是一种非器质性心脏病，通常不会导致心源性猝死或影响预期寿命。药物治疗和心理治疗效果通常良好。然而，心脏神经症的症状是可变的。虽然很多患者接受了大量的客观检查，甚至过度干预，但由于不能有效解决综合的社会心理问题，很容易反复发作，影响患者的正常生活和工作，甚至增加心血管事件的风险。

【除了心脏方面的疾病以外，胸痛的其他常见原因】

1. 呼吸系统疾病：急性肺动脉狭窄、肺炎、肺结核、肺脓肿、肺栓塞、气胸、胸膜炎、肺部感染等。

2. 消化系统疾病：胃十二指肠溃疡穿孔、急性胰腺炎、胆囊炎（胆心综合征、急性弥漫性腹膜炎等）、反流性食管炎、食管破裂、裂孔疝等。

3. 胸壁病变：胸壁的外伤、细菌或病毒感染（带状疱疹、胸壁蜂窝织炎、急性白血病、流行性肌炎）、肌肉或骨骼病变（肋软骨炎、肋骨骨折、剧烈运动等）、神经病变（神经源性胸痛、肋间神经炎等）、胸壁肿瘤。

（黄　迪）

第五章　急诊外伤疾病患者的救治和护理

案例一　颈椎骨折患者的救治和护理

一、病例概述

【病情】

患者，男，30岁。主诉：车祸伤致四肢感觉运动障碍16个多小时。

【疾病史】

现病史：患者16个多小时前坐在小轿车后排突然受到颠簸，头部撞击至车顶致四肢感觉运动障碍。无发热、恶心、呕吐、心悸、气促等不适。

既往史：健康状况良好，无其他慢性病史，无过敏史。

【辅助检查】

1.X线检查：颈5、6椎体骨折。

2.CT检查：头、颈、胸、腹CT检查示颈3右侧椎体附件、颈4~6椎体及相应部分椎体附件骨折，其中颈5椎体爆裂性骨折，颈2椎体前下缘斑片状骨性密度影，撕脱性骨折待排；右肺中叶及双肺下叶散在少许片絮影及斑片影，炎性可能，合并肺挫伤待排。

3.MRI检查：颈椎MRI检查示颈3右侧椎体附件、颈4~6椎体及相应部分椎体附件骨折，其中颈5椎体爆裂性骨折，部分骨块后移、颈段脊髓受压，颈2~7水平脊髓损伤，合并出血可能，颈2~5椎体水平椎前间隙积液或积血。

【诊断】

颈4~6椎体骨折脱位、颈5椎体爆裂性骨折、颈脊髓损伤伴脊髓内出血、肺挫伤伴肺部感染、颈右侧椎体附件骨折、颈2椎体前下缘撕脱性骨折。

【用药及治疗】

急诊处理：立即遵医嘱安置心电监护监测患者生命体征及给予氧气吸入，哌拉西林钠他唑巴坦钠抗感染，甲泼尼龙琥珀酸钠消肿，甘露醇脱水，钠钾镁钙葡萄糖注射液补液对症治疗及颈托颈椎制动、轴线翻身，留置导尿管，请骨科等相关科室会诊。患者受伤以来，精神一般，大便未解，小便留置尿管。

二、护理体检、诊断及措施

【护理体检】

T 36.6℃，P 54 次 /min，R 22 次 /min，BP 96/56 mmHg。患者来时神志清楚，对答切题，双侧瞳孔等大等圆（直径约 3 mm）、对光反射灵敏，查体示皮肤及巩膜无特殊，呼吸平稳，咽部无充血，扁桃体无肿大，心音正常，心律齐，心脏各瓣膜区无杂音，双肺呼吸音对称，触诊全腹柔软，全腹无压痛、无反跳痛。肝脾未触及，肠鸣音活跃，双侧病理征阴性，脑膜刺激征阴性，双下肢无水肿。双侧 C_4 平面感觉尚存，左侧 C_5 平面及其以下感觉消失，右侧 C_5 平面感觉减退，C_6 平面及其以下感觉消失。鞍区感觉消失；双侧耸肩肌力 4 级，左屈时肌张力 2 级，余上肢肌力及下肢肌力 0 级。肛门无自主收缩，球海绵体反射阴性。

【护理诊断】

1. 气体交换受损：与脊髓损伤、呼吸肌麻痹、清理呼吸道无效致分泌物残留有关。

2. 疼痛：与骨折伤及患者颈部周围组织受损有关。

3. 有皮肤完整性受损的危险：与长期卧床休息、骨折损伤限制移动有关。

4. 有跌倒的危险：与疼痛、骨折损伤致行动不便有关。

5. 排便形态改变：与留置导尿管及长期卧床有关。

6. 运动感觉障碍：与脊髓损伤和神经功能障碍有关。

7. 营养失调（低于机体需要量）：与饮食摄入量不足而营养需求量增加有关。

8. 有非计划性拔管风险：与患者行动不便意外碰触有关。

9. 知识缺乏：缺乏疾病预防、治疗的相关知识。

10. 焦虑、恐惧：与丧失运动能力、基本生活能力及担心疾病预后有关。

11. 其他潜在并发症：高热、感染、窒息。

【护理措施】

1. 气体交换受损的护理

（1）脊髓损伤者有可能由于呼吸肌麻痹而造成呼吸困难，肺部痰液无法咳出，导致呼吸衰竭，必要时应尽早行气管切开，机械辅助通气。

（2）更换体位：根据患者病情适时为其更换体位，防止因痰液及分泌物导致患者窒息，遵医嘱予患者轴线翻身。

（3）持续低流量吸氧：遵医嘱予患者吸氧，行氧气吸入健康宣教，及时复查床旁血气分析，根据动态监测数据调整吸氧方式，如鼻导管吸氧、高流量吸氧、无创呼吸机辅助通气或有创呼吸机辅助通气。

（4）呼吸方式：鼓励患者做缩唇呼吸和腹式呼吸，避免因呼吸肌麻痹引起窒息；准确评估者情况，动态了解其血气各项指标、呼吸动度情况；与其家属积极沟通病情，必要时予有创呼吸机辅助呼吸。

（5）吸痰：根据患者的痰鸣音、呼吸情况，予以吸痰护理，适时吸痰，保持呼吸道通畅。

2. 疼痛的护理

（1）适当使用镇痛药：对于疼痛情况严重的患者，在夜间可遵医嘱适当使用镇痛药，并给予心理安慰，以达到良好的镇痛效果。根据三级镇痛法，应用镇痛药的第一阶段从非阿片类镇痛药开始，如阿司匹林、布桂嗪、奈福泮、吲哚美辛栓剂，如镇痛效果不明显，应遵医嘱给予麻醉性镇痛药。对于有使用麻醉性镇痛药会上瘾观念的患者及其家属，应积极进行疼痛健康宣教，使患者及其家属了解术后镇痛的必要性和可靠性，积极配合治疗。

（2）心理护理：大多数患者发生意外后都有严重的心理负担。因此，做好患者及其家属的安抚工作也是护理工作的重要任务之一。护理人员有必要多与患者沟通，增强患者的安全感，稳定患者的情绪，缓解患者的焦虑，帮助患者在心理上缓解疼痛；向患者及其家属介绍治疗进展和手术方案，帮助患者及其家属消除不良心理问题，树立信心，使他们能积极配合治疗。

（3）告诉患者正确的咳嗽方法并进行示范：①示范正确的咳嗽方法。②说明咳嗽的目的是防止肺部感染。③解释咳嗽后疼痛的机制，使患者有心理准备。④患者在做咳嗽和深呼吸训练时要有人陪同，可用毛巾按压伤口，以减轻咳嗽引起的疼痛，增强患者的信心。

（4）颈椎骨折的固定方法是在颈部两侧放置沙袋、佩戴颈托等，使患者的颈部制动，以缓解疼痛，预防并发症。另外，在更换床单时，应使用轴线翻身法，以避免加重患者的疼痛。

（5）保持安静舒适的环境：安静、整洁的病房更有利于患者的休息和睡眠，对于疼痛严重的患者可安排专门的房间，引导患者看电视节目、听音乐等转移注意力，减轻身体的疼痛感。

3. 皮肤完整性受损的护理

（1）对于接受轴线翻身治疗的患者，在入院当天就建立交接卡，并要求每班护理人员严格执行翻身交接班制度，对患者的皮肤状况进行床边检查，详细记录在交接卡相应栏目内，由责任护士签字。护士长应随时对制度执行情况进行抽查，确保各级检查落实到位，实行值班负责制，责任分配到个人。

（2）护理人员需耐心反复解释，让患者真正意识到压力性损伤会影响身体健康及疾病的恢复，以提高患者依从性和配合度；可采取分发预防压力性损伤的健康手册、视频分享和口头讲解相结合的方式。

（3）根据患者病情使用气垫床，预防压力性损伤发生；患者身体位置调整时间为15 min/次。气垫床可以缓解骨突出部位的压力，有效降低平卧位患者局部皮肤压力性损伤的风险。

（4）在骨折康复期，患者可采用提臀法来缓解局部压力，促进血液循环。在骨折患者的临床治疗中，可根据患者病情的进展和身体素质，规定提臀次数，一般为1～2 h/次，患者也可通过臀肌收缩、双肘托腰的方式，每小时自行抬臀几次，并向健康侧倾斜，缩短局部压迫时间。也可加强升降环在骨科床上的应用，引导患者腰、臀、足部位共同工作，提臀，从而缓解局部的压力，这对预防压力性损伤有积极作用；但刚发生颈椎或腰椎骨折的患者应严格卧床休息，进行轴线翻身，避免加重骨折损伤程度，致使预后不良。

（5）大多数需要长期卧床休息和休养的患者会存在不同程度的胃肠功能紊乱症状且食欲不佳，不利于压力性损伤的预防和疾病的康复。因此，护理人员应引导患者多摄入高维生素、高蛋白质、高热量、高钙且易消化的食物，这对骨折康复有积极影响。

4. 跌倒的预防

（1）医生、护士及患者共同制订个性化的跌倒预防方案。

（2）根据患者病情危重程度及护理级别，按时巡视患者，观察患者行为，随时为患者提供帮助。

（3）加强健康教育，如播放视频、发放预防跌倒健康宣传册、宣讲跌倒相关并发症等，提高患者预防跌倒的意识。对于依从性差的患者，应根据患者病情危重程度及护理级别调整巡视时间，增加巡视次数。

（4）加强对陪护人员的健康教育和其对预防跌倒的重视，让陪护人员参与患者预防跌倒的管理。

（5）患者在术后需移动时应将床进行制动，防止在移动过程中发生跌倒事件。

（6）患者长期卧床休养，肌肉会萎缩，在康复时，应缓慢增加训练量，防止因此跌倒。

5. 留置导尿管的护理

（1）告知患者留置导尿管后的注意事项及留置导尿管的过程。

（2）保持导尿管引流通畅，避免管道受压、扭曲和堵塞。

（3）预防逆行性感染，保持患者尿道口清洁；此外，引流管和集尿袋不能高于耻骨联合，避免尿液反流。

（4）鼓励患者多喝水，如果尿液混浊、沉淀或结晶，应及时行膀胱冲洗，需每周检查1次尿常规。

（5）指导患者训练膀胱功能，间歇阻滞引流可使膀胱定期充盈排空，促进膀胱功能恢复。

6.运动感觉障碍的护理

（1）加强心理护理：在日常生活中应该向患者提供相关的疾病治疗知识，让患者充分了解运动感觉障碍的含义，让患者正视自己的疾病，这样既可以消除患者内心的焦虑，也可以帮助患者建立治疗的信心。

（2）加强生活护理：要结合患者运动感觉障碍的实际程度，为患者提供相应的生活护理。

（3）加强安全护理：可以在床边护栏或其他地方安装扶手，同时保证地面干燥；呼叫器要放在床头，让患者可以及时呼叫；嘱患者尽量穿防滑鞋等。

（4）加强康复护理：①协助患者进行日常的功能训练，以提高其身体免疫力；同时因为大多数患者行动不便，在日常生活中容易烦躁，所以护理人员要给予患者更多的关心和照顾，帮助其尽快康复。②根据患者病情，责任护士、主管医生应与康复科一起为患者制订康复训练计划，应由简单到复杂，由低级到高低，循序渐进。

7.营养失调（低于机体需要量）的护理

（1）颈椎骨折患者术中由于食管和气道影响，常出现喉水肿和吞咽困难等情况。因此，要加强饮食管理，指导患者家属在不同疾病期给予患者不同种类的饮食指导，如在康复期鼓励患者尽量吃软食，慢慢吞咽，防止呛咳、窒息；手术初期不能经口进食的患者应及时给予鼻饲营养或肠外营养支持。

（2）根据患者病情需要，适时禁食、禁饮，并遵医嘱静脉补充能量。

（3）积极与医生沟通了解患者病情，请营养科会诊协助加强营养支持，根据患者具体情况搭配特殊营养制剂，以补充身体需要，给予要素饮食。

8.非计划性拔管的预防

（1）向患者说明放置导尿管的必要性及留置后影响舒适度的变化，使患者了解和掌握意外拔管的风险。

（2）如果患者脾气暴躁，拒不配合，要及时向患者家属说明患者病情的需要，并进行保护性约束；在进行保护性约束时，应注意观察患者四肢的温度、约束带的松紧度是否适宜，约束部位可予医用棉垫保护，避免保护性约束时造成压力性损伤。

（3）所有管路应固定正确、稳妥，加强二次固定方式。

（4）在进行相关治疗护理和移动患者前，整理管路，确保管道安全。

（5）指导患者及其家属在进行带管活动及改变体位时，保护管道，防止管道被牵拉脱落。

（6）对不清醒、不配合和烦躁易激惹的患者应进行合理、必要的约束，防止其因躁动拔管；必要时，应进行合理镇静、镇痛。

（7）密切观察、动态评估患者拔管的危险因素，及时发现并处理问题。

9.对知识缺乏患者的指导

（1）向患者及其家属讲解疾病相关知识及预后。

（2）提供相关资料以供患者阅读，还可组织同类型骨折患者及家属介绍分享康复治疗经验。

10. 焦虑、恐惧的护理

（1）了解患者及其家属焦虑、恐惧的原因，向患者及其家属介绍治疗方法和过程，缓解其内心的恐惧。

（2）对患者及其家属进行心理护理，转移其注意力，放松身心。

11. 其他潜在并发症的预防

（1）高热：严密监测患者的体温，做好手卫生，避免因交叉感染导致患者高热。遵医嘱合理使用抗生素，如发生高热，及时告知医生，抽取血培养送检，联合使用退热药物及一般物理降温方式，如冰袋、温水擦拭，鼓励患者多饮水。在使用冰袋降温时应动态关注患者皮肤情况，避免引起皮肤损伤，禁止用于胸前、腹部、足底等部位，避免引起腹泻、一过性心律失常。

（2）窒息：颈椎骨折后，患者可能会出现血管损伤，可能会因大脑供血不足出现出血、头晕、头痛、恶心、呕吐等不适症状，最严重的并发症为呼吸心搏骤停。故医护人员应加强巡视，严密观察患者病情变化，床旁备好吸痰装置。

（3）感染：①预防泌尿系统感染，观察患者尿液的颜色、性状及量，遵医嘱进行常规尿检和细菌培养，注意患者尿道口的常规护理，遵医嘱补充水分，预防泌尿系统结石。②预防肺部感染，鼓励患者咳嗽，协助患者有效排痰，必要时可用吸痰器吸出痰液及分泌物，保持气道通畅；在病情条件允许的情况下，定期帮助患者轴线翻身、敲背；雾化及合理使用抗生素，湿润呼吸道，促进痰液有效排出；通过鼓励和引导患者有效咳嗽，使痰排出体外；患者不能自主咳嗽、咳痰时，护理人员提供帮助，如用空心拳头从外到内、从下到上拍打患者背部，促进痰液排出，预防肺部感染。

三、护理查房总结

1. 颈椎爆裂性骨折的特点

颈椎爆裂性骨折是一种严重的椎体粉碎性骨折，多属不稳定型，多由纵向垂直压缩暴力所致，好发于 C_5、C_6 椎体，其次为 C_4、C_7 椎体；其瘫痪发生率在 70% 左右，且易合并有颅脑伤。

2. 颈椎外伤的三大特点：

（1）正常寰齿间距 < 3 mm。

（2）正常 C_3 椎前软组织厚度 < 3 mm。

（3）椎体呈楔形，前后缘差距 > 3 mm，提示骨折。

3. 神经功能评价

（1）运动功能检查：运动检查包括对 5 对关键上肢肌肉和 5 对关键下肢肌肉的肌力评估，肌力评估分级依据 Medical Research Council 标准。上肢肌力评估包括：C_5，肘关节屈曲；C_6，腕关节伸展；C_7，肘关节伸展；C_8，中指屈曲；T_1，指端外展。下肢肌力评估包括：L_2，髋关节屈曲；L_3，膝关节伸展；L_4，踝关节背伸；L_5，大踇趾伸展；

S_1，踝关节跖屈。最后一个需要检查并且也是最重要的运动功能是肛门括约肌的自主收缩功能，检查结果可以用"存在"或者"不存在"来表示。

（2）感觉功能检查：感觉功能检查包括全身 28 个节段皮神经的轻触觉和针刺觉检查，其结果可以表示为消失、受损、正常，评分分别为 0 分、1 分、2 分。和前述运动功能相同，在评估感觉功能时不能遗漏骶尾部这个节段，可以通过肛门指检确定患者的肛门感觉功能是否存在。可以在肛门部位黏膜和表皮交接处评估 $S_4 \sim S_5$ 节段的皮神经感觉功能。

在感觉检查过程中最容易犯的错误是在检查上胸部感觉时将感觉平面和皮神经对应错误。C_4 感觉皮神经类似披肩一样分布于上胸部、肩部，延伸止于乳头上线边缘。因为大部分医生将乳头连线定义为 T_4 感觉区域，所以没有经验的医生在观察到皮肤感觉异常时容易将 C_4 误认为 T_4。

（3）反射：在损伤急性期，深部腱反射活动通常会消失，肢体表现为弛缓性瘫痪；在脊髓休克恢复过程中，深部腱反射呈亢进状态。病理征如 Babinski 征等通常在此时可以引出。通常脊髓休克恢复在伤后 24 ～ 48 h。原则上，完全脊髓损伤的诊断需要等到脊髓损伤休克期过后才能成立。

四、知识拓展

【气管切开及护理措施】

气管切开术系切开颈段气管前壁，插入气管套管，以解除喉源性呼吸困难、呼吸机能失常或下呼吸道分泌物潴留所致呼吸困难的一种急救手术。临床上气管切开时，常选取在第 3 ～ 5 气管软骨处施行，经过的层次由浅入深分别为皮肤、浅筋膜、深筋膜、舌骨下肌群、气管前筋膜和气管环。在第 2 ～ 4 气管软骨环前方有甲状腺峡，手术过程中应向上推开甲状腺峡，暴露气管前壁。术后应保持患者呼吸道通畅，防止伤口感染和术后并发症；每日遵医嘱予气管切开护理，严格执行无菌操作；每次需更换密闭式吸痰装置及使用聚维酮碘进行消毒，更换无菌敷料；在气管切开初期，渗血、渗液等分泌物增加，需及时更换无菌纱布，使其干燥、清洁，避免增加感染的风险；保持环境温度及湿度，避免太过干燥。

【喉上神经损伤与喉返神经损伤的表现及处理措施】

1. 表现

（1）喉上神经出现损伤时，患者会出现声带松弛，声调降低，进食特别是饮水时易出现误咽或呛咳。

（2）喉返神经出现损伤时，患者会出现声音嘶哑、饮水呛咳等，当患者双侧喉返神经受到损伤时，身体通气功能会受到严重影响，出现呼吸困难的情况，并且还可能有失声的现象，与喉上神经损伤在症状上有较为明显的区别。

2. 处理

（1）喉上神经损伤患者可以进行发声训练，如果情况比较严重，可以采取手术的方式对环甲肌和甲状软骨进行缝合。

（2）喉返神经损伤如果是在手术中出现，需要拆除可疑的线结，发现喉返神经被切断的情况，应该立即进行缝合处理。如果手术后出现，需要先观察 3 ～ 6 个月，再进行手术探查，根据情况考虑是否需要切开气管进行手术治疗。

【下肢深静脉血栓的预防措施】

1. 心理护理：护士积极与患者及其家属沟通，根据患者的个体差异，讲解颈椎、脊髓损伤的相关知识，提高患者对疾病的认知水平，从而提高患者的积极配合度；同时耐心解答患者问题，为患者讲解康复成功案例，提高患者自信心，缓解患者负面心理情绪。

2. 物理预防：在整个围术期，遵医嘱给患者补液，防止患者因脱水出现血液黏度增加。同时，可嘱患者穿弹力袜或使用弹力绷带，被动地让双下肢循环产生向下的压力，促进浅静脉回流到下肢深静脉，提高血液循环速度，减少静脉血液停滞。每天进行 1 次足底静脉泵治疗，为下肢选择驱动器械，通过机械动力驱动下肢静脉回流，提高下肢血流速度，防止静脉血栓形成。

3. 饮食护理：嘱患者科学合理饮食，尽量选择高蛋白、高热量、高维生素的食物，遵循清淡、高纤维、易消化的原则；同时建议患者注意补钙和吸收，促进骨折、脊髓损伤的恢复。

4. 体位护理：给予患者双下肢保暖措施，避免冷刺激引起静脉痉挛，抬高双下肢15° ～ 30° 以增加静脉回流。避免下肢过度伸展，膝下垫一软枕，使膝关节微微弯曲，防止静脉流动受阻。指导患者每 2 h 翻身变换体位，在变换体位过程中，尤其注意保持患者头部和躯干沿轴线移动，避免继发性脊髓损伤。

5. 康复训练：综合评估患者功能，根据患者脊髓损伤程度、损伤类型、皮肤感觉和运动功能，制订有针对性的阶段性康复计划；待病情稳定后，进行常规肢体功能训练，逐步恢复日常训练。同时，护理人员要告知患者康复训练的重要性，耐心讲解如何进行康复练习，并在早、晚定期使用气动治疗机，促进患者下肢血液流动速度，防止下肢静脉血栓形成。

6. 用药措施：遵医嘱为患者行皮下注射低分子肝素或口服抗凝药物、氯吡格雷等治疗。在采取这些预防措施之前，需评估患者有无下肢深静脉血栓形成。

案例二　肱骨骨折患者的救治和护理

一、病例概述

【病情】

患者，男，45 岁，主诉：车祸伤致左上肢疼痛伴活动障碍 8 h。

【疾病史】

现病史：患者因车祸伤致左上肢疼痛伴活动障碍8 h入急诊，来时神志清楚，表情痛苦，急性面容，发育正常，营养良好，自主体位，步态正常，左上肢臂托固定在位，左肘关节活动受限，可扪及桡动脉搏动；无畸形，无意识障碍，无活动性出血，无头晕头痛，无胸闷、气紧，无腹胀、腹痛。

既往史：一般情况良好，否认高血压及糖尿病史。

【辅助检查】

1. CT检查：左肱骨下段骨折。

2. 实验室检查：血红蛋白108 g/L，中性分叶核粒细胞百分比68.0%，白细胞计数4.37×10⁹/L，天冬氨酸氨基转移酶127 IU/L，白蛋白29.5 g/L，血钾3.25 mmol/L。

【诊断】

左肱骨下段骨折、左侧桡神经损伤。

【用药及治疗】

急诊处理：患者血培养提示为革兰阳性链球菌，予注射用盐酸万古霉素500 mg静脉滴注，柴胡注射液及复方氨林巴比妥注射液各2 mL肌内注射，口服补钾，立即安置心电监护监测生命体征及氧气吸入。

二、护理体检、诊断及措施

【护理体检】

T 39℃，P 54次/min，R 22次/min，BP 96/56 mmHg，身高170 cm，体重70 kg。患者来时神志清楚，精神差，急性痛苦面容，双侧瞳孔等大等圆（直径约3 mm）、对光反射灵敏。左上臂远端肿胀明显，皮肤无破损、出血及淤斑。左上臂远端叩压痛明显，触及骨擦音、骨擦感。左上肢远端运动、血循、感觉正常；左肘、左肩关节因疼痛拒查体；左腕关节活动正常，可扪及桡动脉搏动。

【护理诊断】

1. 疼痛：与左肱骨下段骨折有关。

2. 生活自理缺陷：与左肱骨下段骨折导致行动不便有关。

3. 电解质紊乱：实验室检查结果提示低钾。

4. 舒适度改变：与创伤后疼痛有关。

5. 肢体功能障碍：与骨折有关。

6. 知识缺乏：缺乏疾病相关知识。

7. 潜在并发症：骨筋膜室综合征、血栓。

【护理措施】

1. 疼痛的护理

（1）根据患者疼痛情况用药，遵医嘱静脉注射或口服非甾体类抗炎药和弱阿片类镇痛药，保证患者充分休息，注意从患者的表情、语气、姿势、饮食等方面观察患者的疼痛变化。

（2）移动患者或进行各项护理操作时，动作要轻柔、准确，防止加重患者疼痛；保证患者取舒适体位，及时与患者沟通，分散其注意力，减少直接刺激。

（3）观察局部血液循环及手指运动情况。

（4）保持病房安静、整洁，空气清新、湿润，温度适中，使用各种视觉和听觉刺激来达到辅助镇痛的效果。及时用垫枕将患肢抬高 15°～45°，调整患者的外固定支具，在保证其无菌性和透气性的情况下，调整敷料的松紧度。

（5）饮食：鼓励患者多吃富含维生素和粗纤维的食物，保证肠道功能正常，便于排便，减少其他非手术性疼痛。

（6）心理护理：聊天、阅读、听舒缓的音乐等转移注意力的方式也可以缓解患者的痛苦。

2. 生活自理缺陷的护理

（1）做好高质量的晨、晚间护理，提高患者舒适度。

（2）时刻将床档拉起，防止患者坠床，并将呼叫器放置在患者容易触及的地方。

（3）协助患者正确服药。

（4）将生活用品放置在患者容易拿到的地方。

3. 电解质紊乱的护理

（1）根据医嘱动态监测患者血清电解质，为明确诊疗提供依据。

（2）准确记录患者 24 h 出入量，严格按照量入为出原则，控制输注速度，密切监测血钾和尿量。在静脉输入高危药品浓钠、钾时，必须保持静脉通道的通畅性，及时巡视，避免液体外渗，造成肌肉坏死；遵循补钾原则，见尿补钾，速度不宜过快；行相关健康宣教，嘱患者及其家属勿私自调节液体滴数。

4. 舒适度改变的护理

（1）体位：骨折患者通常采用石膏固定、夹板固定或骨牵引等方式治疗。患者需要长时间卧床，因此应尽量帮助患者保持舒适的姿势。对于肱骨骨折的患者，可在其身体受力点和悬挂位置放置棉垫和枕头，以增加舒适度；如果是骨牵引摩擦引起疼痛或牵引重量过重，可使用柔软的棉垫包裹患肢或减轻牵引重量；帮助患者定期按摩，缓解疼痛不适。夹板固定和石膏固定有一些注意事项，需向患者和家属交待清楚。应实时观察患者患肢的血液循环情况，发现异常应及时处理。

（2）改善生理功能：骨折肢体早期康复锻炼非常有意义，可以提高患者身心的舒适度。骨折早期仅进行肌肉收缩训练；恢复一段时间后，应增加肌肉收缩强度，根据患者康复情况逐步增加活动量和活动范围；在康复后期，要增加患肢活动量，扩大患肢活动范围，增加重量训练，逐步恢复患肢功能。对于夹板支具固定的患者，应在拆除夹板后尽快进行关节运动；对于行多次内固定的患者，可在麻醉作用消除后进行肌肉收缩运动。在恢复患肢功能的锻炼过程中，应根据不同情况采取适当的力度和强度。部分患者可在早期请医护人员或家属帮助进行被动运动，一段时间后转向自主运动。运动的强度和时间应循序渐进，不宜操之过急。

（3）饮食护理：患者应多吃易消化、富含纤维素的食物，以促进肠道蠕动，预防便秘。还要注意根据疾病发展的不同阶段给予患者适当的饮食指导，以促进和加速患者身体的恢复。在康复过程中，患者需加强营养补钙的食物，以促进骨折愈合，同时注意肢体运动和关节功能锻炼。功能练习越早越好，可促进血液循环，减轻肌肉萎缩，消除软组织肿胀，预防骨质疏松，加速骨折愈合。

5. 肢体功能障碍的护理

骨折复位固定后，指导患者开始练习耸肩活动，并积极做上臂肌肉的收缩练习，加强骨折端在纵轴上的收缩力。

6. 知识缺乏的护理

（1）向患者及其家属解释骨折的常见原因及发生骨折后的处理措施。

（2）嘱患者3个月内遵医嘱避免负重和剧烈活动，加强营养，促进骨骼愈合。

（3）加强饮食护理，促进骨折愈合，嘱患者骨折早期饮食宜清淡，忌油腻、辛辣，中后期要多吃富含营养的食物。

7. 潜在并发症的预防

（1）骨筋膜室综合征：骨筋膜室综合征多由外固定过紧或肢体高度肿胀致骨筋膜室内压力增高，前臂组织血液灌流不足引起；应密切观察患者患肢血供、感觉、肿胀、活动、皮肤色泽情况，抬高患肢，以利于血液循环，减轻肿胀。

（2）血栓：鼓励患者多饮水，进食低脂、粗纤维、富含维生素的食物，保持大便通畅，便秘时予开塞露通便；适度抬高患肢，指导患者进行呼吸功能训练及床上适度活动。

三、护理查房总结

1. 肱骨骨折常发生于肱骨外科颈下 1～2 cm 至肱骨髁上 2 cm 段内的骨折。可发生于任何年龄，多由直接暴力和间接暴力所引起。

2. 桡神经损伤：肱骨中段或中、下 1/3 交界处骨折时容易合并桡神经损伤，主要是前臂伸肌瘫痪，患者表现为抬前臂时呈 "垂腕" 状，第1、第2掌骨间背面皮肤感觉障碍明显。桡骨颈骨折时，可损伤桡神经深支，患者主要表现为伸腕力弱、不能伸指。

3. 尺神经损伤可引起：①运动障碍，表现为屈腕力减弱，无名指和小指远节指关节不能屈曲，拇指不能内收，各指不能互相靠拢。②感觉障碍，手掌、手背内侧缘皮肤感觉丧失，其他分布区感觉迟钝。③肌肉萎缩，小鱼际肌萎缩致小鱼际肌平坦，表现为

"爪形手"。

四、知识拓展

【骨筋膜室综合征的定义及注意事项】

1.定义

骨筋膜室综合征即骨筋膜室内肌肉和神经因急性缺血而产生的早期症候群。主要表现为患肢疼痛、麻木、手指或足趾不自觉屈曲，被动牵拉可引起剧烈疼痛，患肢肿胀、触痛明显。该病多见于前臂掌侧和小腿，常由创伤骨折的血肿和组织水肿使其室内容物体积增加，或由外包扎过紧造成局部压迫使骨筋膜室容积减小而导致骨筋膜室内压力增高所致。

2.注意事项

（1）评估挤压部位情况：因筋膜间区的肌肉肿胀、出血，使筋膜间区内体积增大、压力增高，故应评估受压部位疼痛、肿胀的程度，被挤压肢体运动障碍，关节活动受限等情况。

（2）观察受伤处皮肤色泽和感觉：由于受压部位皮肤张力高，故触及时有较硬的感觉，应评估患者受压部位皮下淤血、红斑和皮肤表面水疱的状况，患肢感觉减退的情况及出现麻木感的程度。如肢体远端皮肤苍白、温度偏低，则提示病情严重；若皮肤逐渐转红，肢体温度逐渐升高，则提示病情有好转趋势。

（3）观察血压和脉搏：肌肉广泛坏死时，血压下降，脉率增快。

（4）观察肾功能：严重时可发生休克、肾衰竭。

（5）评估有无冠心病、高血压、糖尿病等全身性疾病。

案例三　眼外伤患者的救治和护理

一、病例概述

【病情】

患者，男，54岁。主诉：右眼视物模糊不清4 h。

【疾病史】

现病史：患者因车祸致头面部外伤后右眼视物模糊不清4 h入院。眼部体征：右眼视力无光感，左眼视力1.0。右眼睑明显肿胀，眼球脱出眼眶外并向颞侧扭转，部分视神经暴露于鼻侧，角膜上皮粗糙，眼内容物窥不清，下睑内眦部断裂，上睑及颞侧多处皮肤裂伤；左眼结膜无充血，角膜透明，前房轴深4CT，左眼瞳孔直径约3 mm，对光反射灵敏，晶状体透明，玻璃体轻度混浊，眼底视网膜平伏。

既往史：健康状况良好，无其他慢性病史，无过敏史。

【辅助检查】

CT 检查：右眼球完全脱出，晶状体破裂，球后血肿，视神经及眼外肌断裂可能性大，右眼眶颞侧肌锥外少量积气，右眼眶诸骨未见明确骨折征象。

【用药及治疗】

立即将患者送往手术室，于局麻下行"右眼睑结膜裂伤缝合术＋内眦韧带断裂修复术＋非常规眼外肌手术"。术中还纳眼球至眶内，缝合内直肌断端，下直肌复位，上直肌断端查找不到，缝合结膜裂伤口。内眦韧带复位，下泪小管区组织水肿重，用 6-0# 非可吸收缝线缝合下睑断端。眶周和球后注射妥布霉素注射液 2 mL，术毕，用妥布霉素地塞米松眼膏及用 1% 阿托品眼膏涂眼，弹力绷带加压包扎右眼，送回病房。

术后给予绷带包扎 2 天，予患者抗炎、皮质类固醇、营养神经、营养角膜上皮等对症治疗。待炎症控制后考虑行右眼上直肌探查术。术后第 2 天患者眼部检查示：右眼视力无光感，左眼视力 1.0；右眼睑明显肿胀，眶压较高，缝线在位，对合良好，结膜充血，角膜水肿，瞳孔直径 4 mm，直接对光反应消失，余结构均窥不清。眼位：右眼向上运动受限，向下可稍微移动。术后 2 周，患者炎症反应控制尚可，行"右眼内眦韧带断裂修复术＋非共同性斜视矫正术"，术中暴露上直肌断端，位于近肌止端处，可见上直肌远侧断端位于上斜肌腹附近，复位上直肌，可见术眼恢复部分上转功能。术后第 8 天，术眼眼睑轻度肿胀，眼睑闭合完全，结膜充血，角膜透明，前房轴深 4CT，直接对光反应消失，晶体混浊，眼底窥不清；眼位：右眼向上运动情况良好。

二、护理体检、诊断及措施

【护理体检】

T 36.3℃，BP 119/69 mmHg，P 86 次 /min，R 20 次 /min。患者呈急性面容，来时神志清楚，右眼无法查及瞳孔且视力无光感，左侧瞳孔直径约 3 mm，对光反射灵敏。

【护理诊断】

1. 疼痛：与车祸致头面部、眼部受伤有关。

2. 摔倒和坠床的风险：与视力下降有关。

3. 恐惧、焦虑：与突发交通事故导致右眼丧失光感知及担心预后有关。

【护理措施】

1. 疼痛的护理

（1）向患者说明疼痛的原因，转移患者的注意力；做好患者心理护理，耐心倾听患者疼痛感受，帮助患者减轻因恐惧引起的疼痛。

（2）对于疼痛严重的患者，应遵医嘱给予镇痛药，并教给患者有效的止痛方法。

2. 摔倒和坠床的预防

（1）积极向患者介绍病房环境，保持病房内地面清洁、干燥，固定放置患者常用物品；告知患者睡觉时应拉起床档，下床活动行走时要有人陪伴，并应穿防滑鞋。

（2）加强与患者家属的沟通和交流，说明跌倒的原因和危害，发放有插图的预防跌倒的健康教育手册，加强患者及其家属的安全意识；实施 24 h 全面监测，护士应加强巡视，并及时协助医生进行治疗。

（3）要求应有 1 名陪伴者 24 h 照顾患者。

3. 恐惧、焦虑的护理

（1）术前：车祸造成的眼部损伤属于突发性伤害，对患者来说是一个严重的打击。护士应关心、体贴、安慰患者，耐心说明病情及手术的必要性。鼓励患者理性地面对现实，正视自己的变化，减少患者对手术的恐惧。

（2）由于手术后的剧烈疼痛和呕吐，大多数患者会有焦虑情绪，护士要耐心为患者解释疼痛、呕吐的原因，积极安慰、鼓励、引导患者，转移注意力，加强病房巡视，与患者沟通；鼓励患者，如轻拍患者肩膀，或握住患者的手，并告诉患者疼痛的暂时性，消除其紧张和恐惧，增强其对疼痛的耐受力，促进疾病康复。

4. 健康宣教

（1）因患者术前和术后的视力可能会明显降低，且在给予患者术眼包扎后，会明显影响患者的视力状态，这都增加了患者术后摔倒的风险，故摔倒是眼科手术患者最常见的受伤原因之一，会大大延缓患者的康复进程，甚至会引起其他疾病，影响患者的预后。护理人员应向患者及其家属积极宣教预防摔倒的重要性，取得患者及其家属的配合，进而有效预防患者摔倒。

（2）指导患者出院后要按照医嘱继续使用眼药水，并向患者及其家属说明出院后使用眼药水的方法、时间、注意事项；注意眼睛卫生，保持眼睛清洁，防止感染。

（3）引导患者注意保护健康眼睛的现有视力，保持愉快的心情，劳逸结合，规律作息；嘱患者如果健康眼睛出现疼痛不适、视力下降等情况，应及时入院治疗。

三、护理查房总结

1. 饮食护理：患者全身麻醉清醒 6 h 后，若无呕吐不适，可以进少量流质饮食，后逐渐转向清淡、易消化的软性食物；应选择高蛋白和富含维生素的食物，禁食辛辣、刺激、坚硬的食物。保持大便通畅，防止便秘；若 3 天无排便，应遵医嘱给予缓泻药，防止患者因腹部压力增加导致手术眼出血。

2. 手术眼的护理：术后加压包扎 48～72 h，防止切口出血和结膜水肿。注意观察敷料的外观，有无渗血或松动移位。如果绷带脱白，应及时包扎。如有大量渗出液和血液，应适当延长加压包扎时间。敷料每天更换 1 次，并严格执行无菌技术操作。更换敷料前，可用含盐棉签擦去患者眼部分泌物，然后使用抗生素眼药水；如有必要，可进行冲洗以增加药物的功效。不要过度移动患者头部，以免导致切口裂开和出血等并发症。结膜水肿是眼外伤的主要表现之一，术后患者结膜会出现不同程度的水肿，可使用抗生素和激素滴眼液，每2h使用1次。患眼可用50%硫酸镁湿敷，每天2次，每次15 min，并需加压包扎，2～3周结膜水肿会逐渐消退。嘱患者注意保持眼睛清洁，不要让水流入患侧眼；如无感染，7～10天可拆除结膜缝合线。

3. 义眼护理（如有植入义眼，请参考以下护理措施）：人工眼的植入对患者的形象和未来的生活有着很大的作用。护士必须向患者介绍植入义眼的注意事项，帮助患者选择合适大小及外形的义眼片。角膜的大小、虹膜和巩膜的颜色应接近健康眼。在安装义眼初期，应教会患者装卸义眼、清洗结膜囊、保持眼睛清洁的方法——每天清洁手后取下义眼，用生理盐水冲洗结膜囊，清除积聚在义眼内的分泌物，保持结膜囊清洁；每天晚上把义眼取下来清洗，用冷水浸泡，第二天再戴上。指导患者正确使用抗生素眼药水预防结膜炎，如有结膜炎，应取出义眼待恢复后再行佩戴。

四、知识拓展

【眼药水的正确使用方法】

滴眼药水前将手洗干净，取出眼药水，检查有无沉淀、是否过期及药液名称等，若有沉淀应在使用前摇匀。可以采取坐位或者仰卧位，头稍向后仰，用同侧手的食指和拇指分开上、下眼睑，眼睛朝向眉毛看，同时将眼药水滴入下眼睑，然后轻轻闭上眼睛并转动眼球，使药液充分分布于结膜囊内，闭眼5 min左右即可；因为角膜神经丰富、反应敏感，故应注意滴眼药水时不要将眼药滴在角膜上，否则容易引起闭眼反应。在滴眼药时还要注意按压鼻泪管，以防止眼药流入鼻腔；通常情况下，结膜囊的容量大小为仅能容下1滴眼药水。

【眼球内容物及其作用】

眼球内容物包括房水、晶状体和玻璃体，它们与角膜共同构成眼的屈光系统，具有屈光作用。

1. 房水：为无色透明的液体，充满于眼房中。房水由睫状体产生，经眼球后房、瞳孔到眼球前房，再经虹膜角膜角渗入巩膜静脉窦，最后汇入眼静脉。房水的正常循环有维持眼内压、输送营养物质以营养角膜和晶状体的功能。若房水回流受阻，则会引起眼内压增高，致使视力减退甚至失明，临床上称为青光眼。

2. 晶状体：位于虹膜与玻璃体之间，呈双凸透镜状。晶状体内不含血管和神经，无色透明而有弹性。晶状体表面包有薄而透明的晶状体囊，周缘借晶状体小带连于睫状体。晶状体的曲度可随睫状肌收缩而改变。当看近物时，睫状肌收缩，睫状小带松弛，晶状体由于本身的弹性而变厚，折光能力增强；当看远物时，睫状肌舒张，睫状小带被拉紧，晶状体变薄，折光能力减弱。晶状体的上述调节可使所看物像恰好聚集到视网膜上。老年人因晶状体弹性减弱，看近物时模糊，看远物时较清晰，俗称"老花眼"；若因代谢和外伤等原因，晶状体发生混浊而影响视力，临床上称为白内障。

3. 玻璃体：玻璃体由无色透明的胶状物质构成，位于晶状体与视网膜之间，表面被覆着玻璃体，具有折光和支持视网膜的作用。若支持作用减弱，可导致视网膜剥离；若玻璃体混浊，可影响视力，临床上称为飞蝇症或飞蚊症。

案例四　脾破裂患者的救治和护理

一、病例概述

【病情】

患者，男，18 岁。主诉：从行驶的三轮车上摔落致腰痛、腹痛 1 h。

【疾病史】

现病史：患者因从行驶的三轮车上摔落致腰痛、腹痛 1 h，由急诊平车入院。自觉腰痛、腹痛，左上腹为剧。

既往史：健康状况良好，无其他慢性病史，无过敏史。

【辅助检查】

1. 实验室检查：血红蛋白 93 g/L。

2. CT 检查：胸部 CT 未见明显异常，腹部 CT 考虑脾血肿，腹、盆腔积液。

【诊断】

腰 1、2 横突骨骨折但无移位，右 11 肋骨骨折，脾破裂伴大出血。

【用药及治疗】

1. 入院后予患者心电监护及氧气吸入，禁食、禁饮。

2. 建立两条静脉通路，予患者抗感染治疗、止血、补充血容量、护胃、补液及对症支持治疗，改善休克状态。

3. 严密监测患者生命体征及腹痛情况，定期复查血常规及生化各项指标，拟予急诊手术。

二、护理体检、诊断及措施

【护理体检】

T 36.1℃，P 99 次 /min，R 25 次 /min，BP 125/75 mmHg，SpO$_2$ 96%。患者来时面色苍白、躁动、呼吸急促、四肢稍冷；左面部、左眼角外侧、口唇有裂伤致出血；左上臂、右上臂、腰背部多处大面积擦伤；左上腹压痛，反跳痛（+）。

【护理诊断】

1. 组织灌注量不足：与脾破裂致大量失血有关。

2.焦虑：与担心疾病的预后有关。

3.自理能力缺陷：与术后卧床休息和置管限制有关。

4.潜在并发症：出血、感染、静脉血栓形成、胰瘘。

【护理措施】

1.组织灌注量不足的护理

（1）术前护理措施：①密切观察患者的病情，将脉搏、心率、血压、意识、SaO_2、腹部体征等作为常规监测项目。②补充血容量，建立两条静脉通道，迅速输入平衡的盐溶液和血浆或代用品，扩大血容量，维持水、电解质、酸碱平衡，改善患者休克状态。如患者发生休克，入院后给予患者仰卧位、凹位，抬高头、胸，下肢抬高15°～30°；不要随意移动患者，嘱患者大小便也要在床上进行，避免因伤口部位活动而加重出血和休克。③保持患者呼吸道通畅，吸入氧气改善失血引起的身体缺氧，提高有效通气量。④密切观察患者尿量变化，常规留置尿管，观察单位时间尿量，了解肾脏冲洗情况。如果尿量超过30 mL/h，则说明患者休克已得到纠正或处于代偿期；如果尿量小于30 mL/h甚至无尿，则表明患者已进入休克或肾功能衰竭阶段。

（2）术后护理措施：①根据患者病情变化，监测各项指标，遵医嘱输入悬浮红细胞、血浆，并观察有无输血反应。②准备两条有效的静脉通路用于术后快速补液，防止血容量不足。

2.焦虑的护理

患者因意外受伤导致脾破裂，疼痛及病情严重，处于紧张状态，伴有恐惧、急躁、焦虑等情绪，护士应进行心理疏导，帮助患者缓解心理压力，让患者了解手术的目的、意义、效果，进而缓解甚至消除其紧张和恐惧情绪；同时应及时将治疗措施和病情变化告知患者家属，以便取得配合。

3.自理能力缺陷的护理

（1）密切观察患者精神状态、生命体征、尿量、腹部伤口渗血及渗液情况，注意其体温变化，发热类型、持续时间及怕冷、畏寒等临床表现。

（2）患者术后3 h血压稳定后，给予患者半卧位，有利于腹腔引流，降低腹腔张力，减轻伤口疼痛，防止引流管堵塞。还需要观察并记录引流液的颜色、性状和量。术后第3天，若引流量小于10 mL，无明显渗血、渗液，可拔除引流管。

（3）给予患者舒适的体位，帮助患者早期进行适当的运动，以促进胃肠功能的恢复，防止肠道粘连；鼓励患者深呼吸、咳嗽、咳痰，预防肺部并发症。

（4）注意患者的口腔护理，保持床单位清洁、干燥，加强皮肤清洁，防止压力性损伤。

（5）如保留尿管，每天需对尿道口进行消毒，保持其清洁、干燥，预防尿路感染。

（6）如果放置胃管，应保持有效负压，观察引流液的颜色、性状和量，并记录24 h内引流液总量。

4. 潜在并发症的预防

（1）出血：若腹膜引流液颜色鲜红，引流量每小时 150 mL 以上，或皮肤湿冷、脉搏细速、尿量减少，则表明腹膜出血休克伴有腹胀、腹膜刺激。

（2）感染：主要表现为术后高热，左 1/4 肋骨区扣痛，体温升高，可能出现腹部或切口感染。由于患者术后害怕伤口疼痛，不敢咳嗽，容易发生肺部感染；伤口敷料渗出血液或其他液体，容易引起周围皮肤红、肿、热、痛，出现伤口感染。

（3）血栓：脾切除术后，血小板增多，血液处于高凝状态，容易导致双下肢血栓形成。应同时观察是否有腹痛、腹胀、便血、恶心、呕吐，以预防肠系膜血栓形成。

（4）胰瘘：密切观察引流液的颜色、性状和量，观察患者有无腹痛、腹胀、呕吐等症状，并检查血、尿淀粉酶，检测胰腺功能的稳定性。

三、护理查房总结

抢救脾破裂所致的失血性休克患者时，护士快速、敏捷的应变能力和熟练的抢救技能是确保抢救成功的基础；除采取手术方式直接止血外，快速大量补充血容量维持有效循环也是抢救成功的关键；保持患者呼吸道通畅，及时吸氧，改善器官缺氧状态，对纠正休克、酸中毒极其重要。在抢救过程中，护士应严密观察患者病情，及时发现并处理相关问题；做好术前准备，以便及时手术治疗；加强围手术期的监测、观察和护理，减少并发症。

四、知识拓展

【脾脏的解剖特点】

脾脏是一个血供丰富而质脆的实质性器官。它被与其包膜相连的诸韧带固定在左上腹的后方，与第 9 ～ 11 肋相对应，长轴与左第 10 肋一致，通常在左肋弓下缘不能触及。虽有下胸壁、腹壁及膈肌的保护，但外伤暴力很容易使其破裂引起内出血。脾脏损伤居腹腔脏器损伤的首位。

【脾脏的功能】

脾脏是外周免疫器官之一，主要有三大功能：①储血。②造血。③清除衰老红细胞和进行免疫应答。脾功能亢进时可能会引起红细胞及血小板减少。

【脾破裂分类及治疗原则】

1. 脾破裂分类

（1）外伤性脾破裂：最多见，通常都有明确的外伤史，裂伤部位以脾脏的外侧凸面为多，也可在内侧脾门处，主要取决于暴力作用的方向和部位。破裂如发生在脏面，尤其是邻近脾门者，有脾蒂撕裂的可能。外伤性脾破裂又分为开放性和闭合性两类：开放性脾损伤多由划刺、子弹贯通和爆炸等所致；闭合性脾损伤多由交通事故、坠落伤、左胸外伤和左上腹挫伤等引起。

（2）自发性脾破裂：极少见，且主要发生在病理性肿大的脾脏（如血吸虫病、疟疾、淋巴瘤等）；如仔细追询病史，多数有一定的诱因，如剧烈咳嗽、打喷嚏，或突然体位改变等。

（3）医源性脾破裂：多见于在手术过程中操作不当引起。

2. 治疗原则

脾破裂经确诊且符合手术指征者，原则上应紧急手术处理，但应根据损伤的程度和当时的条件决定全部或部分地保留脾脏；自发性脾破裂则以脾切除为主。

【区别实质性脏器损伤和空腔脏器损伤】

1. 实质性脏器损伤

（1）症状：脾、肝、胰等实质性脏器或大血管受损时，表现为内出血。患者面色苍白、脉率加快、四肢湿冷，严重时脉搏微弱、血压不稳、尿量减少，甚至出现失血性休克。腹痛呈持续性，一般不严重，但肝、胰腺损伤者可因胆汁、胰液外漏刺激腹膜而出现明显腹痛。

（2）体征：肝、胰腺损伤时腹膜刺激征明显，体征最明显处一般即为损伤所在。出血较多者在后期有明显腹胀和移动性浊音。肝、脾包膜下破裂或肠系膜、网膜内出血，腹部可触及肿块。

2. 空腔脏器损伤

（1）症状：胃、肠道、胆道破裂时，主要表现为弥漫性腹膜炎，患者出现持续性剧烈腹痛，伴恶心、呕吐，稍后出现体温升高、脉率加快、呼吸急促等全身感染的表现，严重时发生感染性休克。空腔脏器破裂也有某种程度的出血，但出血量一般不大，除非有合并邻近大血管损伤，可出血、呕血、便血等。

（2）体征：最为突出的是腹膜刺激征，其程度因空腔脏器内容物不同而异。胃液、胆汁、胰液刺激性最强，肠液次之，血液最轻。患者有时会出现气腹征，腹腔内游离气体常致肝浊音界缩小或消失，而后可因肠麻痹出现腹胀，肠鸣音减弱或消失。

案例五　创伤性蛛网膜下腔出血患者的救治和护理

一、病例概述

【病情】

患者，男，55岁。主诉：无（患者神志浅昏迷）。

【疾病史】

现病史：因车祸致多发伤4个多小时入急诊，来时患者神志浅昏迷，头面部可见大量血迹，头顶皮肤肿胀，右侧耳道充满血液，口腔充满血性液体，双侧瞳孔不等大，左侧瞳孔直径约5 mm，右侧瞳孔直径约3 mm，双侧瞳孔对光反射迟钝，呼吸道、气道梗阻，胸廓不对称，可见反常呼吸，胸廓挤压征阴性，呼吸急促，双肺呼吸音对称，双肺可闻及大量干、湿啰音，腹部无开放性创伤，全腹压痛、反跳痛无法检查，四肢无开放性创伤。左小腿肿胀，外观畸形，骨盆无开放性创伤，骨盆挤压征（-），脊柱叩压痛无法检查，耳鼻喉外耳道出血，背部无开放性创伤，无其他特殊情况。

既往史：健康状况良好，无其他慢性病史，无过敏史。

【辅助检查】

实验室检查：血红蛋白 116 g/L，血小板计数 399×10⁹/L，白细胞计数 7.02×10⁹/L，中性分叶核粒细胞百分比 61.1%，总胆红素 5.5 μmol/L，天冬氨酸氨基转移酶 8 IU/L，丙氨酸氨基转移酶 6 IU/L，白蛋白 36.4 g/L，肌酐 32 μmol/L，血钙 2.27 mmol/L，血钠 122.1 mmol/L，血钾 3.80 mmol/L，血氯 85.7 mmol/L。

【诊断】

①车祸伤致全身多发伤。②头颈部：蛛网膜下腔出血；左眼眶、左筛骨、上颌骨及右颞下颌关节多发骨折，右颞下颌关节脱位，鼻中隔及鼻骨骨折。③胸部：双肺挫伤，纵隔血肿，多处肋骨（大于 3 处）骨折，左侧气胸。④腹部：外伤性胰腺炎。⑤四肢：左胫腓骨骨折，左上臂皮肤裂伤。⑥水、电解质紊乱：低钠、低氯血症。

【用药及治疗】

患者入急诊后予以心电监护，入重症监护室后予特级护理，先后予气管插管＋有创呼吸机辅助通气、气管切开＋有创呼吸机辅助通气、胸腔闭式引流、抗感染、补液、镇痛、镇静、升压等治疗，患者顺利脱机后予人工鼻辅助通气，气管切开接人工鼻 5 L/min，已拔除胸腔闭式引流管，呼之能睁眼，偶有右手自主活动。患者双侧瞳孔等大等圆（直径约 3 mm）、对光反射灵敏，双眼球结膜充血水肿，左眼淤青肿胀，左下颌见 5 cm 皮肤裂伤，左眼睑见 2 cm 裂伤，创口干燥结痂，无明显脓性分泌物。胃管在位固定，颈软，气管居中，桶状胸，双侧呼吸音粗糙，可闻及散在细小湿性啰音。双上肢肿胀，左上臂敷料覆盖，未见明显渗血、渗液，左小腿石膏外固定，未行牵引，左膝关节畸形，左下肢肿胀，双下肢肌力无法配合无法查及，病理征阴性。双下肢足背动脉搏动可扪及。现予以抗感染、祛痰、营养支持等治疗，予人工鼻吸氧、肠内营养支持。

二、护理体检、诊断及措施

【护理体检】

T 36.1℃，P 99 次/min，R 26 次/min，BP 143/99 mmHg，SpO₂ 100%。患者保留气管切开并妥善固定，接人工鼻吸氧 5 L/min，气切处周围皮肤发红，少量痰液渗出，适时吸痰，经气切导管吸出大量黄色黏稠痰液，保持呼吸道通畅。保留尿管，引流出黄色清亮尿液；保留经口胃管（尖端距门齿约 55 cm），均妥善固定于床旁，密切观察患者病情变化。

【护理诊断】

1. 疼痛：与车祸致多处损伤有关。

2. 有非计划性拔管的风险：与误操作或患者不配合等有关。

3. 压力性损伤的危险：与患者不能自主翻身、长期卧床有关。

4. 其他潜在并发症：脑血管痉挛、脑疝、消化道出血、感染、癫痫。

【护理措施】

1. 疼痛的护理

（1）解除疼痛刺激源，如降低颅内压、包扎头部伤口等。

（2）药物止痛：可用止痛剂、镇静剂。给药途径有口服、注射、外用等。

（3）心理护理：尊重并接受患者对疼痛的反应，向患者解释疼痛的原因、机理，介绍减轻疼痛的措施，建立良好的护患关系，有助于减轻患者焦虑、恐惧等负性情绪，从而缓解疼痛压力。

2. 非计划性拔管的预防

（1）患者保留气管切管、胃管及尿管时，应严格按照要求妥善固定；患者嗜睡时，应给予相应的保护性措施，避免脱管。

（2）如果患者不清醒、脾气暴躁、拒不配合，要及时向患者家属说明基于患者病情的需要，要对其进行保护性约束，必要时，应进行合理镇静、镇痛。在进行保护性约束时，应注意观察患者四肢的温度、约束带松紧度是否适宜，避免造成压力性损伤；保留气管插管时，应予镇静、镇痛，密切观察患者病情变化。

（3）所有管路应固定正确、稳妥，加强二次固定。

（4）在进行相关治疗、护理和移动患者前，应整理管路，确保管路安全。

（5）指导患者及其家属在进行带管活动及改变体位时正确保护管路，防止管路被牵拉脱落。

（6）密切观察、动态评估患者拔管的危险因素，及时发现并处理问题。

3. 压力性损伤的预防

给患者使用气垫床，每2小时翻身拍背1次；翻身时避免用力牵拉，并按摩受压部位；随时保持患者床单位清洁、干燥，防止感觉障碍的身体部位受损伤。

4. 其他潜在并发症的预防

（1）脑血管痉挛：密切注意患者的瞳孔及意识。

（2）脑疝：密切观察患者是否有脑疝先兆，如果发现相关症状，需要立即通知医生并及时遵医嘱使用脱水剂，如甘露醇、甘油果糖、呋塞米等，迅速滴注，以迅速降低颅内压。

（3）消化道出血：蛛网膜下腔出血患者易发生应激性上消化道出血，应注意观察患者有无呃逆、上腹部不适、呕血、便血、血压下降、脉搏增快、面色苍白、尿量减少等症状和体征。此类患者鼻饲时需回抽胃液，注意观察胃液是否有咖啡色或血性、有无排黑便。

（4）感染：①大小便失禁者，给予保留尿管护理。②患者保留胃管、意识障碍，不能自行口腔护理，给予患者每天2次口腔护理，必要时使用漱口液进行口腔护理，同时也预防肺部感染。

（5）预防癫痫：常备开口器或压舌板，防止患者抽搐时发生舌咬伤；保持患者呼吸道通畅，使其头偏向一侧。

三、护理查房总结

1. 蛛网膜下腔出血

蛛网膜下腔出血通常为脑底部动脉瘤或脑动脉畸形破裂，血液直接进入蛛网膜下腔所致的急性出血性脑血管病，约占脑卒中的10%，占出血性卒中的20%。

2. 脑膜刺激征

（1）颈强直：患者仰卧，检查者以一手托起患者枕部，另一只手置于患者胸前让患者被动地做屈颈动作，如检查者在给患者做这一被动屈颈检查时感觉到抵抗力增强，即为颈部阻力增高或颈强直，在排除颈椎或颈部肌肉局部病变后即可认为患者有脑膜刺激征。

（2）Kernig征（克尼格征）：患者仰卧，一侧下肢髋、膝关节屈曲成直角，检查者将患者小腿抬高伸膝。正常人膝关节可伸达135°，如伸膝受阻伴疼痛与屈肌痉挛，则为阳性。

（3）Brudzinski征（布鲁津斯基征）：患者仰卧，下肢伸直，检查者一手托起患者枕部，另一手按于其胸前，当患者头部前屈时，双髋与膝关节同时屈曲则为阳性。

四、知识拓展

【脑疝的预防】

1. 严密观察：观察患者生命体征、神经系统体征变化，对有潜在脑疝风险的患者，一旦发现心率减慢、血压升高、颅内压增高的情况，或者患者出现一侧瞳孔散大、对光反射消失等脑疝迹象，应及时报告医生，采取迅速脱水、降颅内压治疗，进行神经影像学检查，必要时行手术治疗，尽可能预防脑疝的发生。

2. 适当抬高头部：有助于促进头部、颈部静脉回流，降低颅内压。

3. 防止窒息：患者呕吐时，尽可能将其头偏向一侧，并及时清除口腔内呕吐物，避免由于呕吐物引起窒息，使患者脑部缺氧加重，进而诱发脑疝。

【硬脑膜外血肿、硬脑膜下血肿及颅内血肿的表现】

1. 硬脑膜外血肿

血液积聚于颅骨与硬脑膜之间，由于颅盖部的硬脑膜与颅骨附着较松，易于分离，颅底部硬脑膜与颅骨附着较紧，所以硬脑膜外血肿一般多见于颅盖部，以颞部最多见。

出血来源以脑膜中动脉最常见。

2. 硬脑膜下血肿

指出血积聚于硬脑膜与蛛网膜之间的血肿，是颅内血肿中最常见者。出血来源可分为脑挫伤所致的皮质动脉或静脉破裂，也可由脑内血肿穿破皮质流到硬脑膜下腔。

3. 颅内血肿

（1）意识障碍：血肿导致颅内压增高和脑疝所致。硬膜外血肿典型表现为存在中间清醒期，即受伤后立即昏迷，清醒后再次昏迷。

（2）颅内压增高及脑疝表现：头痛，呕吐，视神经乳头水肿，患侧瞳孔先缩小后扩大、对光反射迟钝或消失。

（3）生命体征紊乱：血压升高，心率缓慢，呼吸深慢，体温升高；合并脑疝时，血压下降，心率快弱，呼吸快而不规则。

（4）局部症状和体征：病变对侧肢体肌力减退、偏瘫、失语、局灶性癫痫等，由脑挫裂伤，或脑疝，或血肿压迫所致。

（5）脑萎缩、脑供血不足的表现：慢性硬膜下血肿常表现为智力障碍、精神失常、记忆力减退。

案例六　创伤性开放性气胸患者的救治和护理

一、病例概述

【病情】

患者，女，40岁。主诉：胸痛、呼吸困难、不敢深呼吸及咳嗽。

【疾病史】

现病史：患者半小时前发生车祸，伤后15 min送入医院。右胸壁可见有一直径约3 cm的伤口，可听见空气出入的"嘶嘶"声；右胸壁压痛明显，局部胸壁有反常活动。

既往史：无手术史、过敏史、家族史、吸烟史。

【辅助检查】

X线检查：胸部X线示右侧第4、第5、第6肋多发肋骨骨折，右肺全部萎缩，右侧胸腔积气，气管、纵隔向左移位。

【诊断】

开放性气胸、多处肋骨骨折。

【用药及治疗】

急诊予以补液、镇痛、伤口处理、安置胸腔闭式引流管等对症处理，合血，密切观察病情变化。

二、护理体检、诊断及措施

【护理体检】

T 36.6℃，P 54 次/min，R 22 次/min，BP 96/56 mmHg，SpO$_2$ 95%。患者来时神志清楚，对答切题，急性面容，双侧瞳孔等大等圆（直径约 3 mm）、对光反射灵敏，气紧，呼吸困难，全身皮肤及巩膜无黄染，浅表淋巴结未触及明显肿大，头颅正常无畸形。颈软，气管居中、甲状腺等大，全腹无压痛、反跳痛及肌紧张，肝脾未触及，移动性浊音（－），肠鸣音存在，脊柱、四肢无畸形，双下肢无水肿。

【护理诊断】

1. 气体交换受损：与肺损伤、组织缺氧和呼吸型态改变有关。

2. 疼痛：与肋骨骨折有关。

3. 有非计划性拔管的风险：与误操作或患者不配合等有关。

4. 活动无耐力：与疼痛及活动受限有关。

5. 睡眠型态紊乱：与疼痛、焦虑及胸腔闭式引流置管有关。

6. 舒适度改变：与气胸所致疼痛有关。

7. 知识缺乏：缺乏疾病预防、治疗的相关知识。

8. 其他潜在并发症：胸腔积液、血气胸、感染性休克。

【护理措施】

1. 气体交换受损的护理

（1）根据病情给予患者 2～4 L/min 氧气吸入。

（2）体位：如果患者病情稳定，可采取半卧位，以降低横膈膜，利于其呼吸。

（3）病情观察：观察患者是否有呼吸困难、发绀、缺氧等症状。

（4）鼓励患者勤翻身、深呼吸、咳嗽，加快胸腔气体排出，促进肺复张；鼓励患者有效咳痰；如痰液不易咳出，可使用祛痰药物及雾化吸入，以保持呼吸道通畅。

2. 疼痛的护理

（1）一般护理：选择适合患者的体位。将患者置于斜坡位（床头抬高 45°～60°，床尾抬高 10°）；在患者血压稳定后，可以采用倾斜体位，便于胸腔内液体和气体的排出，利于肺的复张，也便于呼吸功能的锻炼，以及降低切口的张力。

（2）用药护理：此类创伤患者多疼痛难耐，应遵医嘱予以止痛药，做好疼痛护理；转移患者注意力，做好疼痛心理护理。在疼痛缓解后，鼓励患者在康复期深呼吸、咳嗽，进行肺部功能训练，避免因疼痛难耐所致肺部感染，减缓康复进程。

（3）饮食护理：体耗较高的创伤患者，应补充足够的蛋白质，也应多吃富含纤维的食物，以保持排便顺畅。危重患者要卧床休息，做好日常生活护理，摄入高热量、高蛋白、高维生素的食物，加强营养支持。

（4）皮肤护理：应为因疼痛不愿翻身的患者耐心详细地讲解翻身的重要性，并协助其翻身，保持床单位整洁、干燥，给患者提供安静、舒适的环境。

（5）心理护理：开放性气胸病情变化快，患者发生严重的呼吸困难时，容易出现恐惧、焦虑等。病情的反复也会使患者更加多疑、紧张、易怒，产生对死亡的恐惧感，此时，医务人员应列举治疗成功的例子，以帮助患者减轻精神负担。护士应该认真倾听患者的主诉，为其提供安慰，语言应友好，以缓解患者的紧张和焦虑，放松患者的身心，使其以良好的心理状态配合治疗及护理。

（6）其他：嘱患者避免一切增加肺内压的因素，保持排便通畅，排便时避免用力而加重气胸。咳嗽或打喷嚏可引起肺部通气过度，气胸加重，使刚愈合的肺泡再次破裂，导致引流液逆流引起感染；因此，有必要协助患者排出痰液，保持呼吸顺畅，引导患者进行深呼吸练习，如吹气球等，以促进肺复张。做好手卫生，嘱患者按时服药，定期复查，增强体质；在发病 1～3 个月避免剧烈活动，如打篮球、跑步等活动，养成良好生活习惯，避免一切诱发因素。

3. 非计划性拔管的预防

（1）如果患者脾气暴躁、拒不配合，要及时向患者家属说明患者病情的需要，并对患者进行保护性约束。在进行保护性约束时，应注意观察患者四肢的温度、约束的松紧度是否适宜，避免造成压力性损伤。

（2）所有管路应固定正确、稳妥，加强二次固定。

（3）在进行相关治疗、护理和移动患者前，应整理管路，确保管路安全。

（4）指导患者及其家属在带管活动及改变体位时正确保护管路，防止管路被牵拉脱落。

（5）对不清醒、不配合和烦躁易激惹的患者应进行合理、必要的约束，防止其因躁动、烦躁而意外拔管。必要时，应进行合理镇静。

4. 活动无耐力的护理

（1）协助患者进行日常生活，为患者安排好营养支持，在康复期，对患者进行功能训练。

（2）密切关注患者心率、外周血氧饱和度、血压及胸腔闭式引流等情况，保持呼吸道通畅，及时清理呼吸道分泌物；定时协助患者翻身，预防压力性损伤的发生。

5. 睡眠型态紊乱的护理

（1）尽量减少或消除影响患者睡眠型态的相关因素，如治疗躯体、精神疾病；及时、妥善处理好患者的排泄问题。协助医生调整影响睡眠规律的药物种类、剂量和给药时间。为患者安排合理的运动，减少其白天卧床睡眠的时间。帮助患者适应生活方式或环境的改变。夜间患者睡眠时，除必要的观察和操作外，不宜干扰患者睡眠。

（2）通过进行有针对性的心理护理，减轻患者的焦虑、恐惧、抑郁等情绪，从而改善患者的睡眠。

6. 舒适度改变的护理

指导患者取合适体位，严密观察患者病情，对于疼痛严重者，可遵医嘱使用止痛剂；教给患者通过转移注意力减轻疼痛的方法，如听音乐；避免剧烈咳嗽，必要时给予止咳剂。

7. 对知识缺乏患者的指导

通过聊天及问卷等形式，了解患者缺乏何种知识，并根据患者年纪及知识文化水平，向患者解释、说明开放性气胸的病理生理、治疗措施及引流管的护理等。可以安排相同病种的患者住一间病房，便于通过病友交谈、康复患者的经验分享等方式向患者普及气胸知识。还可通过视频讲解、日常互动、宣传小手册等形式，向患者及其家属生动形象地普及有关知识。

8. 其他潜在并发症的预防

（1）胸腔积液：发生率为30%～40%，多在气胸发病后3～5天出现，通常为小量气胸积液，可无临床表现，或出现胸闷、胸痛、干咳等症状。积液不仅会加重肺萎陷，对于开放性气胸者而言还易发展成脓气胸。

（2）血气胸：血气胸多由气胸引起胸膜粘连带中的血管撕裂导致。表现为内出血症状，患者有面色苍白、呼吸困难、脉细而弱、血压下降、休克等。其病情轻重与撕裂的血管大小有关。小的出血可随血管的收缩和内皮的卷缩自行停止；严重的血气胸则发病急骤，患者除胸闷、胸痛、气促外，还有头晕、心慌、面色苍白、皮肤凉湿、血压下降等出失血性休克征象。X线检查可见液气平面，胸腔穿刺为全血。

（3）感染性休克：表现为寒战、高热、多汗、出血、意识障碍、少尿、四肢冰冷等。

三、护理查房总结

应向患者讲解胸腔闭式引流管的相关知识及其意外脱落时的护理措施。

1. 胸腔闭式引流管的护理

（1）安置胸腔闭式引流管指征：呼吸困难明显、肺压缩程度较大的不稳定型气胸患者，包括开放性气胸、张力性气胸和气胸反复发作的患者，无论气胸容量多少，均应尽早行胸腔闭式引流。

（2）引流置管位置：①积气，前胸壁锁骨中线第2肋间隙。②积液，腋中线与腋后线间第6或第7肋间隙。③脓胸，脓液积聚最低处。

（3）引流瓶放置的位置：引流瓶应始终保持直立，并低于胸壁引流口平面60～100 cm。下地活动时胸瓶高度应在膝盖以下。搬运患者时应注意保持引流瓶低于胸膜腔位置。

2. 胸腔引流管的护理

（1）保持管道的密闭。检查引流装置是否密闭及引流管有无脱落，水封瓶长玻璃管没入水中3～4 cm，并始终保持直立；引流管周围用油纱布包盖严密；更换引流瓶时，需双重关闭引流管，以防空气进入；备两把血管钳在患者床旁，引流管连接处脱落或引流瓶损坏时，应立即双钳夹闭胸壁引流导管，并更换引流装置；若引流管从胸腔滑脱，应立即用手捏闭伤口处皮肤，消毒处理后，用凡士林纱布封闭伤口，并协助医生做进一步处理；平时用宽胶布给予固定。

（2）严格无菌操作，防止逆行感染，引流装置应保持无菌，保持胸壁引流口处敷料清洁、干燥，一旦渗湿，及时更换；引流瓶应低于胸壁引流口平面 60～100 cm，以防瓶内液体逆流入胸膜腔；按规定时间更换引流瓶，更换时严格遵守无菌操作规程。

（3）保持引流管通畅，闭式引流主要靠重力引流，有效地保持引流管通畅的方法有：患者取半坐卧位；定时挤压胸膜腔引流管，防止引流管阻塞、扭曲、受压；鼓励患者做咳嗽、深呼吸动作及变换体位，以利胸腔内液体、气体排出，促进肺扩张。

3. 观察和记录

注意观察长玻璃管内的水柱波动。因为水柱波动的幅度反映无效腔的大小与胸膜腔内负压的大小。一般情况下水柱上下波动 4～6 cm。若水柱波动过高，可能存在肺不张；若水柱无波动，则示引流管不畅或肺已完全扩张；但若患者出现胸闷气促、气管向健侧偏移等肺受压等情况，应疑为引流管被血块堵塞，需设法捏挤或使用负压间断抽吸引流瓶的短玻璃管，促使其通畅，并立即通知医生处理；观察引流液的颜色、性状和量，并准确记录。

4. 拔管

一般置引流管 48～72 h，临床观察无气体溢出，或引流量明显减少且颜色变浅，24 h 引流液＜ 50 mL，脓液＜ 10 mL，胸部 X 线示肺膨胀良好无漏气，患者无呼吸困难，即可拔管。护士协助医生拔管，在拔管前应先嘱患者先深吸一口气，在吸气末迅速拔管，并立即用凡士林纱布或厚敷料封闭胸壁伤口，外加包扎固定。拔管后注意观察患者有无胸闷、呼吸困难、切口漏气、渗液、出血、皮下气肿等，如发现异常应及时通知医生处理。

四、知识拓展

【发生开放性气胸的急救处理原则】

开放性气胸易于诊断，一经发现，必须立刻急救。应根据患者当时所处现场的条件，实施自救或互救，尽快封闭胸壁创口，变开放性气胸为闭合性气胸，可用大型急救包、多层清洁布块或厚纱布垫，要求封闭敷料范围应超过创缘 5 cm。患者到达医院后首先给予输血、补液和吸氧等治疗，纠正呼吸和循环功能紊乱，同时进一步检查和弄清伤情，待患者全身情况改善后，尽早在气管插管麻醉下进行清创术并安放胸腔闭式引流，如果有肺、支气管、心脏和血管等胸内脏器组织的严重损伤，应尽早剖胸探查。

【张力性气胸的临床表现及急救处理】

1. 临床表现：由于发生创伤性张力性气胸，气体只进不出，导致肺萎陷，随着气体的增加，胸腔内压力持续升高，静脉回血量减少，纵隔向健侧移位，造成气管和上、下腔静脉扭曲，进一步减少回心血量，并影响心排血量，导致低血压，患者出现严重或极度呼吸困难、烦躁、意识障碍、大汗淋漓、发绀、明显三凹征、气管向健侧移位、肺部叩诊呈鼓音、患侧呼吸音消失、颈静脉怒张，并形成广泛皮下气肿等。

2. 急救处理：一旦确诊，立即处置。快速抽出患者胸腔内气体，解除压迫，迅速恢复胸膜腔内负压，使肺及早复张，以改善患者呼吸困难的症状，纠正紧急情况；其次是保证胸腔闭式引流通畅，避免继发性感染，如果现场出现伤口，应立即封闭，使张力性气胸变为开放性气胸，改善症状。

【闭合性气胸、开放性气胸、张力性气胸三者的区别】

1.闭合性气胸

（1）病理生理：空气通过胸壁或肺的伤道进入胸膜后，伤道立即闭合，气体不再进入胸膜腔，此时胸腔内负压减少，但仍低于大气压。患侧肺部分萎缩，使有效气体交换面积减少，影响肺通气和肺换气功能。伤侧胸膜腔内压增加，可引起纵隔向健侧移位。

（2）症状：轻者胸闷、胸痛，重者出现呼吸困难，主要与胸膜腔积气量和肺萎陷程度有关。肺萎陷小于 30% 为小量气胸，多无明显症状；肺萎陷在 50% 以上为大量气胸，患者常出现呼吸困难、低氧血症。

（3）体征：可见患侧胸部饱满，叩诊呈鼓音；呼吸活动度降低，气管向健侧偏移；听诊呼吸音减弱。

（4）胸部 X 线检查：结果显示不同程度的肺萎陷和胸膜腔积气，纵隔移向健侧。

（5）处理：小量闭合性气胸者，积气一般在 1～2 周自行吸收，无须特殊处理，但应注意观察其表现；中量或大量闭合性气胸者，应行胸膜腔穿刺抽气减压或安置胸腔闭式引流。

2.开放性气胸

（1）病理生理：外界空气经胸壁伤口或软组织缺损处，随呼吸自由进出胸膜腔，胸膜腔内压力几乎等于大气压，患侧肺完全萎陷，丧失呼吸功能。患侧胸膜腔内压显著高于健侧，纵隔向健侧移位，使健侧肺扩张受限。呼、吸气时，出现两侧胸膜腔压力不均衡的周期性变化，表现为纵隔在吸气时移向健侧，呼气时移向伤侧，称为纵隔扑动。纵隔扑动影响静脉回心血流，可引起循环障碍。

（2）症状：患者有明显的呼吸困难、鼻翼扇动、发绀，严重时伴有休克症状。

（3）体征：可见患侧胸壁伤口，呼吸时可闻及气体进出胸腔伤口发出"嘶嘶"响声，称为胸部吸吮性伤口，颈静脉怒张，叩诊呈鼓音；气管移向健侧；听诊呼吸音减弱或消失。

（4）胸部 X 线检查：结果显示患侧胸腔有大量积气、肺萎陷、纵隔移向健侧。

（5）现场急救与处理：立即将开放性气胸伤口封闭，使之变成闭合性气胸，将患者及时转送至医院。送达医院后行清创、缝合胸壁伤口，胸膜腔穿刺抽气减压或安置胸腔闭式引流；吸氧，补充血容量；应用抗生素预防感染。

3.张力性气胸

（1）病理生理：创伤性张力性气胸又称为创伤性高压性气胸，患者胸部创伤后创口与胸膜腔相通且形成活瓣，吸气时活瓣开放，空气进入胸膜腔，呼气时活瓣关闭，空气不能从胸膜腔排出，因此，随着呼吸，胸腔内气体有增无减而形成张力性气胸。由于患侧肺组织高度受压迫，将纵隔推向健侧，使健侧肺也受压，如不及时处理，引起回心血量减少，心搏出量骤减，可导致严重呼吸衰竭及循环功能严重障碍甚至死亡。

（2）症状：严重或极度呼吸困难、烦躁、意识障碍、发绀、大汗淋漓。

（3）体征：患侧胸部饱满，气管明显移向健侧，颈静脉怒张，多有皮下气肿。叩诊呈鼓音，呼吸音消失。

（4）胸部 X 线检查：结果显示胸腔严重积气，肺完全萎陷，纵隔移位，并可见皮下气肿。

（5）现场急救与处理：张力性气胸需在现场迅速用粗针头穿刺胸腔排气减压（穿刺点位于患侧锁骨中线第 2 肋间），入院后安置胸腔闭式引流；吸氧缓解患者缺氧症状，补充血容量以纠正休克，应用抗生素预防感染；对疑有胸腔内脏器损伤或活动性出血者，行开胸探查或电视胸腔镜手术探查。

【气胸的鉴别】

1. 症状：气胸的症状取决于胸腔内气体量、气胸发生的速度、气胸的类型、肺脏健康状况及有无并发症等。胸痛与呼吸困难为气胸最突出和最早出现的症状（约 90%），常同时出现；约 1/3 的患者可有干咳；张力性气胸与血气胸患者除呼吸困难加重外，还可能有烦躁不安、大汗淋漓、四肢厥冷、脉搏细速、血压下降等休克症状。

2. 体征：少量气胸时患有可无异常体征；肺压缩 30% 以上时可有患侧胸廓饱满、肋间隙增宽、呼吸运动减弱、叩诊过度反响或呈鼓音、语颤和呼吸音减低甚至消失；大量气胸时，心脏及气管向对侧移位。

3.X 线与 CT 检查：X 线检查是诊断气胸最可靠的方法。典型的气胸 X 线检查表现为气胸部分透亮度增加，无肺纹理，肺向肺门萎缩，密度增高，其边缘可见发线样脏层胸膜阴影；健侧肺可有代偿性肺气肿，肺纹理增粗；气管与纵隔可向健侧移位。并发胸腔积液或血液时，可见到液平面。胸部 CT 可清晰地显示少量气胸和与肺组织重叠部位的气胸；确定胸腔积气的位置、程度；有可能发现肺气肿；易于鉴别局限性气胸和肺大疱。

4. 其他鉴别措施：胸腔诊断性穿刺、胸腔内压力测定、胸腔镜检查等。

【胸腔闭式引流的适应证】

胸腔闭式引流的适应证有：中、大量气胸，开放性气胸，张力性气胸，少量气胸经穿刺术治疗无好转者，需使用机械通气或人工通气的气胸或血气胸者，血胸，脓胸，乳糜胸，胸腔积液，开胸手术后。

【第 4～7 肋容易骨折的原因】

1. 第 1～3 肋骨粗短，有锁骨、肩胛骨保护，较少发生骨折。

2. 第 4～7 肋骨长而薄，比较固定，最易折断。

3. 第 8～10 肋骨前端肋软骨形成肋弓与胸骨相连，弹性大，不易折断。

4. 第 11～12 肋骨前端游离不固定，弹性较大，不易折断。

（苏　研）

第六章　急诊精神科患者的救治和护理

案例一　精神分裂症患者的救治和护理

一、病例概述

【病情】

患者，男，27岁。代诉：7天前出现嗜睡、浑身颤抖、肌力降低表现，无法站立、步行。

【疾病史】

现病史：患者因幻听、幻视，伴嗜睡，浑身颤抖7天入急诊。10年前患者出现幻听、幻视表现，诊断为精神分裂症。服用奥氮平片、利培酮片、盐酸苯海索片治疗，病情控制较稳定；2年前使用国产药物治疗，7天前出现嗜睡、浑身颤抖、肌力降低表现，无法站立、步行。

既往史：患者幻听、幻视10年，有精神分裂症史，一般情况良好，否认肝炎、结核等传染病。对藿香正气液过敏，表现为荨麻疹。患者外婆既往存在类似精神病症状，具体不详。

【辅助检查】

1. 实验室检查：淋巴细胞百分比19.9%，单核细胞百分比10.3%，嗜酸性粒细胞百分比3%，单核细胞绝对值0.67×10^9/L，葡萄糖9.28 mmol/L，肌酸激酶299 IU/L，无机磷0.75 mmol/L，活化部分凝血活酶时间24.6 s。输血前全套未见明显异常。

2. CT检查：头部CT平扫示脑实质未见确切异常密度影，各脑室、脑池形态、大小未见异常，脑中线未见偏移，小脑及脑干因颅骨伪影干扰，显示欠清。

【诊断】

精神分裂症、锥体外系反应（待诊）、亚木僵状态（待诊）。

【用药及治疗】

遵医嘱安置心电监护及为患者行鼻导管吸氧3 L/min；医嘱下"三防"，即防自杀、防伤人、防走失。行精神科专科护理，予利培酮片 2 mg（每天 2 次）、奥氮平片 2.5 mg（每晚 1 次）、盐酸普萘洛尔片 10 mg（每天 2 次）口服；嘱家属 24 h 陪护，行预防跌倒等相关健康宣教。

二、护理体检、诊断及措施

【护理体检】

1. 一般检查

T 37.1℃，HR 86 次 /min，P 112 次 /min，R 20 次 /min，BP 111/75 mmHg，SpO₂ 98%。患者嗜睡，对答准确切题，皮肤及巩膜无特殊，双侧瞳孔等大等圆（直径约 3 mm）、对光反射迟钝，呼吸平稳，咽部无充血，扁桃体无肿大，心音正常，心律齐，心脏各瓣膜区无杂音，双肺呼吸音不对称，双肺呼吸音清晰，双肺未闻及干、湿啰音，触诊全腹柔软，全腹无压痛、无反跳痛。肝脾未触及，肠鸣音活跃，双侧病理征阴性，脑膜刺激征阴性，四肢肌力 5 级，双下肢无水肿。

2. 精神检查

（1）一般情况：衣着整洁，表情自然，生活自理能力差，对医护人员及家属友好，注意力集中，回答问题切题，声音平和，定向力好，意识清楚，自知力部分存在。

（2）认知活动：听幻觉引出，思维化声未引出，其他幻觉未引出。

（3）智力：常识性问题回答正确，如知道今年是哪一年。

（4）计算力：好，能正确计算 100–7=93，93–7=86，86–7=79，79–7=72，72–7=65。

（5）记忆力：近期记忆力好，记得昨晚吃的什么。远期记忆力好，记得自己大学在哪里上的。机械记忆力评估结果为正背数字 4 位数，倒背数字 1 位数。逻辑记忆力不好，无法完整描述病史。

（6）理解判断力：不好，诉 500 g 铁比 500 g 棉花重。

（7）情感活动：抑郁未引出，无兴趣下降、活动减少、自杀、体重改变、无望感、无助感、无价值感、性欲减退、优柔寡断、对健康过分关注等表现。焦虑未引出，无出汗、心悸、气促等身体不适等表现。恐惧未引出。情绪高涨未引出，无活动增多、食欲增加、性欲亢进、挥霍钱财、易激惹、干涉挑衅、睡眠需要量减少、轻率承担工作、酗酒等表现。矛盾情绪未引出。情感倒错及表情倒错未引出。其他情感障碍未引出。

（8）意志和行为：无病理性意志增强、退缩，无紧张、兴奋，无刻板语言或动作，无持续言语或动作，无缄默、违拗、被动服从、矛盾意向及其他怪异行为。强迫症状未引出。有睡眠障碍，表现为睡眠增多，无入睡困难、早醒、觉醒次数增加、多梦等表现。

（9）患者是否因上述症状影响工作、学习、社交、家庭生活的能力：影响极大。

【护理诊断】

1. 思维过程紊乱：与联想障碍、逻辑障碍等思维障碍有关。

2.营养失调（低于机体需要量）：与受幻觉、妄想支配而拒食致摄入不足有关。

3.睡眠型态紊乱：入睡困难、早醒、多梦，与环境生疏不适应及各种精神症状有关。

4.躯体移动障碍：与意志行为障碍有关。

5.不依从行为：与患者自知力丧失等有关。

【护理措施】

1.思维过程紊乱的护理

妄想和幻觉可同时出现，也可单独出现，常可支配患者的思维、情感和行为。临床上要根据患者妄想、幻觉的内容特点和疾病的不同阶段进行护理。

（1）对有妄想的患者，应仔细观察、了解患者妄想的内容、特点。护理人员应关心患者的生活，取得患者的信任。在症状活跃期，不可贸然提及患者的妄想内容，患者叙述妄想内容时，要耐心倾听，接纳患者，掌握患者妄想的内容，并在其病情好转时及时与其进行治疗性沟通，帮助患者逐渐恢复自知力。

（2）对有幻觉的患者，要注意观察其表情、言语、情绪和行为的表现，根据其幻觉出现的内容、次数和时间，及时阻止患者在幻觉支配下产生的伤人、毁物等行为。

2.营养失调（低于机体需要量）的护理

有被害妄想的患者常常拒食，对此，应分析患者拒食的原因，以便采取不同的劝食方法。①集体进食，让患者任选饮食。②有时也可让别人先吃一口再让患者吃，以解除患者疑虑。③在旁督促、劝导或喂食。④对木僵患者不宜强行喂食。⑤完全拒食达1天者，应静脉输液或予鼻饲以维持营养补充机体需要量。

3.睡眠型态紊乱的护理

（1）为患者提供安静的睡眠环境，避免大声喧哗。

（2）有计划地安排好护理活动，可根据患者的爱好，鼓励患者积极参加社交活动，同时应尽量减少对患者睡眠的干扰。

（3）采取促进患者睡眠的措施，例如嘱患者减少睡前活动量，避免饮用咖啡及浓茶等饮品，睡前予热水泡脚或洗热水澡；护理人员指导患者使用放松技术，如缓慢深呼吸、全身肌肉放松疗法，限制患者晚饭后的饮水量，以及做好睡前排尿等。

（4）遵医嘱给予患者助眠药物，并评价其效果，指导患者及家属观察不良反应。

4.躯体移动障碍的护理

（1）木僵患者长期卧床不动，易导致肢体局部长时间受压，血液循环受阻而出现压力性损伤。因此要协助患者定时翻身，保持其皮肤清洁、干燥，保持床铺干燥、整洁；协助患者在床上抬高下肢，以促进静脉血液回流，可对下肢进行适当的按摩，也可选择合适的弹力袜，必要时遵医嘱使用抗凝药物，有效预防下肢静脉血栓的形成。

（2）指导患者规律排便。若患者存在大便干燥、小便潴留的情况应及时处理，必要时灌肠和导尿；在饮食方面应该给予患者高蛋白、高热量、高维生素、高纤维量的食物。

（3）及时清除患者口腔分泌物，用生理盐水或清水每天清洗口腔3次，保持清洁，避免发生口腔感染和溃疡，避免发生吸入性肺炎和坠积性肺炎。

（4）病情较轻者可耐心喂食，病情严重者需鼻饲流质饮食以保证其摄入足够的蛋白质、能量和维生素，维持水、电解质酸碱平衡。

（5）正确对待患者的病态行为，应态度和蔼，语言亲切，多关心、体贴患者，使患者充分感受到尊重和理解；在进行各种治疗、护理操作前，给予患者必要的解释。

（6）对处于亚木僵状态的患者，应充分调动患者的主观能动性，指导患者主动运动。

（7）鼓励患者按时服药、定期复查，正确对待疾病，充满信心面对未来；鼓励患者家属积极配合治疗与护理，督促其多关心患者，特别是在患者自知力恢复时，应该让患者了解治疗过程，这有助于减轻患者的顾虑，增强其治愈疾病的信心。

5.对有不依从行为患者的护理

（1）仔细观察，加强巡视，认真交接班；将患者的活动范围限制在护士或家属视线范围之内。

（2）加强护患沟通，帮助患者及其家属正确认识住院观察和治疗的意义。

（3）工作人员要随时锁好门窗，加强物品的安全检查，及时去除不安全因素。

（4）鼓励患者参加病区内的集体活动，最大限度地消除患者出走企图。

三、护理查房总结

1.降低精神分裂症患者自杀风险的措施

（1）正确、及时地评估患者的自杀风险，尽早采取必要的防范和干预措施，让患者处于家人的视线中，防止其独自外出，或者待在房间里不出来；管理好患者身边的危险物品，防止患者接触锋利的物品而发生自我伤害的情况。

（2）工作人员应做好交接班，及时发现隐患。对自杀观念较强的患者进行合理的约束，必要时派专人看管，防止患者出现不吃药、自我伤害等情况。

（3）在患者恢复期加强心理治疗，帮助患者认识和接受疾病，感受来自家庭的充分理解和支持。多与患者进行交谈，鼓励患者树立生存的信念，要让患者表达他的不良情绪。

（4）虽然患者在恢复期病情有所好转，但在外界环境的影响下，仍可能出现自杀行为，因此对恢复期的患者也应该多加注意，减少各种不良的刺激。

2.精神分裂症患者的护理重点

（1）急性期护理：急性期的护理主要是保证患者的安全和健康。要避免患者接触可能导致危险的物品，如剪刀、水果刀等；为患者提供单间，避免其他容易干扰、激惹患者的因素；要保证患者按时服药，急性期用药量通常较大，所以需要家属观察患者的不良反应及病情变化，甚至需要有专人24 h监护患者；同时要保证患者的营养，注意防止患者藏药；家属和医生可以和患者进行沟通与交流以减轻其发病期间因为幻觉、妄想引起的紧张、焦虑等不良情绪；医护人员应该密切观察患者的病情变化，做好交接班。

（2）慢性期护理：慢性期的护理主要是心理康复措施的实施。应尽可能让患者多参加社交活动，鼓励患者多参加文艺活动和力所能及的工作，以提高其生活自理能力；要让患者做好个人生活的自理，同时还要提高患者的社交能力，总的来说就是为患者回归社会做好准备，患者因为长期在家容易出现精神状态的衰退，家属要积极地鼓励患者外出以防止衰退的发生。

四、知识拓展

【精神分裂症概述】

精神分裂症是一种慢性的精神障碍，包括个人的感觉、情感与及行为的异常。患者很难区分出真实和想象，出现反应迟钝、行为退缩或过激等症状，严重者难以正常进行社交。医学上的疾病分类体系定义它不是一种疾病，而是一种障碍。该病常常发作在青壮年时期，发作时，患者的身体感觉、思维逻辑、情感体验和行为表现等方面会产生障碍，但是患者既不发生昏迷，也无意识及智能障碍。该病的具体发病机制尚未明确，研究显示可能与遗传、大脑结构及后天生活的家庭、周围环境等因素有关。该疾病难以治愈，且疾病期漫长，会给患者、患者家庭及社会等带来不同程度的影响。

【精神分裂症的分型】

1. 偏执型

偏执型又称妄想型，最多见。发病年龄多为 25～35 岁，起病缓慢或亚急性起病，症状以妄想为主，关系妄想和被害妄想多见，其次为夸大、自罪、影响、钟情和嫉妒妄想等。妄想可单独存在，也可伴有以幻听为主的幻觉，情感、意志行为、言语等障碍不明显。病程缓慢，患者发病数年后在相当长时期内工作能力尚能保持，人格变化轻微。

2. 青春型

青春型通常在青年期起病，以思维、情感、行为障碍或紊乱等症状为主。例如明显的思维松弛、思维破裂、情感倒错、行为怪异。以情感改变为突出表现，情感肤浅，不协调，有时面带微笑，却给人愚笨的感觉；有时又态度高傲，显得不可一世；或喜怒无常、扮鬼脸、恶作剧，不分场合和对象，开一些幼稚的玩笑。言语内容松散、不连贯，令人费解，有时会伴有片段的幻觉、妄想。行为不可预测，缺乏目的。病情进展迅速，预后欠佳。

3. 紧张型

紧张型多在青春期或中年起病，起病较急，以紧张性木僵和（或）紧张性兴奋为主要表现，两种状态可单独发生，也可交替出现。病程多呈发作性。预后较好，目前有减少趋势。

4. 单纯型

单纯型起病隐袭，缓慢发展，病程至少 2 年，常在青少年期起病。以思维贫乏、情感淡漠、意志减退等阴性症状为主，多无明显的阳性症状；社会功能严重受损，趋向精神衰退。

5. 其他型

（1）未分化型：症状表现不能归入以上诸型。

（2）残留型：在发展期的急性症状缓解后，尚残留不显著的幻觉和妄想的片段，或有某些轻微症状，但并不严重，仍可进行日常生活及活动。

（3）衰退型：患病时间已久，思维极度贫乏或破裂，情感淡漠，意志缺乏，行为退缩幼稚，病情固定少波动。

【精神分裂症的典型症状】

1. 阳性症状

（1）幻觉：看到、听到、闻到、尝到、感觉到并不存在的事物，最常见的为幻听。这些幻觉对于患者来说非常真实，好像真实发生过，而周围其他人感受不到。

（2）错觉：是对一种感觉的错误感受，比如患者看到一个树影，会误认为是一个人影，而产生诸多与人影相关的错误联想等。

（3）思维混乱：患者很难集中注意力，会从一个想法跳至另一个想法，并且思想和言语会因此变得混乱，难以让他人理解。

（4）行为和思想的异常：患者的行为变得混乱，行为与外表对其他人来讲显得不寻常。患者可能行为不当，或极度激动，无缘无故地大喊大叫，好像完全被别人所控制；或者产生一种错误的、不切实际的观念，比如患者可能会认为有人在监视自己，或者认为自己遭受迫害、骚扰、跟踪等。

2. 阴性症状

最初的阴性症状，通常被认为存在于精神分裂症的前驱期。随着病情进展，前驱期的症状会逐渐恶化，患者变得孤僻，越来越不关心自己的外表，也不关心自己的生活、家人及未来。例如：对生活、社交失去兴趣和动力；注意力不集中，缺乏体验快乐的能力；睡眠模式发生变化。

（1）焦虑、抑郁：情绪问题多见于疾病早期和缓解期，可能属于精神分裂症的一部分，或是继发于疾病的影响。这类患者发生自杀行为或者滥用精神治疗药物的可能性较大，应当特别注意。

（2）暴力、攻击性行为：当患者为男性、有品行问题、有反社会人格等情况存在时，暴力、攻击性行为出现的可能性比较大；若患者既往发生过暴力、攻击性行为，那么再次发生暴力、攻击性行为的概率很大。

（3）自杀：部分患者在病程中企图自杀，而引起他们自杀行为最可能的原因在于抑郁、妄想、幻听、幻视、逃避精神痛楚等。

【精神分裂症的常用心理疗法】

1. 个人心理治疗：是根据患者的疾病情况、应对能力及个人意愿，采用支持性心理治疗技术，对患者进行心理治疗干预，以减少复发和社会刺激，增进患者的社会及职业功能。理想的个人心理治疗最好以富于同情、善解人意的持续性的人际关系为基础，结合各种不同的治疗技术进行，其具体治疗目标应根据疾病的不同时期进行规划。适合精神分裂症的心理治疗技术有激励疗法和行为治疗等。

2. 家庭干预：家庭干预的一条指导性原则是家属应尽最大可能参与并投入患者的心理治疗中。通过对家属的教育、指导及支持可使患者获益。家庭干预的目标包括降低患者复发率、改善患者功能、减少家庭负担。所有方法均强调家庭参与治疗和齐心协力的重要性。常见的方法有关于疾病及其病程的心理教育、应对能力训练及家庭问题解决技巧的讲解、改善交流及减少应激。一般采取心理教育及行为治疗，有条件时，也可进一步为他们创造有利的环境，帮助患者朝独立生活的方向迈进。

3. 集体治疗：集体治疗的形式很多，如集体心理教育、集体咨询及集体心理治疗，或各种混合形式的治疗。其目的是更有效地解决相应问题，制订治疗计划；发展社会性的互助作用，以及正确用药和处理不良反应。集体治疗中，应重点解决现实的具体问题，有效地提高患者的应对技巧，包括提高患者的应对精神症状的能力和人际交往能力，适用于为有退缩倾向的患者提供社会支持网络。每周1次的集体治疗，是一种及时、有效地发现有发作先兆的精神分裂症患者的好方法。注意事项：进行集体治疗的患者应为病情已相对稳定、有较好的现实检验能力者，即能理解参与意义的患者；有严重的思维紊乱、幻觉及妄想持续存在，以及行为冲动和自控能力很差者，不适合进行集体治疗。社会功能较好的患者，可从以交互作用为主的集体治疗中获益；而社会功能较差的患者则可以从重建认知及纠正行为缺损的集体治疗中获益；集体治疗还应结合个别治疗灵活地实施，一般主张将6～8名患者组成一个团体治疗小组。

4. 在社区进行普及预防：在社区普及精神分裂症的相关知识，强调识别促进精神分裂症发展因素的重要性，使人们了解了精神分裂症的相关症状，有助于早期识别精神障碍的发作形式，在患者精神障碍的发作早期帮助患者，使治疗更为有效。近年来以社区治疗为基础的治疗方案得到重视和实施，例如"日间"医院的患者只需要去社区医院接受治疗，食宿仍在家里。社区的小型医疗机构通常只容纳20～30名患者，患者与医护人员生活在一起，虽然接受的治疗及护理和在医院里一样，但患者都更满意于社区小型医疗机构的环境，从而能促进其病情的改善。社区的中途站可供经住院治疗已经康复的患者及病情好转但尚未完全准备好回社区的患者在这里过渡，使他们能够真正适应现实生活。

5. 职业技能康复训练：音乐、美术、职业及其他活动的训练治疗，在促进患者重新接触现实社会方面很有价值。缄默、孤独、木僵的患者，往往会对音乐和舞蹈做出反应，用这种方法可以促使这类患者慢慢与现实社会建立联系。这些辅助治疗一般在与其他方法联合使用时最能发挥作用。

【精神分裂症疗效不好的原因】

1.疾病本身原因

有些精神分裂症患者，病前即存在分裂样人格，有精神分裂症家族史，发病年龄早，无明显精神刺激因素，常为缓慢起病，以阴性症状为主，突出表现是社会功能缺损逐渐加重。有人称该类型的患者为"核心性精神分裂症患者"，此类患者即使在疾病早期得到严格的、积极的、系统的抗精神病药物治疗，也难以获得预想的效果，无法控制病情的发展。部分精神分裂症患者为急性起病，病情急剧发展，无论接受哪些治疗，其病情都无法得到有效控制，会迅速出现精神衰退，有人将此种类型的精神分裂症称为"祸害性精神分裂症"，此型在20世纪50年代较为多见，近年已很少见。

2. 人为原因

相关研究显示，导致精神分裂症治疗效果不佳的最多见的原因是人为的。常见的有以下一些情况。

（1）由于家属对精神病医院的片面看法，认为患者住院会受到精神刺激，加上精神分裂症患者丧失自知力，坚决否认自己有病，拒绝住院，以致不能及时进入精神病院接受治疗，失去了早期治疗的良机。等到病情严重到必须住院时，患者的病程已达数月或数年，此时再行系统治疗的效明显低于早期治疗。

（2）有些家属或经验不足的医生对精神分裂症的认识不深，不了解相关药物的治疗原则与具体使用方法，给予患者非正规的、不系统的治疗，因而导致患者不能取得理想的疗效。

（3）药物选择不当：能治疗精神分裂症的药物目前有数十种，虽然这些药物对治疗精神分裂症不像抗生素那样有着明确的抗菌谱，但是每一种药物都有其相对的"靶向症状"，这也是为什么需要由经验丰富的医生来为住院患者制订治疗方案的原因。缺乏经验的医生或家属不顾患者的症状特点，随意选用相关药物给患者服用，往往无法取得良好的疗效。如患者服药2周或1个月疗效不佳，或完全无效，就必须更换治疗方案。否则，因用药不当而延误了治疗，对患者身心均会造成严重伤害。

（4）治疗剂量不足、增减药的时机不恰当：经验不足的医生或家属，由于未能很好地掌握药物治疗的相关知识，或受非住院条件限制，只能给患者服用小剂量药物，以致治疗效果不好。使用抗精神病药物治疗精神分裂症，经验丰富的医生会严密观察患者病情，并根据患者的具体症状表现和病情变化，及时增减药物剂量，调整服药时间等，为获得较好疗效提供保证。增减药的时机不当、给药速度过慢或过快、加药浓度不恰当等，都会影响治疗效果。

总之，精神分裂症的药物治疗是复杂的，科学性、技术性、技巧性、专业性都很强，用药经验也很重要。因此，精神分裂症患者的药物治疗，必须在经验丰富的精神科专业医生的指导下进行，才可能获得理想的效果。否则，不仅不能获得预期疗效，同时还有可能因用药不当而出现种种药物不良反应。

案例二　使用酒精引起的精神障碍和精神行为患者的救治和护理

一、病例概述

【病情】

患者，男，45岁。代诉：患者精神行为异常，表现为情绪不稳定、胡言乱语、认为周围人议论自己；生活尚可自理，工作大不如从前，进食少，夜间睡眠差，偶有四肢抽搐。

【疾病史】

现病史：长期饮酒27年多，言行异常14年多，症状加重2天。20多年前患者开始大量饮酒，既往入院被诊断为"器质性精神障碍，其他脑梗死，下肢动脉粥样硬化"。2天前开始出现莫名哭泣，感被议论、被害，定向力不完整。末次饮酒时间为24 h前，饮了4两白酒。

既往史：34年前因左手中指、无名指切割伤行清创缝合术。14年前行前列腺增生手术。父母已故，死亡原因均为食道癌；1兄2弟1妹体健，无家族史及遗传病史。

【辅助检查】

1. CT检查：头部CT平扫未见明显异常密度影，脑室系统无明显扩大，脑部中线结构居中，颅板下及后颅窝因颅骨伪影干扰，局部显示欠清，双肺散在结节，部分钙化，多系炎性，双肺下叶肺大疱。心脏未见增大，主动脉壁及右冠脉局部钙化。纵隔多发淋巴结影。双侧多支肋骨陈旧性骨折。肝脏轻度淋巴淤滞、肝左叶钙化灶。阑尾稍增粗，腔内粪石影，周围脂肪间隙尚清晰。

2. 实验室检查：纤维蛋白原1.73 g/L，降钙素原0.07 ng/mL，血氨36.2 μmol/L，天冬氨酸氨基转移酶53 IU/L，γ-谷氨酰转移酶250 IU/L，葡萄糖7.22 mmol/L，肌酐63.00 μmol/L，甘油三酯281 mmol/L，血钾2.92 mmol/L，血钙1.80 mmol/L，血镁0.70 mmol/L，红细胞计数4.17×10^{12}/L，平均红细胞体积101.4 fL，平均血红蛋白含量35.0 pg。病原血清学检查（化学发光法）示抗-HBs 146 700 IU/L，抗-HBc 0.019 COI。

3. 心肌标志物检查：正常。

【诊断】

酒精性精神和行为障碍、低钾血症。

【用药及治疗】

予地西泮片10 mg（每天3次）、丙戊酸钠缓释片500 mg（每晚1次）、富马酸喹硫平片0.1 g（每晚1次）、氯化钾口服液15 mL（每天3次）及维生素类对症支持治疗。患者跌倒评分为 6 分，高风险；行跌倒相关健康宣教；行一级护理，医嘱下"三防"，即防自杀、防走失、防伤人；嘱家属 24 h 陪护。

二、护理体检、诊断及措施

【护理体检】

1. 一般检查

T 36.6℃，P 85 次 /min，R 21 次 /min，BP 137/93 mmHg，SpO_2 98%。患者神志清楚，回答问题含糊不清，皮肤及巩膜无特殊，双侧瞳孔等大等圆、对光反射灵敏，呼吸平稳，咽部无充血，扁桃体无肿大，心音正常，心律齐，心脏各瓣膜区无杂音，双肺呼吸音对称、清晰，双肺未闻及干、湿啰音，触诊全腹柔软，全腹无压痛、无反跳痛。肝脾未触及，肠鸣音活跃，双侧病理征阴性，脑膜刺激征阴性，四肢肌力 5 级，双下肢无水肿。

2. 精神检查

（1）一般情况：衣着整洁，表情自然，生活自理能力尚可，接触主动，对医护人员及家属友好，注意力差，回答问题含糊不清，声音平和，定向力差，意识清楚，自知力差。

（2）认知活动：听幻觉未引出，思维化声未引出，其他幻觉未引出。

（3）智力：常识性问题回答正确，如知道今年是哪一年。

（4）计算力：不配合。

（5）记忆力：近期记忆力好，记得自己昨天喝了多少酒。远期记忆力好，记得自己离婚是多久。机械记忆力测试不配合。逻辑记忆力测试不配合。

（6）理解判断力：不配合。

（7）情感活动：无兴趣下降、活动减少，优柔寡断，无自杀、无望感、无助感、无价值感、情绪改变、对健康过分关注等表现。焦虑综合征引出，表现为出汗、心悸、恶心、坐立不安。恐惧未引出。情绪高涨未引出。无活动增多、食欲增加、性欲亢进、挥霍钱财、干涉挑衅、体重改变、睡眠需要量减少、轻率承担工作等表现；易激惹，酗酒，每日饮酒，量约 500 mL。矛盾情绪未引出。情感倒错及表情倒错未引出。其他情感障碍未引出。

（8）意志和行为：有病理性意志增强，无退缩、紧张性兴奋、木僵、作态，无刻板语言或动作，无持续言语或动作，无缄默、违拗、被动服从、矛盾意向及其他怪异行为。强迫症状未引出。有睡眠障碍，表现为未饮酒时有入睡困难，失眠。

（9）患者是否因上述症状影响工作、学习、社交、家庭生活的能力：影响极大。

【护理诊断】

1. 戒断症状：与停止饮酒有关。

2. 营养失调（低于机体需要量）：与饮酒后饮食减少有关。

3. 睡眠型态紊乱：与戒断症状有关。

4.有受伤的风险：与饮酒、意识清晰度下降等有关。

5.知识缺乏：缺乏疾病预防、治疗的相关知识。

【护理措施】

1.安全护理

（1）稳定患者情绪，提供安静、无危险品的病室环境。

（2）评估患者的心理需求，及时满足其合理要求。

（3）鼓励、指导患者以适当的方式表达和宣泄情感，分散患者的注意力。

（4）将易激惹及冲动的患者分开安置，加强病区巡视工作。

（5）观察患者的病情变化，了解患者冲动的相关因素，当患者发生冲动时及时制止、隔离或必要时遵医嘱给予保护性约束。

（6）患者酒醒后易出现情绪低落、焦虑、失眠等症状，并可能有自杀言行，护理人员应主动与患者交谈，了解其心理状态，告诉患者酒瘾是能戒掉的，身体不适只是暂时的。

（7）患者身体不适时易出现觅酒行为——到处找酒。此时不应训斥但也不能迁就患者，而应说服患者。同时严格交接班，加强巡视，防止意外事件的发生。

（8）加强对大门、窗户的管理，患者外出做检查或入院时要有专人陪护，并对其携带的物品进行仔细检查，避免患者利用一些危险品做出自杀或伤人行为。

2.药物不良反应和戒断症状的护理

（1）客观评估者的症状与行为。

（2）与患者建立良好的护患关系。

（3）重视患者的精神症状和躯体症状。

（4）观察与处理患者用药后的不良反应。

3.饮食护理

（1）给予患者易消化的高蛋白、高能量、高维生素的饮食，必要时让患者口服或静脉滴注维生素C。

（2）患者应戒酒，荤腥不要过量，辛辣、刺激的食物也不宜多吃；鼓励患者多饮水，每日液体摄入总量建议为2 500～3 000 mL。

4.睡眠护理

（1）为患者提供安静的病室环境。

（2）评估患者睡眠障碍的诱因。

（3）及时安抚吵闹、兴奋的病友，同时避免患者睡前兴奋。

（4）教会患者一些利于入睡的方法。

（5）夜间密切观察患者睡眠情况，做好记录，必要时遵医嘱给予患者助眠药。

5.生活护理

（1）每天督促患者洗漱，定期洗澡，勤换衣服。

（2）协助患者日常生活，做好口腔护理和皮肤护理。

（3）卧床患者应注意保持皮肤清洁，床铺整洁、干燥；定时更换体位，防止发生压力性损伤。

6. 跌倒的预防

（1）评估患者发生跌倒的可能性，向患者及其家属履行告知义务，增强患者及其家属防跌倒意识；患者卧床时使用床栏予以保护。

（2）为患者提供安全舒适的住院环境，及时清除障碍物，保持病房地面清洁、干燥，洗漱间、浴室应放置防滑垫，清洁好的潮湿地面要有醒目的防跌倒标志。

（3）对患者加强健康教育，帮助患者尽快熟悉新的环境。

7. 心理护理

对于病情稳定的患者，应提高其对"酒精危害"的认知程度，并进行健康知识宣教；合理疏导患者情绪，增强其行为的自控能力；同患者及其家属共同制订目标，使之增强信心，达到坚持戒酒的目的；帮助、指导患者培养生活兴趣，改变不良生活习惯。

三、护理查房总结

酒精依赖俗称"酒瘾"，是由反复或持续性饮酒所致的酒精饮用调节性障碍，主要表现为个人对酒精的强烈渴求，导致无法自控饮酒频率及饮酒量，认为饮酒优先于其他活动，以及尽管已经因为饮酒导致身体伤害或其他不良后果却仍然坚持饮酒；出现躯体性依赖——越喝越多。酒精戒断症状轻则损害患者身心健康及社会功能，重则导致死亡，在护理过程中应该注意以下内容。

1. 饮食护理：对于食欲减退、恶心、呕吐的患者，应为其提供富含维生素 B_1、B_{12}，叶酸，脂肪酸类的食物，如鱼类、肉类、鸡蛋、豆类、绿色蔬菜、水果等。同时重点关注患者进食问题，对吞咽困难者给予软食，防止其噎食、呛咳等。严重呕吐而无法进食者，由护士协助进食，并做好饮食记录，必要时给予静脉补液。

2. 皮肤护理：对于高热、大汗的患者应定时更换衣物，保持皮肤及床单位清洁、干燥、舒适；勤观察患者皮肤状况，加强对其口腔、皮肤等的护理。

3. 睡眠护理：为因戒断反应而失眠的患者提供安静舒适的睡眠环境，指导其养成规律的作息习惯、尽量白天不卧床、适当运动、放松心情、避免其他刺激，必要时遵医嘱给予助眠药物。

4. 安全护理：对于震颤、意识障碍的患者，应注意预防跌倒，陪护人员应 24 h 陪护。加强对危险物品的管理，严禁酒精、刀具、绳子等危险物品进入病房。对于手指震颤、心慌、头晕、走路不稳的患者，应加强巡视，活动时要有专人陪护，必要时加床栏以防坠床；根据病情给予患者专人护理或保护性约束，做好交接班，及时记录，防止发生意外。

5. 心理护理

尊重、理解患者，取得患者的信任；向患者及其家属讲解有关酒精依赖的知识，让患者的家庭成员也深刻认识到酒精依赖的危害，从而对患者的不良行为加以制止；帮助患者认识自己好的品质和行为，给予鼓励及肯定，鼓励患者参与各种娱乐活动。

6. 对症护理

（1）对于焦躁、易怒、惊恐、谵妄的患者要遵医嘱对症给药，确保患者当场服下药物，严防患者藏药、弃药密切观察患者的言行举止，防止其外逃、自伤或冲动伤人。接触中注意与患者的沟通方式，要语气和缓、态度和蔼；对于不配合的患者，在坚持原则的同时要给予正确疏导，避免直接冲突。

（2）患者癫痫发作时，要确保周围环境安全，松开患者衣领和裤带，保证患者呼吸顺畅。避免用力按压患者肢体，以免骨折。痉挛时可用开口器打开患者口腔，放入压舌板防止患者舌咬伤；患者牙关紧闭时不要强行撬开，以防牙齿松动脱落。保持患者呼吸道通畅，必要时吸痰、吸氧。随时观察患者的呼吸、心率，如有异常及时通知医生。

（3）患者出现幻视、幻听时，可能感到惊恐或出现冲动行为，应及时安抚患者的情绪，通知医生，同时请专人看护，密切观察其行为举止及情绪波动，防止患者冲动伤人及自伤等行为。

（4）患者戒断反应严重、出现全身肌肉震颤及谵妄时要立即通知医生进行对症处理；密切观察患者生命体征，保持其呼吸道通畅，同时保证环境安全，严防患者摔伤、自伤。

（5）对于伴有焦虑、抑郁、易激惹等症状的患者要给予心理护理。指导并教会患者进行正念练习，如通过冥想、放松呼吸和肌肉等方法，放松心态，缓解不良情绪；也可以采用听音乐、看电视、阅读等方式转移注意力。

四、知识拓展

【酒精依赖症的典型症状】

1. 固定的饮酒模式：患者的饮酒模式比较固定，如晨起饮酒，或在不应该饮酒的时间、场合也饮酒。这主要是为了维持体内酒精浓度，以免出现戒断症状。

2. 特征性寻求饮酒行为：患者把饮酒作为第一需要，为了饮酒可以不顾一切；明知继续饮酒的严重后果，但难以自制。

3. 对酒的耐受性增加：患者多表现为酒精耐受性增加，饮酒量逐渐增加，但在疾病晚期，由于肝功能受损，对酒精的耐受性反而下降，表现为"一喝就醉""不喝又不行"。

4. 戒断症状：戒断症状可轻可重，主要有震颤、恶心、出汗、情绪不稳（烦躁、焦虑、抑郁等），重者可危及生命。酒精依赖者会为了避免出现戒断症状而饮酒。在酒精依赖初期，患者可能需要在午饭时饮酒，进一步发展到晨起饮酒、夜间饮酒，甚至出现酒不离身，随时需要饮酒。很多早期患者因饮酒机会多，没出现过戒断症状，等出现晨起饮酒时才发现已经成瘾了。

5. 渴求饮酒：指患者特别想饮酒，往往与环境有关。除了戒断症状，焦虑、抑郁、兴奋及与饮酒有关的因素刺激等都能诱发患者强烈的饮酒欲望。患者虽然知道应该少饮酒，但往往不能控制饮酒量。

6. 多次戒酒失败：这是成瘾行为的共性，患者多次戒酒，但总是保持不了多长时间，又会再次饮酒。

【酒精依赖的伴随症状】

1. 性格变化与智力减退：患者对酒精极度渴望，每天手不离酒瓶，饮酒不分昼夜，导致其逐渐变得自私、孤僻、无责任感、反应迟钝、工作能力和记忆力下降。

2. 酗酒强迫感：无法抵制饮酒的诱惑，一开始喝酒便难以止住，多数在戒酒后便立即产生了酒欲，严重者会把饮酒作为一切活动的中心，为了饮酒甚至可以置健康、事业、家庭于不顾。

3. 酒精耐受性提高：表现为饮酒量逐渐增加，对酒精耐受性增强。

4. 戒断症状：患者在停止饮酒后或血液中酒精浓度降到一定水平后，就会出现戒断症状，表现为四肢、躯干震颤，情绪激动，恶心，呕吐，出汗等。

5. 震颤谵妄：患者在长时间饮酒后突然停止饮酒或减少饮酒量，会出现短暂中毒性意识障碍，出现严重妄想或被害妄想，可出现相应的被害反应和行为，并常伴随肢体震颤或抽搐，还可能有发热、心率增快等症状，要及时处理，否则会危及生命。

6. 酒中毒性幻觉：为患者长时间饮酒而产生的幻觉状态，大多在突然停止饮酒后或逐渐减少后 4 h 内出现，也可在持续饮酒下出现，不伴有意识障碍，多是幻听或幻视。

7. 其他：由于长期大量饮酒，酒精依赖症的患者大多数还会出现器质性疾病，比如酒精性肝炎、肝硬化、胃溃疡、慢性胃炎等，也会出现眩晕、恶心、呕吐、腹痛等症状。

案例三　双相情感障碍患者的救治和护理

一、病例概述

【病情】

患者，男，16 岁。代诉：入院前 1 h，患者因入学焦虑出现情绪低落、无望等抑郁综合征表现，自行过量服药。

【疾病史】

现病史：患者于入院前 5 年无明显诱因出现情绪高涨与情绪低落交替，有感觉被议论、被害妄想、凭空闻声等精神症状。于住院治疗后好转出院，出院后规律服药。入院前 1 h，患者因入学焦虑出现情绪低落、无望等抑郁综合征表现，自行过量服药（4 粒富马酸喹硫平片，6 粒丙戊酸钠缓释片，4 粒阿戈美拉汀片，4 粒盐酸苯海索片），家属遂送至院急诊。

既往史：一般情况良好，否认肝炎、结核或其他传染病史，双相情感障碍 5 年。父母健在，无特殊家族遗传史与家族史。

【辅助检查】

1. 实验室检查：尿酸 509 μmol/L，纤维蛋白原 1.93 g/L。

2. 心肌标志物检查：肌钙蛋白 27.2 ng/mL。

3. 超声检查：腹部及男性泌尿系彩超示肝脏钙化灶，胆囊壁固醇沉积。甲状腺及颈部淋巴结彩超示甲状腺左侧叶结节，考虑结节性甲状腺肿。

4. 其他检查：阿普唑仑血液浓度测定示阿普唑仑 202.3 ng/mL，输血前全套、心电图检查均未见明显异常。

【诊断】

双相情感障碍、药物过量服用、亚临床甲状腺功能减退。

【用药及治疗】

行特级护理，立即安置心电监护及鼻塞吸氧 3 L/min，遵医嘱予洗胃、补液等对症支持治疗，完善血液浓度检查；予以帕利哌酮缓释片 3 mg（每日 1 次）、富马酸喹硫平片 0.1 g（每晚 1 次）、阿戈美拉汀片 25 mg（每晚 1 次）、丙戊酸钠缓释片 250 mg（每日 2 次）、左甲状腺素钠片 12.5 μg（每日 1 次）等药物治疗。

二、护理体检、诊断及措施

【护理体检】

1. 一般检查

HR 130 次，R 20 次 /min，BP 112/69 mmHg，SpO_2 99%。患者嗜睡，清醒时对答准确切题，双侧瞳孔等大等圆、对光反射灵敏，呼吸平稳，咽部无充血，扁桃体无肿大，心律齐，心脏二尖瓣区无杂音，双肺呼吸音对称、清晰，双肺未闻及干、湿啰音，触诊全腹柔软，全腹无压痛、无反跳痛。肝脾未触及，病理征阴性，脑膜刺激征阴性，四肢肌力 5 级，双下肢无水肿。

2. 精神检查

（1）一般情况：衣着整洁，表情自然，生活自理能力尚可，对医护人员及家属友好，注意力集中，清醒时回答问题切题，声音平和，定向力好，自知力存在。

（2）认知活动：听幻觉可疑引出，思维化声未引出，其他幻觉未引出。

（3）智力：常识性问题回答正确，如知道国庆节是哪一天。

（4）计算力：好，能正确计算 100-7=93，93-7=86，86-7=79，79-7=72，72-7=65。

（5）记忆力：近期记忆力好，记得昨晚吃了什么。远期记忆力好，能回忆起童年的事情。机械记忆力评估结果为正背数字 4 位数，倒背数字 4 位数。逻辑记忆力好，能完整描述自己的病史。

（6）理解判断力：好，知道 500 g 铁和 500 g 棉花一样重。

（7）情感活动：抑郁引出，无兴趣下降、活动减少、体重改变、无价值感、性欲改变、优柔寡断、对健康过分关注等表现。焦虑引出，无出汗，有心悸、气促等身体不适。恐惧未引出。有自杀倾向、无望感、无助感等表现。情绪高涨未引出，无活动增多、食欲增加、性欲增加、挥霍钱财、易激惹、干涉挑衅、睡眠需要量减少、轻率承担工作、酗酒等表现。矛盾情绪未引出。情感倒错及表情倒错未引出。其他情感障碍未引出。

（8）意志和行为：无病理性意志增强、退缩、紧张性兴奋、木僵、作态等表现，无刻板语言或动作，无持续言语或动作，无缄默、违拗、被动服从、矛盾意向及其他怪异行为。

（9）患者是否因上述症状影响工作、学习、社交、家庭生活的能力：影响极大。

【护理诊断】

1. 睡眠型态紊乱：与精神状态、情感障碍等有关。

2. 有自杀的危险：与入学焦虑、情绪低落有关。

3. 不依从行为：与自知力缺乏有关。

4. 知识缺乏：缺乏疾病预防、治疗的相关知识。

【护理措施】

1. 睡眠型态紊乱的护理

（1）为患者创造良好的睡眠环境，保持室内整洁、空气流通、环境安静。

（2）保持床单位干净、整洁。

（3）嘱患者入睡之前勿进行剧烈运动，遵医嘱使用安眠药。

（4）鼓励患者白天多参加活动，睡觉之前可以进行泡脚放松等活动。

2. 自杀的预防

（1）及时了解患者发生情绪变化的原因，动态评估各种危险因素的风险值，及时发现和辨认患者潜在危险行为的先兆表现，及时清除病房内的危险物品；尽量为患者营造安静的环境，与其他有兴奋、冲动表现的患者分开安置，避免激惹患者。

（2）每天记录患者的情绪变化，及时总结，适时调整预防风险的措施。

（3）每班重点交接患者的情况，尽量满足患者的合理要求；在治疗和护理前，充分告知并尊重患者，不与其发生争执。

（4）患者每次服药时应严格检查，避免患者藏药、弃药，保证患者能正确、安全地服药。

（5）鼓励患者以适当的方式表达和宣泄情绪，无法自控时应及时寻求医务人员的帮助。

3. 对有不依从行为患者的护理

（1）遵医嘱及时调整患者的药物剂量，并观察药物的不良反应，嘱其出现不适时要及时告知医务人员。

（2）每天与患者多进行交流、沟通，了解患者存在的心理压力，用聊天的方式来缓解患者的不良情绪，帮助患者树立正确的治疗观念。

4. 对知识缺乏患者的指导

多给予患者心理支持，帮助患者及其家属正确认识疾病，树立战胜疾病的信心。

三、护理查房总结

1. 对双相情感障碍患者的护理重点

双相情感障碍是由生物化学、神经内分泌、遗传等多种因素引起的一种既有抑郁症状，又有躁狂发作症状的精神疾病，会严重影响患者的生活及社会功能。该疾病治疗周期长，大部分患者会经历较多的复发阶段，部分患者在疾病缓解期间也难以恢复到正常的社会功能水平。针对双相情感障碍患者的护理工作有以下重点。

（1）鼓励患者及其家属学习疾病相关知识。患者与家属应该通过各种渠道学习双相情感障碍的相关知识，了解双相情感障碍的症状表现、治疗方法，以提高其应对能力。

（2）鼓励患者寻求帮助。双相情感障碍要早诊断、早治疗，治疗越早，预后越好；一定要寻求专业人士的帮助，不要期望不经治疗疾病会自己好转。

（3）对患者予以充分理解，但对其不合理要求不能迁就。如果患者需要倾听、鼓励和帮助时，应尽可能地给予满足，但不能一味迁就，无原则的依从患者可能会适得其反。

（4）做好应对患者破坏性行为的准备。患者可能会出现破坏性、不负责任的行为，因此提前做好应对措施非常有必要。

（5）嘱患者家属理解、陪伴、鼓励患者。作为家人，要先学会接纳和包容患者，较大程度地理解和了解患者。在患者情绪比较低落、很沮丧的时候，给他一个拥抱，给他一些鼓励和陪伴。家人要根据患者的情绪调整自己的情感，做患者情绪的平衡器。

（6）帮助患者养成健康、规律的生活习惯。规律的作息、充足的睡眠、均衡的饮食、适当的运动，都有利于患者的疾病恢复及身心健康。

2. 如何降低双相情感障碍患者的自杀风险

对于双相情感障碍患者而言，本病易复发，且部分患者存在自杀式双相情感障碍。有研究表明，双相情感障碍患者中最终死于自杀的比例接近20%。为降低双相情感障碍患者的自杀风险，护士应做到以下几点。

（1）嘱患者遵医嘱正确服药。对于不能停药的躁郁症患者来说，养成良好的吃药习惯不像非精神疾病患者那么简单，需要的可能不只是个人的意志，还要有家人紧密的关心和配合，甚至是监督，遵医嘱按时服药是一切治疗的基础。

（2）为患者树立战胜疾病的信念和决心。患者自身对于战胜疾病的信念和决心至关重要，心理治疗会帮助缩短病程，为精神疾病患者包括躁郁症患者带来积极的作用，还能够帮助患者处理治疗中出现的各种心理状况。

（3）给予良好的社会支持。躁郁症患者和其家庭、身边的环境从来都是一体的，躁郁症患者会给其家庭及周边环境带来一定的负担，而其家人与朋友的理解与支持则可以给患者的恢复带来帮助。因此，良好的社会支持会对患者的康复产生积极的正向影响。

（4）指导患者学会为自己"松绑"。告知患者坚持服药，慢慢形成良好的生活方式，躁郁症病情会逐渐稳定下来。病情稳定之后，鼓励患者积极地回归社会，重新拥有完整的社会功能。建议稳定期的患者在面对生活中如婚恋、是否坦白病情等相关问题时，首先要学会为自己"松绑"，做到既要考虑躁郁症的相关影响因素，又不要因为它的存在给自己的选择制造障碍。

四、知识拓展

【双相情感障碍的典型症状】

1. 躁狂发作

典型的躁狂发作以情绪高涨、思维奔逸和意志增强的"三高"症状为特征，属于精神运动性兴奋。

（1）情绪高涨：患者轻松愉悦、乐观热情，有时表现为易激惹，会因小事发脾气。病情严重时有冲动言语及行为。

（2）思维奔逸：患者思维联想快，说话急促，语速比正常时候快，词汇量也比正常时明显增多，滔滔不绝。病情严重时，患者会出现音联、意联，随境转移，易被周围事物吸引，自我感觉良好，说话漫无边际，认为自己才华出众、出身名门等，有时还会出现妄想。患者病情严重时，可有短暂的、片断的幻听，还可有妄想、思维散漫，行为紊乱伴发冲动行为，也可短暂性地出现意识障碍，如错觉、幻觉以及思维不连贯等症状。

（3）意志行为增强：患者不断计划，整日忙碌，爱交际，爱管闲事，易冲动，行为鲁莽，做事有始无终，不计后果。

2. 轻躁狂发作：轻躁狂发作的临床表现较轻，持续至少数天的情绪高涨、精力充沛、活动增多、易激惹、对自我评价高、睡眠需求少、思维奔逸、行为鲁莽。患者社会功能或职业功能受到轻度损害，这种损害不易被人识别，周围人可感到患者与常人或其正常时候有差异，但患者不自知。

3. 抑郁发作

患者典型抑郁发作时，以情绪低落、思维迟缓和悲观、意志行为减退的"三低"

症状为特征，伴有认知功能减退和躯体症状，处于精神运动性抑制状态。

（1）情绪低落：患者陷入显著而持久的情感低落，低落的严重程度从闷闷不乐，到严重的悲观、绝望；因情绪低落、兴趣减退，对什么事情都没兴趣。

（2）思维迟缓和悲观：患者思维联想缓慢，如感觉脑子像生了锈的机器，主动言语少，语速慢，严重情况下甚至无法与人进行正常交流。患者在情绪低落时会出现悲观思想，有无用感、无价值感、无助感，自责、自罪，严重时，患者出现罪恶妄想。部分患者出现幻觉，或在悲观思维基础上出现自杀念头。

（3）意志行为减退：患者的活动和行为缓慢，如生活被动、懒散，常独坐一旁或整日卧床，日常生活需要人料理，不想做事，不想上班，不参加平时爱好的活动，回避社交，严重者甚至不语、不动、拒食。

案例四　焦虑症患者的救治和护理

【病情】

患者，男，23岁。主诉：头痛，近2年担心增多，伴情绪低落半年。

【疾病史】

现病史：患者2年前出现牙齿发炎后头痛，炎症好转后头痛持续存在，部位遍布整个头部，以头顶及枕后部明显，有搏动感，伴面部麻木、口水增多，前往口腔科、神经内科等就诊完善相关检查后未见明显异常。1年前患者疼痛持续存在，担心、紧张增多，时常担心自己的身体情况，常感胸闷、气急、心慌、出汗、手抖，右手臂有麻木感，前往医院神经内科就诊，诊断为"头痛、焦虑状态"，给予"盐酸度洛西汀肠溶胶囊60 mg（每晚1次），米氮平片15 mg（每晚1次），佐匹克隆片7.5 mg（每晚1次）"等药物治疗；患者规律服药1年后疼痛程度有所减轻，但不明显。半年前患者症状加重，出现情绪低落、兴趣下降、活动减少、不愿与人交流、精力差、身体一活动就感心慌等不适，睡眠差、入睡困难，易惊醒，醒后难以再次入睡，昼夜作息紊乱。前往医院住院治疗，诊断为"焦虑性抑郁症、神经血管性头痛"，后头痛、担心、紧张、情绪低落仍存在，未见明显缓解。

既往史：一般情况良好，无特殊病史。父母健在，无家族史及遗传病史。

【辅助检查】

1. 实验室检查：嗜碱性粒细胞百分比1.1%，中性分叶核粒细胞绝对值1.55×10^9，总蛋白63.5 g/L，球蛋白18.7 g/L，肌酐64 μmol/L，阴离子间隙9.3 mmol/L，催乳素21.60 ng/mL，孕酮0.15 ng/mL。大便常规示隐血试验阳性。尿常规示pH 8.500，尿胆原定性68（++）μmol/L。

2. 其他检查：皮质醇、促肾上腺皮质激素、输血前全套、凝血常规等检查结果均未见异常。

【诊断】

焦虑症、神经血管性头痛。

【用药及治疗】

遵医嘱行二级护理，协助患者完善相关检查；医嘱下"三防"，即防自杀、防伤人、防走失。嘱家属为患者穿"三防"背心，24 h 陪护。予盐酸度洛西汀肠溶胶囊 60 mg（每晚 1 次）、富马酸喹硫平片 0.05 g（每晚 1 次）、劳拉西泮片 1 mg（每晚 1次）治疗。

二、护理体检、诊断及措施

【护理体检】

1. 一般检查

T 36.6 ℃，P 90 次 /min，R 20 次 /min，BP 120/70 mmHg，SpO_2 98%。患者神志清楚，对答准确切题，双侧瞳孔等大等圆、对光反射灵敏，呼吸平稳，咽部无充血，扁桃体无肿大，心率 90 次 /min，心律齐，心脏二尖瓣区无杂音，双肺呼吸音对称、清晰，双肺未闻及干、湿啰音，触诊全腹柔软，全腹无压痛、无反跳痛。肝脾未触及，病理征阴性，脑膜刺激征阴性，四肢肌力 5 级，双下肢无水肿。

2. 精神检查

（1）一般情况：患者衣着整洁，焦虑表情，生活自理能力尚可，对医护人员及家属友好，注意力集中，回答问题切题，声音平和，定向力好，意识清楚，自知力存在。

（2）认知活动：听幻觉未引出，思维化声未引出，其他幻觉未引出。

（3）智力：常识性问题回答正确，如知道今年是哪一年。

（4）计算力：好，能正确计算 100–7=93，93–7=86，86–7=79，79–7=72，72–7=65。

（5）记忆力：近期记忆力好，知道昨晚吃的什么。远期记忆力好，知道自己生日。机械记忆力评估结果为正背数字 5 位数，倒背数字 3 位数。逻辑记忆力好，能叙述自己的病情。

（6）理解判断力：好，知道鸡和鸭的区别。

（7）情感活动：抑郁引出，兴趣下降，活动减少，无自杀倾向、体重改变、无望感、无助感、无价值感、性欲减退、优柔寡断等表现，对健康过分关注。焦虑引出，有出汗、心悸、气促等身体不适。恐惧未引出。情绪高涨未引出，无活动增多、食欲增加、性欲亢进、挥霍钱财、易激惹、干涉挑衅、体重改变、睡眠需要量减少、轻率承担工作、酗酒等表现。矛盾情绪未引出。情感倒错及表情倒错未引出。其他情感障碍未引出。

（8）意志和行为：无病理性意志增强、退缩、紧张性兴奋、木僵、作态等表现，无刻板语言或动作，无持续言语或动作，无缄默、违拗、被动服从、矛盾意向及其他怪异行为。强迫症状未引出。有睡眠障碍，表现为入睡困难、觉醒次数增加、无早醒、多梦及其他睡眠形式障碍。

（9）患者是否因上述症状影响工作、学习、社交、家庭生活的能力：影响极大。

【护理诊断】

1. 焦虑：与担心身体状况有关。

2. 疼痛：与神经血管性头痛有关。

3. 舒适度减弱：与出现胸闷、气短、头痛等有关。

4. 睡眠型态紊乱：与焦虑状态有关。

5. 知识缺乏：缺乏焦虑症的相关知识。

【护理措施】

1. 焦虑的护理

（1）教会患者正确处理焦虑的方法，鼓励患者按可控制和可接受的方法来表达焦虑的情绪；在患者发生躯体不适症状的时候，帮助患者减轻或解除不适感；教会患者放松技巧。

（2）鼓励患者主动诉说内心的想法，医务人员应注意耐心倾听，并给予患者安慰。

（3）避免将患者安置在同样有焦虑情绪的患者旁边；患者焦虑发作时一定要有人陪伴在旁，增加患者的安全感；遵医嘱给予患者抗焦虑的药物，并教会患者及家属观察药物的不良反应。

2. 疼痛及舒适度减弱的护理

密切观察患者的病情变化和情绪变化，教会患者通过转移注意力等方式来缓解疼痛和提升舒适度；加强巡视，加强安全检查，做好交接班。

3. 睡眠型态紊乱的护理

为患者创造良好的睡眠条件；帮助患者养成良好的睡眠习惯，鼓励患者白天积极参加社交活动，减少白天睡眠时间；必要时遵医嘱给予患者助眠药物。

4. 对知识缺乏患者的指导

做好健康宣教，帮助患者了解病情；指导患者及其家属积极配合治疗，树立战胜疾病的信心。

三、护理查房总结

焦虑症是指在日常情况下，出现强烈、过度和持续的担忧和恐惧，可在几分钟内达到顶峰。目前，焦虑症病因复杂，其发病机制尚不明确，存在着身心两方面的病理过程，是生物 – 心理 – 社会因素等综合作用的结果。

焦虑症的诊断主要依靠心理量表检查确定，患者可能需要填写汉密顿焦虑量表（HAMA）、状态焦虑问卷（STAI）、社会功能缺陷筛选量表（SDSS）或生活事件量表（LES）等，相关护理人员可对这些量表做较为全面的了解，以协助患者很好地完成。

四、知识拓展

【焦虑症的预防】

1.嘱患者养成良好的睡眠、饮食和运动习惯，对于增强身体抵抗力、减轻精神压力、防止焦虑的发作具有重要作用。

2.注意减少可能引发患者焦虑的不利因素，如减少童年或青少年期的一些不良心理刺激。

3.嘱患者在服用非处方药或者中草药之前，应了解其中是否有增加焦虑症状的化学物质。

4.嘱患者在经历了精神或身体创伤后，应及时寻求相应的心理咨询和治疗，预防由创伤导致的焦虑症。

5.指导患者学会处理压力的技巧，例如练瑜伽可预防由压力导致的焦虑症。

【焦虑症的典型症状】

1.心理症状：主要表现为过度担心的心理体验和感受，患者持续性或发作性出现莫名其妙的焦虑、恐惧、紧张和不安等症状，整天心烦意乱，仿佛不幸即将降临在自己或亲人头上，内心处于高度警觉状态。不同的疾病类型其症状也有所不同，例如：广泛性焦虑障碍主要表现为对可能发生的、难以预料的某种危险或不幸事件的持续、过度担心；社交焦虑障碍主要表现为在处于被关注、可能被评论的情境下时产生的不恰当的焦虑；惊恐障碍主要表现为日常活动时突然发作的、不可抗拒的害怕、恐惧、忧虑和存在厄运将至、濒临死亡的感觉。

2.躯体症状：应激性的交感神经兴奋引起的躯体症状，涉及呼吸系统、神经系统、泌尿生殖系统、心血管系统以及消化系统等。呼吸系统：患者出现憋气、窒息感、过度换气等表现，并可能出现呼吸性碱中毒症状，如四肢麻木、手足抽搐等。神经系统：患者出现皮肤潮红、苍白、出汗、心悸、心慌、胸闷、气短、口干等。泌尿生殖系统：患者出现性功能障碍，如阳痿、早泄、月经不调等生殖系统异常，以及尿频或尿急等泌尿系统异常。心血管系统：患者常疑为心脏病发作而前往急诊室就医，除部分患者心电图表现窦性心动过速、室性期前收缩，极少数可出现阵发性室上性心动过速、阵发性房颤、传导阻滞等心电图改变，其他检查没有异常。消化系统：患者食欲缺乏，腹部发胀并有灼热感等胃神经症、神经性腹泻或便秘等症状。

3.行为症状：除心理症状和躯体症状之外的外在行为表现，如坐立不安、面部表情不自然、四肢轻微震颤、肌肉紧张抽动、气促，有窒息感、哽噎感，以及心悸、心率增加、胸部不适或疼痛、出汗、恶心、腹部不适或疼痛等症状。

【焦虑症有可能会出现的并发症】

1.睡眠障碍：患者因过度兴奋、焦虑、精神紧张等，而发生入睡困难、睡眠质量下降及睡眠时间减少，记忆力和注意力下降等表现。

2. 肠易激综合征：焦虑症对患者的消化系统影响较大，临床上有较多患者会有不明原因的频繁腹泻，每次排便量非常少，且有排便不尽的感觉。

3. 血压、血糖不稳定：焦虑会导致患者血管的收缩与舒张不规律和血糖调节异常。

4. 抑郁症：部分患者因过度焦虑而产生情感低落，思维迟缓，语言、动作减少及迟缓等抑郁症症状，严重困扰焦虑症患者的生活和工作。

案例五　伴有躯体症状的中度抑郁发作患者的救治和护理

一、病例概述

【病情】

患者，女，18岁。代诉：患者情绪低落2年多，头痛3天。

【疾病史】

现病史：患者2年多以前受家庭问题影响，出现情绪低落、兴趣下降、感乏力、精力减退等表现，感自卑、自罪、生活无意义、无助、无望，有自杀想法及行为，曾吞服洗洁精自杀，割手自伤。食欲如常，夜间睡眠一般，无入睡困难，有多梦眠浅。1个月前于某院就诊，诊断为抑郁症。给予盐酸舍曲林片，起初为50 mg（每日1次），10多天前改为75 mg（每日1次）治疗。服药后食欲减退，情绪较前稍稳定，但仍有自杀想法。1周前，患者服药期间感开心，无明显自我评价增高，有很多想法，可疑挥霍行为，易激惹，容易和他人争吵，易烦躁，用刀割伤左前臂，可见3～4道浅伤痕。3天前无明显诱因出现头痛，表现为一阵阵的跳痛，位置不定，前额及两侧居多，睡觉时稍缓解。2天前感烦躁，有自杀冲动，使用水果刀割手，左前臂可见数道浅割痕。遂入院就诊。

既往史：一般情况良好，无特殊病史。父母健在，无家族史及遗传史。

【辅助检查】

1. 实验室检查：胆固醇2.78 mmol/L，血钠136.8 mmol/L，血钾3.47 mmol/L，无机磷1.06 mmol/L。凝血功能常规检查、血细胞分析等未见异常。

2. CT检查：头、胸部CT检查示脑实质内未见明确异常，各脑室、脑池形态、大小未见异常，脑中线未见偏移，小脑及脑干因颅骨伪影干扰，局部显示欠清，颅骨未见明确异常。

【诊断】

伴有躯体症状的中度抑郁发作、头痛。

【用药及治疗】

予一级护理；医嘱下"三防"，即防自杀、防跌倒、防伤人，嘱家属为患者穿"三防"背心，24 h 陪护。遵医嘱予萘普生片 10 mg 口服缓解头痛，予阿立哌唑口腔崩解片 10 mg（每日 1 次）口服，必要时予阿普唑仑片 0.4 mg 口服，予对症支持治疗。协助患者完善相关检查，进行防跌倒等健康宣教。

二、护理体检、诊断及措施

【护理体检】

1. 一般检查

HR 99 次 /min，R 20 次 /min，BP 153/102 mmHg，SpO_2 100%。患者神志清楚，对答准确切题，皮肤及巩膜无特殊，双侧瞳孔等大等圆、对光反射灵敏，呼吸平稳，咽部无充血，扁桃体无肿大，心音正常，心律齐，心脏各瓣膜区无杂音，双肺呼吸音对称、清晰，双肺未闻及干、湿啰音，触诊全腹柔软，全腹无压痛、无反跳痛。肝脾未触及，肠鸣音活跃，双侧病理征阴性，脑膜刺激征阴性，四肢肌力 5 级，双下肢无水肿。

2. 精神检查

（1）一般情况：衣着整洁，表情自然，生活自理，对医护人员及家属友好，注意力较集中，对答准确切题，声音平和，定向力好，意识清楚，自知力存在。

（2）认知活动：引出听幻觉，凭空听到嘈杂的声音——自己骂自己和同学议论自己。视幻觉引出，诉凭空看到黑影、看到阶梯上有学生坐着但转眼就消失。思维化声未引出，其他幻觉未引出。

（3）智力：常识性问题回答正确，如知道今年是哪一年。

（4）计算力：好，能正确计算 100-7=93，93-7=86，86-7=79，79-7=72，72-7=65。

（5）记忆力：近期记忆力好，记得早上吃的什么。远期记忆力好，记得自己的生日。机械记忆力评估结果为正背数字 5 位数，倒背数字 4 位数。逻辑记忆力好，能基本描述自己的病情。

（6）理解判断力：好，知道鸡和鸭的 3 个区别。

（7）情感活动：抑郁引出，兴趣下降，活动减少，有自杀倾向，体重无改变，有无望感、无助感、无价值感，无性欲减退、优柔寡断、对健康过分关注。焦虑引出，莫名感紧张、害怕，无心悸、气促，有身体不适，如出汗、手抖、胸痛。恐惧未引出。情绪高涨未引出，无活动增多、食欲增加、性欲亢进、挥霍钱财、易激惹、干涉挑衅、睡眠需要量减少、轻率承担工作、酗酒等表现。矛盾情绪未引出。情感倒错及表情倒错未引出。其他情感障碍未引出。

（8）意志和行为：病理性意志无增强、有退缩，无紧张性兴奋、木僵、作态，无刻板语言或动作，无持续言语或动作，无缄默、违拗、被动服从、矛盾意向及其他怪异行为。强迫症状未引出。有睡眠障碍，表现为入睡困难，无觉醒次数增加、多梦及其他睡眠形式障碍。

（9）患者是否因上述症状影响工作、学习、社交、家庭生活的能力：影响极大。

【护理诊断】

1. 疼痛：与疾病有关。

2. 有自杀的危险：与严重抑郁悲观情绪、自罪自责有关。

3. 有受伤的危险：与疾病所导致的幻听、幻视有关。

4. 睡眠型态紊乱：与情绪低落、早醒有关。

5. 营养失调（低于机体需要量）：与自责、自罪、失眠、食欲下降有关。

6. 个人应对无效：与情绪低落有关。

7. 知识缺乏：缺乏抑郁症的相关知识。

【护理措施】

1. 疼痛的护理

（1）指导患者正确看待疾病，正确面对疾病所带来的症状；教会患者缓解疼痛的小技巧，例如转移注意力、听舒缓音乐、放松身心等。

（2）必要时遵医嘱予止痛药，并教会患者及家属学会观察药物的不良反应。

2. 自杀的预防

（1）正确评估患者的病情变化，做好详细记录，每班交接，有针对性地进行防范；与患者建立良好的信任关系，鼓励患者诉说自己的内心想法，耐心倾听患者的想法，及时发现危险征兆；依据患者的自杀意念、自杀行为确定干预周期、频次及具体的干预措施。

（2）为自杀倾向严重的患者提供安全的环境，可将患者安置在 24 h 监护的病房，重点观察患者的病情变化，做好基础护理及心理护理；遵医嘱采取药物治疗，避免患者接触到可用于自杀、自伤的危险物品，做好安全巡视。同时对家属及陪护人员做好安全教育，保持 24 h 专人陪护，检查房间内有无危险物品。

3. 受伤的预防

为患者提供安全的环境，减少各种刺激因素，不让患者单独活动，可陪伴患者参与各项团体活动，如若外出检查一定要有工作人员及家属陪伴。

4. 睡眠型态紊乱的护理

（1）为患者创造一个舒适、安静的入睡环境，集中护理操作的时间，尽量避免影响患者睡眠。

（2）鼓励患者寻找自己的兴趣爱好并参与集体活动，如打球、唱歌、跳舞等，减少白天的睡眠时间。

（3）晚上入睡前喝热水、用热水泡脚，避免一切激惹患者或可能令患者兴奋的因素。

（4）指导患者运用放松技巧，比如催眠治疗。

（5）必要时给予患者助眠药物。

5. 营养失调（低于机体需要量）的护理

应保持多元化的饮食，鼓励患者多吃新鲜的水果和蔬菜，鼓励家属准备患者喜爱的饮食。

6. 个人应对无效的护理

（1）通过帮助患者回顾自己的个人爱好、优点等来增加患者的正向想法，阻断患者的负向思考；鼓励患者倾诉，协助患者确认负向的想法并加以取代和减少。

（2）鼓励患者抒发自己内心的真实想法，认真倾听，言语恰当，选择其感兴趣的话题进行交流。

（3）在接触语言反应较少的患者时，应耐心、缓慢，使用非语言的方式表达对患者的关心和支持，同时利用治疗性的沟通技巧，协助患者表达他的想法。

（4）鼓励患者多参与一些不需要竞争的活动，如健身等；对于患者完成的每一项活动，及时给予肯定，以增加患者的自尊感。

7. 对知识缺乏患者的指导

（1）鼓励患者和家属正确对待疾病，教会其认识疾病的病因及症状。

（2）指导患者了解药物治疗的重要性，在医务人员的指导下正确服用药物，不随意减药、停药，注意观察药物的不良反应，定期随访。

（3）指导患者及其家属能及时认识疾病复发的早期征兆，并了解疾病反复发作的危害性，做到早发现、早治疗。

三、护理查房总结

1. 抑郁症的特点

抑郁症属于情感性精神障碍，又称抑郁障碍或抑郁发作，以心境低落为主，与处境不相称，可以从闷闷不乐到悲痛欲绝，甚至发生木僵，严重者可出现幻觉、妄想等精神病性症状，其病因尚未明确，大多数学者认为遗传因素起主导作用。我国对抑郁症的识别率低，只有约 1/4 的抑郁症患者才能接受正规治疗，临床漏诊率为 50% ～ 60%。

2. 抑郁发作的表现

抑郁发作的表现分为核心症状群、心理症状群与躯体症状群三方面。既往常以"三低"——情绪低落、思维迟缓、意志活动减退来概括抑郁发作，这三种症状被认为是典型的重度抑郁的症状，但这些典型症状并不一定出现在所有的患者中。日常生活中如果发现自己有显著而持久的心境低落等异常情况，可使用抑郁症筛查量表（PHQ-9）""Zung抑郁自评量表（SDS）""Beck 抑郁问卷（BDI）""快速抑郁症症状自评量表（QIDS-SR）"等自评量表来做一个初步的评估，这对于抑郁症的早期筛查是有一定积极意义的。

3. 对于临床上抗抑郁物理治疗中的电休克治疗的护理要点

（1）治疗前须停服抗精神病药，12 h 内不用安眠药和抗癫痫的药物。

（2）治疗前 4 h 内应禁食。

（3）治疗后需注意患者的呼吸、面色、意识的情况，若有躁动不安，可暂时予以约束，防跌倒和意外，直至意识完全清醒才可送回病房。

（4）嘱患者注意保暖，防止着凉。

（5）观察治疗后反应，如头痛甚剧者，遵医嘱给予适量的止痛药物。

（6）改良后电休克还需警惕出现继发性呼吸抑制。

四、知识拓展

【抑郁症的治疗方式】

1. 药物治疗：临床上推荐使用的抗抑郁药物有选择性 5- 羟色胺再摄取抑制剂（SSRIs）、选择性 5- 羟色胺 + 去甲肾上腺素再摄取抑制剂（SNRIs）、去甲肾上腺素 + 特异性 5- 羟色胺再摄取抑制剂（NaSSAs）、去甲肾上腺素 + 多巴胺再摄取抑制剂（NDRIs）等。

（1）SSRIs：代表药物有氟西汀、舍曲林、帕罗西汀、氟伏沙明、西酞普兰、艾司西酞普兰等。常见不良反应为恶心、呕吐、腹泻、坐立不安、性欲减退、头痛等。

（2）SNRIs：代表药物有文拉法辛、度洛西汀等。常见不良反应为恶心、呕吐、激越症状和性功能障碍。

（3）NaSSAs：代表药物为米氮平。常见不良反应为口干、镇静和体重增加。

（4）NDRIs：代表药物为安非他酮。常见不良反应为头疼、震颤、惊厥、激越、失眠、胃肠不适等。

2. 心理治疗：指通过和医生谈话、交流进行治疗，根据针对的问题不同，可分为支持性心理治疗、认知行为治疗、精神动力学治疗、人际心理治疗及婚姻家庭治疗等。

在药物治疗的同时常合并进行心理治疗。心理治疗对轻、中度抑郁症的疗效与抗抑郁药疗效相仿。

3. 物理治疗：临床上同时也可联合使用改良电休克治疗（MECT）和重复经颅磁刺激（rTMS）等治疗来进行辅助治疗，其中，MECT 可快速有效地治疗抑郁症，并可明显降低患者自杀死亡率。

【抑郁症的典型症状】

1. 心理症状群

（1）焦虑：表现为心烦、担心、紧张、胡思乱想、担心失控或发生意外等。

（2）思维迟缓：自觉反应迟钝、思考问题出现困难、决断能力下降、言语减少、语速变慢、音量降低，严重者应答及交流也会出现障碍。

（3）认知症状：主要表现为对近期发生事情的记忆能力下降、注意力障碍、信息加工能力下降、对自我和周围环境漠不关心等。严重时会产生"三无症状"，即感到无用、无助和无望。无用即自我评价降低，认为自己生活毫无价值、充满失败、一无是处；无助即感到自己无能为力、孤立无援；无望即认为自己没有出路、没有希望、前途渺茫。

（4）自责、自罪：对自己既往的一些轻微过失或错误痛加责备，严重时会产生深深的内疚感和罪恶感，认为自己罪孽深重，必须受到社会的惩罚。

（5）自杀观念和行为：严重的抑郁症患者常伴有消极自杀的观念和行为，自杀观念常常比较顽固、反复出现，其所采取的自杀行为往往是计划周密、难以防范的，因此，自杀行为是抑郁症最严重、最危险的症状。

（6）精神运动性改变：可出现精神运动性迟滞或激越。迟滞：表现为动作迟缓、思维缓慢、活动减少、生活懒散、疏远亲友、回避社交、工作效率下降、不注意个人卫生，严重者会发展成少语、少动、少食或不语、不动、不食，即"抑郁性木僵"状态；激越：表现为脑中会不由自主地反复想一些没有目的的事情，思维内容没有条理，因而在行为上表现出烦躁不安、不能控制自己，甚至会出现攻击行为。

2. 精神病性症状

严重的抑郁症患者可出现幻觉或妄想等精神病性症状。

3. 自知力

部分抑郁症患者能够主动求治并描述自己的病情和症状，此为自知力完整。严重的抑郁症患者可能缺乏对当前状态的正确认识，甚至完全失去求治愿望，此为自知力不完整或缺乏。

4. 躯体症状群

（1）睡眠障碍：表现为入睡困难、睡眠轻浅、多梦、早醒、睡眠感缺失等。其中，以入睡困难最为多见，一般比平时延长半小时以上，而早醒则最具特征性，一般比平时早醒 2 ～ 3 h，醒后不能再入睡。

（2）饮食及体重障碍：主要表现为食欲下降和体重减轻。

（3）精力丧失：表现为无精打采、疲乏无力、懒惰。

（4）抑郁情绪昼重夜轻：抑郁情绪常在晨起后加重，在下午和晚间则有所减轻，此症状是"内源性抑郁"的典型表现之一；但是部分心因性抑郁障碍患者的症状则可能在下午或者晚间加重，与前述相反。

5. 其他非特异性躯体症状

其他非特异性躯体症状有如头痛、背痛等躯体任何部位的疼痛，还可有口干、出汗、视物模糊、心慌、胸闷、恶心、呕吐、胃部烧灼感、尿频、尿急等多种表现。

案例六　神经性厌食症患者的救治和护理

一、病例概述

【病情】

患者，女，20 岁。主诉：近 2 个月体重骤减，不敢吃饭，有胸闷不适感，偶有左胳膊虫爬感，睡眠差。

【疾病史】

现病史：患者饮食不规律8年，吃饭少，时而暴饮暴食。患者8年前因减肥控制饮食，2个月后体重由60 kg降至49 kg。4年前，患者怕体重增加不敢吃饭，体重降至36.5 kg，后在某院治疗后出院，规律服药，效果好，饮食规律。4年前，患者出现食欲增加，但患者认为这会导致体重增加，故强制自己饭后呕吐，呕吐后继续暴饮暴食，症状无改善，后住院治疗，诊断为"强迫性障碍"，3个月后好转出院，患者出院后担心药物对自己有害，自行停药，致病情反复。近2个月体重骤减，不敢吃饭，有胸闷不适感，偶有左胳膊虫爬感，睡眠差，急诊以"进食障碍"收入。

既往史：既往诊断"强迫性障碍"，有自杀史。无家族遗传史。

【辅助检查】

1. 实验室检查：白细胞计数 3.0×10^{12}/L，红细胞比积34.70，尿素1.03 mmol/L，血钾3.02 mmol/L，血钠131.1 mmol/L，血氯89.7 mmol/L。

2. 心电图检查：窦性心律，心电轴右偏。

3. X线检查：胸部X线示无异常。

【诊断】

神经性厌食症。

【用药及治疗】

予二级护理，医嘱下"三防"，即防自杀、防伤人、防走失，嘱家属为患者穿三防背心。予普食，协助完善相关检查，请相关科室会诊，对症予静脉补充能量。

二、护理体检、诊断及措施

【护理体检】

1. 一般检查

HR 98次/min，R 20次/min，BP 70/50 mmHg，SPO_2 99%，体重39.5 kg，身高154 cm。患者神志清楚，对答准确切题，皮肤及巩膜无特殊，双侧瞳孔等大等圆、对光反射灵敏，呼吸平稳，咽部无充血，扁桃体无肿大，心音正常，心律齐，心脏各瓣膜区无杂音，双肺呼吸音对称、清晰，双肺未闻及干、湿啰音，触诊全腹柔软，全腹无压痛、无反跳痛。肝脾未触及，肠鸣音活跃，双侧病理征阴性，脑膜刺激征阴性，四肢肌力5级，双下肢无水肿。

2. 精神检查

（1）一般情况：衣着整洁，表情自然，生活自理能力尚可，对医护人员及家属友好，注意力集中，对答准确切题，声音平和，定向力好，意识清楚，自知力存在。

（2）认知活动：听幻觉未引出，思维化声未引出，其他幻觉未引出。

（3）智力：常识性问题回答正确，如知道国庆节是哪一天。

（4）计算力：好，能正确计算 100-7-7-7-7-7=65。

（5）记忆力：近期记忆力好，记得昨晚吃了什么。远期记忆力好，能回忆起童年的事情。机械记忆力评估结果为正背数字 4 位数，倒背数字 4 位数。逻辑记忆力好，能完整描述自己的病史。

（6）理解判断力：好，知道 500 g 铁和 500 g 棉花一样重。

（7）情感活动：抑郁引出，无兴趣下降、活动减少，有自杀、体重改变、无望感、无助感，无无价值感、性欲改变、优柔寡断，对健康过分关注。焦虑引出，有心悸，无出汗、气促等身体不适。恐惧未引出。情绪高涨未引出，无活动增多、食欲增加、性欲亢进、挥霍钱财、易激惹、干涉挑衅、轻率承担工作、酗酒等表现。有体重改变、睡眠需要量减少，矛盾情绪未引出。情感倒错及表情倒错未引出。其他情感障碍未引出。

（8）意志和行为：病理性意志无增强，无退缩、紧张性兴奋、木僵、作态等表现，无刻板语言或动作，无持续言语或动作，无缄默、违拗、被动服从、矛盾意向及其他怪异行为。

（9）患者是否因上述症状影响工作、学习、社交、家庭生活的能力：影响极大。

【护理诊断】

1. 营养失调（低于机体需要量）：与患者长期摄入不足有关。

2. 活动无耐力：与患者长期营养不良有关。

3. 有感染的危险：与患者营养不良免疫力下降有关。

4. 知识缺乏：缺乏疾病预防、治疗的相关知识。

5. 焦虑：与患者自身形态改变有关。

6. 恐惧：与患者不了解疾病的预后有关。

【护理措施】

1. 与患者共同讨论并制订饮食计划和体重增长计划，确定目标体重和每日应摄入食物的量、种类、热量及进食时间，监测患者的体重，可同时予口服和静脉补充能量；请相关科室及营养科共同制订饮食计划，并适时根据患者的体重、身体状况来进行调整，监督患者每日完成饮食目标。

2. 鼓励患者表达自己对肥胖的感受和态度，纠正患者的体象障碍，运用认知行为治疗技术，帮助患者重建正常的认知行为模式。

3. 对活动无耐力、有发生感染的危险等问题，应对症处理，采取相应的措施，预防感染。

4. 将患者安排在安静的病房，及时满足患者的合理需要，尊重患者；合理科学地安排患者生活作息，鼓励患者参与文娱活动。

5. 嘱患者遵医嘱正确服药，并向患者及其家属讲解药物的名称和服药的注意事项，同时注意观察药物的不良反应，若有异常情况应及时告知医务人员，切勿自行停药。

三、护理查房总结

神经性厌食症是指患者有意地严格限制饮食，造成身体极度消瘦或严重营养不良，体重下降至明显低于正常标准的一种进食障碍。有青春期发育停滞、闭经等症状，患者恐惧发胖，拒绝正常进食。由于复杂的病因和治疗上的困难，该病通常病程迁延、预后差，较长的病程会给患者带来更多的躯体并发病，使其社会心理功能受损，也会影响患者的生命质量。临床上应加强心理护理、生理护理以及整体护理，有利于提高患者的生命质量。

1. 制订整体护理计划：设计详尽的整体护理计划对疾病的疗效及预后极为重要。

2. 心理护理：由于患者缺乏对疾病的认识，住院时往往不愿配合治疗，常常出现对立情绪，因此应针对患者的年龄、心理特征、发育特点等开展心理护理，而良好的护患关系是做好心理护理的关键。

3. 加强针对性饮食护理，逐渐纠正患者的不良饮食习惯。由于患者长时间厌食，其胃容量降低，故应有针对性地为患者制订循序渐进的食疗计划。患者入院初期根据其实际情况给予少量多餐易消化的食物，使其逐渐适应。对于拒食的患者应给予耐心劝说，不能强迫喂饭，以免增加精神刺激。培养良好的进食习惯也很重要，督导患者按时作息、定时进餐，采取共同进餐、专人看护的方式，吃饭时有意识地避免讨论与体重有关的话题，而多讨论患者喜欢的话题来分散其注意力。

4. 体重护理：给患者讲解饮食与营养对人体的作用与重要性，告知患者不同年龄和身高都有与之对应的最低体重标准，体重过重或过轻都属于异常情况；每天必须摄入足够的能量和营养素，过分节食可导致营养不良，给躯体功能造成各种损害。

5. 基础护理：对严重营养不良、电解质紊乱及脱水的患者，要严密观察其病情变化，注意其生命体征的变化，做好基础护理和对症护理，预防感染和其他并发症。

6. 建立家庭支持系统：为患者及其家属讲解"家属支持"在治疗中的重要性；为帮助患者戒除不良的饮食习惯，可安排其家属参与制订计划并监督患者的进食情况。指导患者家属在为患者做好治疗护理的同时还应随时注意纠正患者的不良习惯，对患者提出的不合理要求不可过分迁就，也不可采取粗暴的方式拒绝，以免激惹患者，使其出现过激行为。

四、知识拓展

【厌食症的诊断依据】

1. 体重明显减轻，比正常平均体重减轻 15% 以上，或者体重指数（BMI）为 $17.5\ kg/m^2$ 或更低，青春期前不能达到所期望的躯体增长标准，并有发育延迟或停止。

2. 自己故意造成体重减轻，至少有下列 1 项：①回避"导致发胖的食物"。②自我诱发呕吐。③自我引发排便。④过度运动。⑤服用厌食剂或利尿剂等。

3. 心理障碍：指一种持续存在的异乎寻常地害怕发胖的观念，并且患者给自己制订了一个过低的体重界限，这个界值远远低于健康的体重。

4.常有下丘脑－垂体－性腺轴的广泛内分泌紊乱：女性表现为闭经（停经至少3个连续月经周期，如用激素替代治疗可出现持续阴道出血，最常见的是使用避孕药），男性表现为性欲下降或性功能低下。可有生长激素升高、皮质醇浓度上升、外周甲状腺素代谢异常，以及胰岛素分泌异常。

5.症状至少持续3个月。

6.可有间歇发作的暴饮暴食（此时只诊断为神经性厌食症）。

【*厌食症的住院治疗指征*】

1.BMI低于15 kg/m^{2}或体重低于理想体重的75%，患者出现严重的营养不良症状。

2.体重不小于理想体重的75%，但存在拒食、体重急剧下降的患者，仍需采用住院的方式进行治疗。

3.有严重的自伤、自杀行为。

（史钰铃）

第七章　急诊耳鼻喉疾病患者的救治和护理

案例一　急性鼻出血患者的救治和护理

一、病例概述

【病情】

患者，女，51岁。主诉：头痛1周多，10 h前鼻出血。

【疾病史】

现病史：患者1周前无明显诱因出现头疼，10 h前鼻出血，在当地医院予鼻腔填塞、止血、抗炎等对症处理后仍有少量渗血。为求进一步治疗，入院检查。

既往史：无。

【辅助检查】

1. 实验室检查：白细胞计数 3.20×10^9/L，中性粒细胞计数 1.94×10^9/L，红细胞计数 2.48×10^{12}/L，血红蛋白 100 g/L。

2. 心电图检查：窦性心律，偶有室性期前收缩。

3. X线检查：胸部X线示肺气肿，双肺纹理增粗，主动脉硬化。

4. 内镜检查：鼻内镜示鼻出血、鼻膜炎。

5. CT检查：鼻窦CT检查示双侧上颌窦、筛窦、蝶窦慢性炎症，鼻中隔右偏曲。

二、护理体检、诊断及措施

【护理体检】

HR 92次/min，R 19次/min，BP 128/84 mmHg，SpO_2 97%。患者神志清楚，对答准确切题，皮肤及巩膜无特殊，双侧瞳孔等大等圆、对光反射灵敏，呼吸平稳，咽部无充血，扁桃体无肿大，心音正常，心律齐，心脏各瓣膜区无杂音，双肺呼吸音对称、粗糙，双肺未闻及干、湿啰音，脑膜刺激征阴性，四肢肌力5级，双下肢无水肿。

【护理诊断】

1. 焦虑：与鼻出血有关。

2. 疼痛：与鼻腔填塞纱条致局部胀痛、头痛有关。

3. 有感染的危险：与鼻腔黏膜破损及鼻腔清洗不干净有关。

4. 嗅觉障碍：与鼻腔填塞有关。

5. 清理呼吸道无效：与痰液黏稠、支气管痉挛有关。

6. 其他潜在并发症：出血、失血性休克。

7. 知识缺乏：缺乏疾病预防、治疗的相关知识。

【护理措施】

1. 焦虑的护理

（1）评估患者恐惧的来源、程度，指导其掌握应对恐惧的方法。

（2）医护人员操作时动作要娴熟、轻柔。

（3）患者出血或接受治疗时，护士能守候在其身旁，给予语言性或非语言性的支持，如握住患者的手，告诉其"有医护人员精湛的技术，您的出血很快就能止住的"。

（4）耐心向患者讲述恐惧会使其精神紧张、血压升高，从而加重出血。

（5）患者出血停止后，应立即更换其污染的被褥、衣服等，为患者擦洗身上的血迹。

（6）帮助患者结识病友。

（7）向患者及其家属做好入院宣教，如介绍主管医生、主管护士、病区环境等。说话速度要慢，语调要平静，尽量解答患者提出的问题。

（8）耐心解答患者提出的有关医院常规、治疗、护理等方面的问题。

（9）指导患者使用正确的放松技巧，如缓慢地深呼吸、放松全身肌肉、听轻音乐、看电视、看杂志等。

2. 疼痛的护理

（1）评估患者疼痛的部位、性质、程度、持续时间、发作规律、伴随症状等。

（2）首先与患者及其家属建立信任关系，认同患者对疼痛的陈述，以倾听、陪伴、触摸等方式提供情感上的支持，并告诉患者疼痛是必然的，但经治疗症状会逐步缓解。

（3）教会患者及家属有关减轻疼痛的方法，如按摩、冰袋冷敷。通过自我控制或有暗示性的情境处理，包括松弛疗法、自我暗示法、呼吸控制法、音乐疗法、注意力分散法、引导想象法等，可有效减轻疼痛。

（4）鼓励患者进温凉的流质饮食。

（5）遵医嘱给予患者止痛药口服，观察并记录患者用药后的效果。

3. 感染的预防

（1）评估患者生命体征，监测感染的迹象。

（2）保持病室内空气新鲜，每日通风 2 次，每次 15 ～ 30 min。

（3）遵医嘱给予患者抗生素，注意观察药物疗效和不良反应。

（4）指导患者进高热量、高蛋白、高纤维素、易消化的饮食。

（5）更换敷料、静脉输液时，严格执行无菌操作技术。

（6）医护人员接触患者前后应洗手。

（7）为患者进行口腔护理，并嘱其用生理盐水漱口，每天2次。

（8）对患者进行保护性隔离，限制探视人数，限制任何有感染的人探视。

（9）入院后连续监测体温3天，每日监测患者体温3次，如有特殊及时处理。

4. 嗅觉障碍的护理

（1）双侧鼻腔填塞者，口唇涂液状石蜡或敷湿纱布，多饮水或含服喉片，做好口腔护理。

（2）注意观察患者有无中耳炎、鼻窦炎等，遵医嘱给予抗生素治疗。

（3）鼻腔填塞物一般在24～48 h分次取出，若为碘仿纱布湿巾可适当延长留置时间。

5. 清理呼吸道无效时的护理

（1）详细观察患者咳嗽、咳痰情况，如痰量及颜色等，及时正确地采集标本送检以协助诊断，并为治疗提供依据。

（2）协助患者拍背排痰，指导其深呼吸；痰液黏稠时行雾化吸入。

（3）按医嘱及时准确地给患者使用抗生素及平喘祛痰药。

（4）给予患者高蛋白、高维生素、清淡的食物，保证其有充足的水分摄入，以利痰液排出。

（5）保持室内通风，嘱患者戒烟戒酒；患者病情稳定后应鼓励其进行适量的体育锻炼，以提高机体免疫力。

6. 鼻出血、失血性休克的预防

（1）嘱患者取坐位或半卧位，疑有休克者取平卧位，保持安静环境以利于患者休息。

（2）严密观察患者生命体征、神志、大便颜色及尿量，如发现面色苍白、四肢厥冷、心率加快、血压下降等现象，及时通知医生。

（3）鼻腔填塞者需观察后壁有无血液流下，填塞物是否松动脱落。少量出血时嘱患者将口中血液吐到痰杯中，勿吞下，以免血液刺激胃部黏膜引起呕吐，影响正确出血量的评估。如出现鼻腔大出血、休克等症状，应立即报告医生并积极配合抢救，迅速准备止血所需的器械、药品及敷料。

（4）遵医嘱应用止血剂、维生素C、维生素K，输液或输血等。

（5）了解患者出血原因，积极治疗原发病；长期慢性鼻出血者，应纠正贫血。

（6）指导患者掌握简易的止血方法，如指压止血法：用手指用力将鼻翼压向鼻中隔，或冰敷鼻部、前额及后颈。

（7）指导患者学会自我护理，进食温凉的流质食物，鼓励其多食蔬菜、水果，保持大便通畅，以防血管内压力突然变化而致再次鼻出血。培养个人良好习惯，勿用手或硬物掏鼻腔，切忌用力捏鼻。尽量避免打喷嚏，以免填塞物松动或血管破裂。活动时动作宜轻柔、缓慢。

7. 对知识缺乏患者的指导

（1）向患者讲解其所患疾病的原因及相关注意事项，提高患者及其家属对本病的认识。

（2）积极治疗患者全身及邻近局部慢性疾病，戒烟戒酒；告知患者本病有一定的危害性，应予以重视。

三、护理查房总结

护理人员应该了解鼻出血的概念、病因、部位；熟悉患者的病情、体检结果；能准确地做出护理评估、为患者制订护理计划，采取有效的护理措施，并能在护理结束后认真地记录此次护理的效果评价，以积累经验。

四、知识拓展

【鼻出血的概念】

鼻出血又称鼻衄，是鼻腔疾病常见症状之一，也是某些全身性疾病或鼻腔邻近结构病变的症状之一。其出血量多少不一，轻者反复涕中带血，因反复出血，可导致贫血；重者可大量出血而致休克，危及患者的生命。

【鼻出血的病因】

1. 局部原因：炎症、外伤、肿瘤。

2. 全身原因：高血压、糖尿病、血液系统疾病。

3. 解剖因素：鼻中隔偏曲、血管畸形。

【鼻出血的临床表现】

1. 轻者可仅为涕中带血或回吸血涕，或仅有少量血液从前鼻孔滴出；重者则可为一侧或双侧鼻腔血流如注，同时经口涌出。

2. 鼻腔前部出血：主要来自鼻中隔前下方的利特尔动脉丛或克氏静脉丛。一般出血量较少，可自行止血或较容易止血。多见于儿童和青年。

3. 鼻腔后部出血：多来自下鼻道后端的鼻 – 鼻咽静脉丛，常见于中老年人。常需行后鼻孔填塞。自鼻窦内窥镜开展以来，需要进行后鼻孔填塞的患者大大减少。

4. 鼻腔上部出血：常来自鼻中隔后上部，多为动脉性出血，一般出血量较大，多数需要进行前鼻孔或前后鼻孔填塞止血。多见于中年人，有高血压者较易发生。此部位较隐蔽，临床上不易发现，需仔细、反复查看。吸引器配合鼻窦内窥镜是查找鼻出血部位的最佳工具。

5. 鼻腔黏膜弥漫性出血：此类出血多为鼻黏膜广泛部位的微血管出血。出血量有多有少。多发生于有全身性疾病如肝肾功能严重损害、血液性疾病、急性传染性疾病和中毒等的患者。

【鼻出血的诊断】

1.确定出血部位。

2.估计出血量。500 mL：头昏、口渴、面色苍白；500～1 000 mL：出汗、血压下降、脉速、收缩压＜80 mmHg。

3.判断出血原因。

【鼻出血好发部位】

1.前鼻孔出血：青少年多见。

2.后鼻孔出血：老年人多见。

3.中鼻道、嗅裂区出血：多由特发性出血引起。

4.鼻咽部出血：多由鼻咽癌、纤维血管瘤引起。

【鼻出血的处理】

1.少量出血

（1）冰敷、挤压鼻前部。

（2）遵医嘱应用麻黄素，使用吸收性明胶海绵填压。

（3）局部烧灼、冷冻治疗。

（4）抗感染治疗。

2.大量出血

（1）凡士林填塞：前鼻孔或后鼻孔填塞。

（2）血管结扎。

（3）镇静、抗休克、抗感染、止血等对症治疗。

案例二　急性化脓性扁桃体炎患者的救治和护理

一、病例概述

【病情】

患者，男，49岁。主诉：咽痛，鼻塞、流涕。

【疾病史】

现病史：患者于3天前受凉后出现咽痛，第二天出现鼻塞、流涕。自行口服头孢类和金银花类（药名不详）药物，症状无缓解。后自觉体温升高，测得最高体温37.8℃。无咳嗽、咳痰，于附近诊所静脉注射头孢类药（药名不详），效果不佳。今晨入急诊就诊，测体温为37.2℃，咽部红肿，双侧扁桃体红肿、二度肿大。右侧扁桃体可见脓苔，双肺呼吸音清，无干、湿啰音。血常规白细胞 9.8×10^9/L。为进一步治疗来院就诊，急诊以"急性化脓性扁桃体炎"收治入院。

既往史：患者既往体健，否认肝炎、结核病史。无手术、外伤及输血史，无药物过敏史。预防接种史不详。

【辅助检查】

实验室检查：血常规示白细胞计数增多，单核细胞、异型淋巴细胞均有升高，尿常规示无明显异常。

二、护理体检、诊断及措施

【护理体检】

T 37.2℃，P 80 次/min，R 21 次/min，BP 130/91 mmHg。患者神志清楚，精神欠佳，营养中等，查体合作。全身皮肤黏膜无黄染、皮疹及出血点，全身浅表淋巴结未触及肿大，咽部充血，双侧扁桃体二度肿大，右侧扁桃体可见脓苔。颈软、对称，无颈静脉怒张及颈动脉异常搏动。双肺呼吸音清、两肺扣清音。心前区无隆起，心尖冲动不明显，心音略低钝。

【护理诊断】

1. 有体温升高的危险：与致病菌引起的扁桃体急性发炎有关。

2. 舒适度减弱：与病毒或细菌感染有关。

3. 急性疼痛：与扁桃体急性炎症化脓有关。

4. 睡眠型态紊乱：与咽部疼痛有关。

5. 其他潜在并发症：中耳炎。

6. 知识缺乏：缺乏急性化脓性扁桃体炎的相关知识。

【护理措施】

1. 体温过高的护理

（1）密切监测患者体温，每 4 h 测量体温 1 次，并做好记录。

（2）嘱患者卧床休息，保持室内空气流通、温度及湿度适宜。

（3）给予患者清淡、易消化、富含营养的食物，并鼓励患者多饮水。

（4）如患者发生寒战，应注意保暖；发生高热，应给予物理降温或遵医嘱给予退热药物，并注意观察药物疗效和副作用。

2. 舒适度减弱的护理

（1）协助患者取半坐卧位或半卧位，从而减轻鼻塞、流涕的症状。

（2）保持病室清洁、安静，为患者提供舒适的休息环境。

（3）遵医嘱给予患者抗感冒合剂或中成药减轻鼻塞、流涕等症状，并密切观察药物疗效和副作用。

3. 急性疼痛的护理

（1）嘱患者少说话，进食前后漱口，建议患者采取听轻音乐等方式来辅助缓解疼痛。

（2）嘱患者避免食用辛辣、刺激性食物，以免引起咽部不适。

（3）嘱患者遵医嘱口服含片，必要时使用解热镇痛药。

4. 睡眠型态紊乱的护理

（1）协助患者取舒适卧位，避免诱发及加重睡眠型态紊乱的因素。

（2）给患者提供容易入睡的休息环境：保持病室温、湿度适宜，周围环境安静。

（3）指导患者正确运用促进睡眠的方式，如睡前泡脚、听轻音乐等。

（4）通过进行有针对性的心理护理，减轻患者的焦虑、恐惧、抑郁等精不良情绪，从而改善患者的睡眠；必要时遵医嘱使用镇静安神药物。

5. 中耳炎的防治

（1）密切观察患者的生命体征和病情变化，及早发现中耳炎的征象（如耳痛、流脓、听力下降等）。

（2）如发生中耳炎，嘱患者尽量用鼻子呼吸，避免用嘴呼吸；睡觉侧躺时尽量将患耳朝下；擤鼻涕时切记不可过猛。适当的运动有助于鼻道及耳咽管的畅通，维持中耳的排泄与通气功能。

（3）应严格遵照医生的指导与治疗进行，切记不可自作主张，认为症状缓解或消失而自行停药、中止治疗，否则可能导致病情加重或转为慢性中耳炎。

6. 对知识缺乏患者的指导

（1）指导患者及其家属了解该疾病的诱发因素及本病的有关知识。

（2）嘱机体抵抗力低、易感冒发热的患者，在寒冷季节或气温骤降时应注意保暖，外出戴口罩，避免冷空气对上呼吸道的刺激。

7. 健康宣教

急性化脓性扁桃体炎患者应注意以下几点。

（1）保证充足的睡眠，随气温变化及时增减衣物。

（2）坚持锻炼身体，提高机体免疫力。

（3）戒烟戒酒，多饮水，加强营养，避免挑食、熬夜。

（4）预防感冒，尽量减少与上呼吸道感染者接触。

（5）不吃辛辣、刺激性食物，以免引起咽部不适。

（6）出院后继续用药时应遵医嘱按时服药；有高热、寒战、胸痛、咳嗽、咳痰等情况时应立即就诊。

三、护理查房总结

急性化脓性扁桃体炎是临床常见的上呼吸道感染性疾病，好发于春秋季，儿童和青少年是高发人群。本病通常预后良好，但易反复发作。本案例中的患者无慢性疾病，在住院期间积极配合治疗，恢复较好，出院时无发热、鼻塞、流涕，咽痛症状缓解，无胸闷、气短，食欲、睡眠可，大、小便正常。生命体征正常，咽部无充血，双肺呼吸音清，双肺叩诊呈清音。嘱患者出院后多注意休息，多饮水，预防感冒，如有不适随时就诊。本次查房准备时间较宽裕，准备较充分。与患者进行了良好的沟通，使护理计划得到有序进行，护理措施落实到位，护理问题得以解决，记录病情变化的同时时刻警惕存在的危险因素，预防不良事件的发生，最终达到了预期的护理效果。通过此次查房，护理人员对急性化脓性扁桃体炎的相关知识进行了更系统的学习和探讨，有利于护理质量的提高。

四、知识拓展

【急性化脓性扁桃体炎概述】

急性化脓性扁桃体炎是指致病菌感染腭及扁桃体，导致扁桃体肿大、充血、表面有脓性分泌物的急性炎症。致病菌以溶血性链球菌、肺炎双球菌、葡萄球菌为主，临床主要表现为咽痛、吞咽困难、高热、畏寒等。

【急性化脓性扁桃体炎的流行病学表现】

1. 发病率：儿童的发病率较高。

2. 好发人群：好发于儿童、青少年，以及工作压力大、过度劳累、免疫力下降的成年人。

3. 发病季节：春、秋两季气温变化时易发病。

4. 发病年龄：各年龄段均可发病。

【急性化脓性扁桃体炎的疾病类型】

急性化脓性扁桃体炎包括急性滤泡性扁桃体炎和急性隐窝性扁桃体炎两种类型。

1. 急性滤泡性扁桃体炎：炎症侵入扁桃体实质内的淋巴滤泡，引起充血、肿胀、化脓。隐窝口可见黄白色斑点。

2. 急性隐窝性扁桃体炎：扁桃体充血、肿胀。由纤维蛋白、脱落上皮、脓细胞、细菌等组成的渗出物充塞于隐窝内，并从窝口排出，有时连成一片形似假膜，易于拭去。

【急性化脓性扁桃体炎的传播途径】

主要通过飞沫、直接接触等途径传播。

【急性化脓性扁桃体炎的基本病因】

1. 细菌和病毒感染。主要致病菌为甲型、乙型溶血性链球菌，除此之外还有非溶血性链球菌、肺炎链球菌、流感嗜血杆菌、葡萄球菌等；引起急性化脓性扁桃体炎的病毒主要为甲型肝炎病毒、风疹病毒、流感病毒、HIV等。

2. 免疫力低下。当某些因素使全身或局部的抵抗力降低时，病原体就会侵袭人体导致感染。

3. 邻近器官急性炎症累及。如急性咽炎、鼻炎、口底炎等，均会累及扁桃体，造成扁桃体炎。

4. 继发于某些急性传染病。如继发于猩红热、白喉、流感、麻疹等。

【急性化脓性扁桃体炎的典型症状】

急性化脓性扁桃体炎最突出的症状就是咽部疼痛，并且在吞咽的时候会更明显；疼痛还可能会放射到耳部，严重者会出现食欲下降、头痛、高热、畏寒等全身症状。

1. 早期典型症状：咽痛为其主要症状，初起时多为一侧，继而可发展到对侧，当疼痛剧烈时可伴吞咽困难，同侧耳痛，且由于咽部及软腭肿胀，讲话言语不清，呼吸费力。

2. 中期典型症状：当发展为扁桃体周围炎，患者会出现张口受限；若炎症侵犯咽鼓管，则可出现耳闷、耳鸣、听力减退等症状。

3. 晚期典型症状：出现全身不适、疲乏无力、头痛、食欲不下降，常伴有发热，一般体温可达 38℃，甚至 40℃以上，婴幼儿可伴有腹泻。

【急性化脓性扁桃体炎的就医指导】

1. 急性化脓性扁桃体炎患者若出现咽部疼痛、高热、畏寒、头痛、食欲下降、疲乏无力、腹泻等症状时需及时前往医院进行诊断及针对性治疗。

2. 患者呈急性热病容，扁桃体肿大明显，表面有黄白色脓点，隐窝口有渗出物。脓点可融合成假膜状，不超出扁桃体范围，易拭去，不留出血创面。咽部黏膜呈弥漫性充血，可发现腺样体或舌根扁桃体红肿，下颌淋巴结常有肿大及压痛。

【急性化脓性扁桃体炎的诊断依据】

急性化脓性扁桃体炎通常需结合临床表现、体征、实验室检查等进行综合判断。

【急性化脓性扁桃体炎的实验室检查】

1. 血常规检查：用于检测炎症反应，病毒感染合并细菌感染时，可见淋巴细胞分类增高明显，外周血白细胞总数升高，中性粒细胞增多，C- 反应蛋白也升高。

2. 细胞学检查：涂片多为链球菌、葡萄球菌、肺炎球菌。

【急性化脓性扁桃体炎的鉴别诊断】

1. 猩红热：由 A 群 β 型溶血性链球菌引起，表现为发热、畏寒、头痛、恶心、呕吐，伴有弥漫细小充血性斑丘疹、杨梅舌等，结合查体可见扁桃体充血、肿胀且出现假膜呈灰色或褐色，易拭去，下层呈红色，咽黏膜呈弥漫深红色，软腭上有散在红点，颈部淋巴结肿大，有时化脓，全身其他地方淋巴结也可能出现肿大即可鉴别。

2. 传染性单核细胞增多症：由 EB 病毒感染引起，表现为发热，咽喉炎，肝、脾、全身淋巴结肿大等，结合血常规可见白细胞升高，但以淋巴细胞、单核细胞为主，C- 反应蛋白多为正常或轻微升高；扁桃体红肿，有时盖有白色假膜，易擦去。

3. 疱疹性咽峡炎：由柯萨奇病毒感染引起，当扁桃体上出现疱疹时，容易误诊，但除扁桃体上有疱疹外，咽峡部、上腭等处也会出现白色米粒状痕疹，且周围有红晕，结合血常规 +C- 反应蛋白检查即可鉴别。

【急性化脓性扁桃体炎的治疗】

1. 急性期治疗：急性化脓性扁桃体炎患者出现高热时，可遵医嘱给予非甾体类抗炎药和退热药，进行消炎、退热治疗。

2. 一般治疗：因急性化脓性扁桃体炎具有传染性，因此应适当隔离；嘱患者卧床休息，增加营养，多饮水，进流质或半流质饮食，补充液体及电解质；嘱患者可选用复方硼砂溶液漱口，应用西瓜霜润喉片等缓解咽痛。

3. 药物治疗：由于个体差异大，故除常用非处方药外，应在医生指导下充分结合个人情况选择最合适的药物。

（1）对于咽痛剧烈、高热、头痛、四肢酸痛者，可口服解热镇痛药，如氨酚伪麻片等，以缓解不适。

（2）对于病情较轻者，可给予青霉素如阿莫西林胶囊。

（3）对于病情较重或用青霉素后无法缓解者，可给予第二代头孢抗生素治疗，根据患者病情的轻重程度选择口服或静脉给药。

（4）对于已经发生局部并发症如扁桃体周围脓肿的患者，可静脉予以足量、敏感、有效的抗生素治疗，首选头孢菌素类广谱抗生素，扁桃体周围脓肿可予以穿刺或切开排脓。

4. 手术治疗：扁桃体摘除术。对反复发作的急性化脓性扁桃体炎，每年发作 2 次及以上者，可在严格掌握摘除指征并对患者年龄、免疫状态、是否有并发症及扁桃体局部情况进行综合考虑的基础上，在急性炎症消退 2～3 周施行扁桃体摘除术。

5. 中医治疗：需由医生结合患者病情进行辨证治疗。

（1）风热证：治疗以辛凉解表、利咽解毒的药物为主。

（2）毒热证：治疗以清热解毒、通腑利咽的药物为主。

（3）阴虚证：治疗以养阴润肺、清利咽喉的药物为主。

【急性化脓性扁桃体炎的预后】

急性化脓性扁桃体炎经积极治疗后，患者一般预后良好；对已有并发症的患者，施行扁桃体摘除术后可痊愈。若不及时治疗，可能造成全身的细菌感染。

【急性化脓性扁桃体炎的并发症】

1. 局部并发症：由于炎症波及邻近组织所致。

（1）扁桃体周围脓肿：较常见，好发于急性化脓性扁桃体炎发病后 3～5 天，或病情初期有好转时，表现为体温持续升高，严重者会出现高热、寒战，以及全身中毒症状。患者常表现为一侧咽痛加重，疼痛向同侧牙齿和耳部放射性蔓延，因咽痛剧烈和软腭肿胀，出现吞咽困难，饮水向鼻腔反流，语言含糊不清。

（2）咽旁脓肿：炎症引起咽喉间隙、咽旁间隙形成脓肿，严重者可引起喉头水肿，需高度重视。

（3）炎症向上发展可引起急性鼻炎、鼻窦炎、急性中耳炎等；向下发展可引起急性喉气管炎、急性支气管炎、肺炎等。

2. 全身并发症：急性化脓性扁桃体炎会引发全身各系统的疾病，与各个靶器官对链球菌所产生的亚型变态反应有关。

（1）急性关节炎：累及肩、肘、膝关节，小关节相对受累较少；受累关节运动时会出现疼痛，只有并发风湿性关节炎时才会出现关节肿胀。

（2）肾脏疾病：患急性化脓性扁桃体炎后 2～3 周易并发急性链球菌感染性肾小球肾炎；另外，还可并发急性尿道炎、急性睾丸炎或附睾炎等。

（3）风湿热：常发生于急性化脓性扁桃体炎患病的 1～3 周或急性炎症期。

（4）循环系统疾病：引起急性心内膜炎、急性心包炎、急性心肌炎等。

（5）其他疾病：亚急性甲状腺炎、急性腹膜炎、急性阑尾炎、急性胆囊炎、脓毒血症等。

【急性化脓性扁桃体炎患者的复诊】

1. 复诊时间：行扁桃体摘除术的患者，可于术后 1 个月进行复诊；若期间有病情变化，如出血、发热等需随时就诊。

2. 复诊项目：血常规检查等。

【急性化脓性扁桃体炎患者的家庭护理】

1. 卧床休息，定时通风换气，保持室内空气流通、温湿度适宜，减少咽部刺激。

2. 急性化脓性扁桃体炎具有传染性，因此当患者病情处于急性发作期时，毛巾、餐具不能共用，使用过的物品、餐具等应及时消毒。

3. 患者退热时比较容易出汗，要及时给患者更换贴身衣物，最好是透气性好的纯棉薄衣物。

4. 患者根据自身的情况进行适当运动，有利于加强身体素质，改善精神面貌，保持心情舒畅。

【急性化脓性扁桃体炎患者的日常生活管理】

1. 饮食

（1）饮食建议：以清淡、易消化的饮食为主，多喝白开水，选用一些具有清热作用的食物，如黄瓜、绿豆、西瓜等。

（2）饮食禁忌：戒烟、戒酒，忌吃辛辣、刺激食物。

2. 运动

告知患者适量的运动有助于增强免疫力，但要避免过度劳累。

3. 生活方式

嘱患者应保证充足的睡眠，避免熬夜，早睡早起，规律作息，以维持充沛的精力。

4. 情绪管理

告知患者每天保持轻松愉快的心情，有利于疾病的治疗和康复。

案例三 突发性耳聋患者的救治和护理

一、病例概述

【病情】

患者，女，56 岁。主诉：突发左耳听力下降 1 天。

【疾病史】

现病史：患者于前 1 天的下午突发左耳听力下降伴耳鸣——持续"嗡嗡"声。无耳闷、耳痛、耳溢液及眩晕不适，未予诊治。发病以来精神、食欲、大、小便正常，体重、体力无明显下降，睡眠欠佳。

既往史：患者于去年发生 2 次右耳突发性耳聋，经治疗后好转。否认肝炎、结核病史，无外伤输血史，无青霉素、磺胺类药物等及特殊食物过敏史，预防接种史不详。否认近期感冒史，平素体健，否认高血压、糖尿病及胃病史。无外地长期居住史，无疫区、疫水接触史，无放射性物质及毒物接触史，否认特殊不良嗜好。

【辅助检查】

电测听力检查。

【诊断】

左耳感音神经性聋。

二、护理体检、诊断及措施

【护理体检】

T 36.2℃，P 70 次 /min，R 20 次 /min，BP 120/70 mmHg，患者入院时神志清楚，心、肺、腹无明显异常。双耳郭无畸形，外耳道通畅，鼓膜色淡、光锥正常。入院当天在医院门诊行电测听力检查示左耳感音神经性聋。经治疗后患者耳闷减轻，无其他不适，于 2 日后出院。

【护理诊断】

1. 焦虑、抑郁：与左耳突发性耳聋且无明显恢复有关。

2. 睡眠型态紊乱：与耳鸣不适有关。

3. 感知改变：与听力下降有关。

【护理措施】

1. 焦虑、抑郁的护理

（1）患者由于听力下降，对于周围的语言信息多接收不良，因此应采用多种形式与其交流。对于单侧耳聋的患者，与患者交谈时，应尽量靠近患者听力正常的一侧说话。还可运用非语言沟通技巧，如采用书写文字、绘画图形、简单手势、面部表情等方式传达信息。

（2）常主动与患者交谈，了解患者的病情及思想变化，对患者出现的问题尽可能及时解决，生活上给予其照顾并加强陪护，让患者得到家人的照顾及关怀，消除患者的孤独、苦闷心理。

（3）对患者表示理解和同情，以亲切、诚恳的态度和语言给患者以安慰，向患者介绍治疗成功的病例，增强患者战胜疾病的信心，助其克服妨碍治疗的消极心理。

（4）教会患者调节情绪及自我心理疏导，如心理松弛、转移注意力、排除杂念等；鼓励患者减少对听力变化的过分关注，从而减少患者因为听力变化引起的负面情绪。

2. 睡眠型态紊乱的护理

（1）患者夜间睡眠时，不使用地灯、床头灯，提供安静的休息环境。

（2）指导患者养成良好的生活习惯，增强体质，预防感冒，宜清淡饮食，戒烟、酒，忌茶、咖啡等刺激性食物，避免情绪激动及过度疲劳，避免噪声刺激，忌长时间高音量使用随身听耳机和长时间使用手机通话。

（3）告诉患者不稳定情绪是影响睡眠的因素之一。

（4）指导患者运用生物反馈、自我催眠等治疗方法改善睡眠。

3. 感知改变的护理

（1）给患者增加听觉刺激，可让患者收听自己喜爱的音乐，同时可增加视觉、触觉刺激。

（2）给患者做各种操作时做到动作轻柔，尽量集中操作，减少刺激。

（3）介绍病房周围设施，将床旁呼叫器放于患者易触及的位置，让患者有亲切感和安全感。

三、护理查房总结

尽力为患者营造舒适的环境，让患者有亲切感。

四、知识拓展

【突发性耳聋的概述】

突发性耳聋，也称突发性聋或特发性突聋，指在 72 h 内突然发生的、原因不明的听力下降。单侧听力下降最常见，可伴有耳鸣、耳闷或眩晕、恶心、呕吐等症状。患者一般没有耳部传音结构的明显破坏，主要表现为对声音的感受和感觉受损。在纯音测听检查中，表现为至少在相邻的两个频率的听力下降 ≥ 20 dBHL。尽早治疗有利于患者恢复，少数患者可自愈。

【突发性耳聋的流行病学】

1. 突发性耳聋好发于 50 ～ 60 岁年龄段人群，但近年来发病年龄趋于年轻化。

2. 近年来该病在我国发病率有上升趋势，左耳发病略多于右耳，双侧发病概率较低，占 2.3% 左右；发病无明显性别差异。

【突发性耳聋的疾病类型】

突发性耳聋根据纯音测听检查结果反映的听力下降程度可分为以下四型。

1. 低频下降型：1 000 Hz 及以下频率听力下降，至少在 250 Hz、500 Hz 处听力损失 ≥ 20 dBHL。

2. 高频下降型：2 000 Hz 及以上频率听力下降，至少在 4 000 Hz、8 000 Hz 处听力损失 ≥ 20 dBHL。

3. 平坦下降型：所有频率即 250 ～ 8 000 Hz 听力均下降，平均听阈 ≤ 80 dBHL。

4. 全聋型：所有频率即 250 ～ 8 000 Hz 听力均下降，平均听阈 ≥ 81 dBHL。

【突发性耳聋的病因】

突发性耳聋的发病原因及发病机制尚不明确，通常认为与病毒感染、肿瘤性病变、自身免疫疾病、药物中毒、内耳缺血等因素相关；精神及心理因素等被认为是常见的诱发因素；外伤因素也可能引发突发性耳聋。

1. 基本病因

（1）病毒感染：由病毒感染引起的耳蜗、脑膜、听神经病变，可引起听神经受损致听力下降。

（2）血管性疾病：如脑内小栓塞灶、高凝血状态等可引起内耳供血不足，导致听力下降。

（3）肿瘤性疾病：听神经瘤、颅内肿瘤患者可以突发性耳聋为首要症状，需要进行影像学检查后排除。

（4）药物中毒：服用具有耳毒性的药物，如氨基糖苷类抗生素、顺铂、奎宁等，可导致听力受损。

（5）免疫性疾病：系统性红斑狼疮、多发性结节动脉炎等自身免疫性疾病也可引起听力突然下降。

（6）耳部疾病：大前庭水管综合征、梅尼埃病、窗膜破裂等耳部病变患者也可出现突发性的听力下降。

2. 诱发因素

精神紧张、压力大、情绪波动、生活不规律、睡眠障碍等可能是突聋的主要诱因。

3. 外伤因素

脑外伤或者耳部外伤有时可引起大脑皮质听觉功能区受损或者耳蜗的窗膜破裂，从而出现听力下降等情况。

【突发性耳聋的症状】

突发性耳聋患者除了有不同程度的听力下降外，还常伴有耳鸣、耳闷胀感、眩晕及头晕等不适症状，部分患者会出现精神心理症状，如焦虑、睡眠障碍等，影响生活质量。

1. 典型症状

（1）突然发生的听力下降，多发生在 72 h 之内，以单侧发病为主。

（2）有耳鸣及耳闷不适感，可间断性或持续性出现。

（3）出现头晕或眩晕感，部分症状严重者可有恶心、呕吐等症状。

2. 伴随症状

（1）听觉过敏或重听：表现为对声音异常敏感或者异常迟钝，导致刺耳感或者失真感。

（2）耳周感觉异常：如麻木感、针刺感等不适感觉。

（3）精神心理障碍：可出现焦虑、睡眠障碍等症状，严重者可影响日常工作及生活。

【突发性耳聋的相关检查】

1. 纯音测听检查：一种无创性听力检查，可反映患者听力下降程度及类型。在治疗期间及治疗完成后需多次检查以明确治疗效果及听力恢复的情况。

2. 电子耳镜检查：可明确有无外耳道及鼓膜损伤，以排除器质性病变引起的听力下降。

3. 颞骨 CT 及 MRI 检查：耳部影像学检查，可明确是否存在耳部器质性病变及炎症等情况；在突发性耳聋的鉴别诊断时可能需要进行此项检查。

4. 前庭功能检查：前庭位于内耳的耳蜗及半规管中间，包含前庭感受器，对于感受头部运动及维持人体平衡功能十分重要；当眩晕症状明显或需要进行鉴别诊断时需要进行此项检查，以排除前庭部位病变引起的眩晕不适症状。

【突发性耳聋的鉴别诊断】

1. 听神经瘤：起源于听神经鞘的良性肿瘤，多为单侧，早期可表现为单耳耳鸣、听力下降、眩晕等症状；瘤体增大后可压迫面神经、三叉神经及后组颅神经引起相应症状，内听道 MRI 检查可明确诊断。

2. 梅尼埃病：表现为反复多次发作的眩晕、听力下降、耳鸣及耳闷感，病理以膜迷路积水为主要特征；此病多由内耳的内淋巴液产生和吸收失衡所引起，通过前庭功能检查及听力学检查多可明确诊断。

3. 耳带状疱疹：又称为 Hunt 综合征，由带状疱疹病毒感染引起，多表现为剧烈耳痛、眩晕及耳聋；根据症状体征及面神经肌电图可明确诊断。

4.自身免疫性内耳病：为自身免疫性病变，可出现单侧或双侧感音神经性聋，伴有耳鸣、眩晕等症状；血清免疫学检查提示抗体阳性可以明确诊断。

5.颅内病变：脑卒中、病毒性脑膜炎、小脑动脉阻塞等颅内病变可引起听力下降等症状，需要进行颅脑 CT 或 MRI 等检查以明确诊断。

【突发性耳聋的治疗措施】

突发性耳聋的治疗多以吸入性糖皮质激素及改善内耳微循环的药物为主要手段。不同类型听力下降的治疗方法及药物配比略有差异，早期积极的综合治疗有利于患者恢复听力及预后，少数患者可自愈。药物治疗多连用至少 1 周。若治疗过程中听力完全恢复可考虑停药，若治疗后听力改善不佳可考虑延长用药时间，少数听力无法恢复者可考虑佩戴助听器或者人工耳蜗等辅助装置以改善听力情况。

1.急性期治疗

突发性耳聋急性发作期（3 周以内）多为内耳血管病变，建议采用吸入性糖皮质激素＋血液流变学治疗（包括血液稀释、改善血液流动度及降低黏稠度/纤维蛋白原，具体药物有银杏叶提取物、巴曲酶等）。需注意的是，吸入性糖皮质激素的使用对于患有高血压及糖尿病的患者来说具有一定风险，需要专业医生进行指导。

2.一般治疗

（1）充分休息，避免过度劳累及剧烈的情绪波动。

（2）改善不良听力习惯，保持环境安静，避免噪声刺激。

（3）有高血压、糖尿病等基础疾病时需积极控制血压、血糖水平。

（4）眩晕、头晕或恶心、呕吐症状明显时可遵医嘱服药对症治疗。

3.药物治疗

由于个体差异大，故除常用非处方药外，应在医生指导下充分结合个人情况选择最合适的药物。

（1）吸入性糖皮质激素：①可全身或者局部使用。全身使用多通过静脉滴注或口服方式给药，局部使用可用于鼓室内注射及耳后注射给药，具体用药剂量与体重及病情严重程度密切相关。②吸入性糖皮质激素不宜长期、过量使用，因其可干扰体内糖、脂肪、钙等物质的代谢，引起高血糖、高血脂、骨质疏松等问题，需要严格遵医嘱用药。③对于患有糖尿病、高血压等基础疾病的患者需要在用药期间定期监测，以便于医生选择合理、安全的用药策略。

（2）改善内耳微循环的药物：如银杏叶提取物，多静脉滴注给药，以改善内耳的局部血液微循环。

（3）降低纤维蛋白原的药物：如巴曲酶，多静脉滴注以改善血液高凝状态；但在患者存在凝血功能障碍或者患血液疾病时需谨慎使用。

（4）营养神经的药物：如甲钴胺，可静脉滴注或口服，以营养及保护神经功能。

4. 手术治疗

一般以药物治疗为主，部分药物治疗后听力恢复不良者，尤其是双耳听力受损者，可考虑行人工耳蜗植入术，以改善听力。

5. 中医治疗

中医称突发性耳聋为"暴聋"，与肝、胆、心、三焦经脉相关，主要有风邪外犯型、肝火上炎型、气滞血瘀型三种证候。

中医对应三类不同症候的常用方剂分别以银翘散、龙胆泻肝汤、通窍活血汤为基础加减；同时还可辅以针灸治疗，针刺耳门、听宫、听会、足三里等相关穴位以达到治疗目的。

6. 高压氧舱治疗

（1）通过高压氧治疗可提高 PaO_2，改善内耳缺氧及内耳微循环。

（2）不建议单独使用高压氧舱治疗，该疗法多在药物治疗基础上联合使用以缓解病情。应尽早配合使用，3 个月内为有效，补救效果可延长至 6 个月。

（3）中耳负压或是咽鼓管功能不良者禁用。少部分患者可出现中耳气压伤或幽闭恐惧症，不宜行较长疗程的治疗。

【突发性耳聋的预后】

突发性耳聋的预后与听力下降的程度及类型密切相关，主要有以下几个特点。

1. 低频下降型预后较好，而高频下降型及全聋型预后较差。

2. 发病时听力下降程度越严重，预后越差。

3. 开始治疗时间越早，预后越好。

4. 低频下降型耳聋易复发，伴有眩晕的全聋型耳聋患者预后不佳。

【突发性耳聋的日常家庭护理】

1. 突发性耳聋患者需要良好的休息及相对安静的环境，避免噪声刺激；饮食宜清淡、低钠，忌烟、酒，避免摄入辣椒等刺激性食物。

2. 由于听力突然下降，患者可能出现焦虑、易怒等负面情绪，心理压力大，需及时排解，避免剧烈的情绪变化。

3. 家属应关注患者情绪变化，及时疏导其消极情绪，引导患者建立良好、积极的心态。

4. 嘱患者充分休息，适度运动，避免过度劳累及熬夜等不良生活习惯。

5. 保持环境安静，避免噪声及大音量刺激，注意保护患者健侧耳的听力。

6. 嘱患者避免紧张、焦虑等负面情绪，积极地进行心理调节，保持良好的心理状态。

【突发性耳聋的特殊注意事项】

治疗期间要定期复查听力，以便及时了解治疗效果及听力恢复程度。对于患有高血压、糖尿病的患者需控制并保持血压及血糖情况平稳，治疗时需告知医生相关情况以便于医生调整用药方案。

【突发性耳聋的预防】

1.嘱患者日常养成良好的用耳习惯，避免过度用耳及强噪声刺激。

2.嘱患者劳逸结合、适度锻炼，养成良好、健康的生活习惯。

3.嘱患者保持心情舒畅，及时调节焦虑、抑郁等负面情绪，减少心理压力。

（刘秘江）

第八章　急诊中毒性疾病患者的救治和护理

案例一　两例蛇咬伤患者的救治和护理

一、患者一病例概述

【病情】

患者，女，55岁。主诉：5 h前右足被蛇咬伤。

【疾病史】

现病史：患者早晨7：50在土堆处右足被蛇咬伤后致肿痛，伴皮肤破损，自行放血和捆绑右小腿，无晕厥、意识障碍，伴恶心、呕吐，无头痛、头晕、胸痛，伴胸闷、心慌，无腹痛，为求进一步治疗来院就诊。

既往史：有阑尾切除术史。

【辅助检查】

1. 实验室检查：葡萄糖7.08 mmol/L，血钾3.39 mmol/L，无机磷0.83 mmol/L，白细胞计数10.11×10⁹/L，中性分叶核粒细胞百分比84.7%，淋巴细胞百分比10.2%，中性分叶核粒细胞绝对值8.56×10⁹/L，淋巴细胞绝对值1.03×10⁹/L，凝血功能检查未见异常。

2. 心肌标志物检查：未见明显异常。

3. 超声检查：右侧小腿皮下层增厚，最厚约11 mm（对侧厚约4.4 mm），可见线片状无回声，内未见明显血流信号。右侧小腿肌层未见明显增厚，回声稍增强，小腿外侧上份肌外膜向浅面稍膨出，内未见明显血流信号。右侧胫后动脉、胫前动脉、腓动脉、足背动脉血流充盈，胫后动脉流速约55.0 cm/s（对侧流速约63.9 cm/s）。

【诊断】

右足蛇咬伤。

【用药及治疗】

予季德胜蛇药片及硫酸镁交替外敷消肿，抗蛇毒血清中和蛇毒，地塞米松磷酸钠注射液抗炎。

【护理体检】

T 36.8℃，HR 99 次/min，R 22 次/min，BP 153/94 mmHg，SpO_2 99%。患者神志清楚，对答准确切题，皮肤及巩膜无特殊，双侧瞳孔等大等圆、对光反射灵敏，呼吸平稳，心音正常，心律齐，心脏各瓣膜区无杂音，双肺呼吸音对称、清晰，双肺未闻及干、湿啰音，触诊全腹柔软，全腹无压痛、无反跳痛。肝脾未触及，肠鸣音活跃，四肢肌力 5 级，右下肢非凹陷性水肿，右小腿及右足青紫、肿胀。

连续两日测量腿部膝关节上 10 cm、膝关节下 10 cm，踝部、脚掌处直径，数据如下。

（1）第一日：右侧（患侧）相关数据依次为 43.5 cm、37.9 cm、22.8 cm、23.7 cm；左侧（健侧）为相关数据依次为 40.1 cm、32.9 cm、22.2 cm、22.1 cm。

（2）第二日：右侧（患侧）相关数据依次为 47.5 cm、36.2 cm、22.1 cm、23.4 cm；左侧（健侧）相关数据依次为 40.1 cm、32.9 cm、22.2 cm、22.1 cm。

二、患者二病例概述

【病情】

患者，男，19 岁。主诉：3 h 前左下肢被蛇咬伤。

【疾病史】

现病史：患者 3 h 前不慎被毒蛇咬伤，伤口主要位于左下肢内踝部位，局部可见明显开放性伤口，伴心悸、胸闷，伴恶心，不伴呕吐、发热、腹泻、皮肤出血点，小便正常，为求进一步治疗来院就诊。

既往史：无。

【辅助检查】

1. CT 检查：胸部 CT 平扫示右肺上叶小结节，多系炎性；心脏未见增大。

2. 实验室检查：血钾 3.09 mmol/L，血钠 136.4 mmol/L，血氯 97.0 mmol/L，肌酐 98.00 μmol/L，碱性磷酸酶 93 IU/L，尿素 10.4 mmol/L，β－羟丁酸 0.43 mmol/L。

【诊断】

左下肢内踝毒蛇咬伤。

【用药及治疗】

抽吸张力性水疱，予碳酸氢钠碱化尿液，继续抗感染治疗，密切关注患者患肢肿胀情况，及时处理。予头孢美唑抗感染、伤口消毒换药，抗蛇毒血清中和蛇毒，季德胜蛇药、硫酸镁交替外敷患肢处理。

【护理体检】

T 36.3℃，HR 116 次 /min，R 18 次 /min，BP 128/79 mmHg，SpO₂ 100%。患者神志清楚，对答准确切题，皮肤及巩膜无特殊，双侧瞳孔等大等圆、对光反射灵敏，呼吸平稳，心音正常，心律齐，心脏各瓣膜区无杂音，双肺未闻及干、湿啰音，触诊全腹柔软，全腹无压痛、无反跳痛。肝脾未触及，肠鸣音活跃，双侧病理征阴性，脑膜刺激征阴性，四肢肌力 5 级，左下肢明显肿胀、压痛、皮温高，左侧内踝可见一蛇咬伤口，脚踝周围可见数 10 个水疱，足趾活动未见明显异常。

连续两日测量腿部膝关节上 10 cm，膝关节下 10 cm、踝部、脚掌处直径，数据如下。

（1）第一日：左侧（患侧）相关数据依次为 39 cm、35 cm、23 cm、23 cm；右侧（健侧）相关数据依次为 33 cm、30 cm、19 cm、20 cm。

（2）第二日：左侧（患侧）相关数据依次为 42.5 cm、35 cm、23 cm、23 cm；右侧（健侧）相关数据依次为 36 cm、29.5 cm、18.5 cm、20 cm。

三、护理诊断及措施

【护理诊断】

1. 疼痛：与蛇咬伤有关。

2. 有皮肤完整性受损的危险：与蛇咬伤创面有关。

3. 出血：与蛇咬伤有关。

4. 有感染的危险：与蛇咬伤后皮肤未及时清创处理有关。

5. 知识缺乏：缺乏蛇咬伤相关知识。

【护理措施】

1. 减轻或缓解患者的疼痛：遵医嘱给予止痛药物，严密观察患者患肢皮肤情况，做好皮肤护理。

2. 局部伤口护理：蛇咬伤后的患肢应做清创处理，清创包扎后观察伤口纱布敷料的渗血、渗液、颜色及皮温情况。若蛇咬伤处溃烂，早期渗液多，可选用 1∶5 000 的呋喃西林溶液湿敷；若出现组织坏死，则要进行清创，剪除坏死组织；若出现患侧肢体有波动感，可切开减压。

3. 密切观察患者生命体征及病情变化：严密观察患者的生命体征及患肢的肿胀程度、皮肤颜色的变化，观察伤口敷料情况，做好皮肤护理，合理使用抗生素，预防感染及交叉感染。

4. 营养支持及对症治疗：及时补充营养，防止营养失调，做好皮肤护理，促进伤口愈合。

5. 健康宣教：与患者及其家属沟通，做好解释工作，减轻患者的恐惧心理，使其积极配合治疗。做好健康教育，加强蛇咬伤有关知识的宣教，增强患者的防范意识。

四、护理查房总结

蛇咬伤事件往往发生突然，病情进展迅速，甚至危及生命安全，及时指导患者自救，加强对蛇咬伤患者的治疗与护理，减少并发症发生，是治疗成功的关键。

五、知识拓展

【蛇咬伤中毒的临床表现】

1. 神经毒素类蛇咬伤。局部症状：蛇毒吸收快，反应轻微，常因局部症状不明显导致咬伤后不易引起重视。一旦出现全身症状，病情进展迅速，主要死亡原因是呼吸衰竭。蛇咬伤中毒的病程较短，危险期是咬伤后 1 ～ 2 天，幸存者无后遗症。主要见于银环蛇、金环蛇及海蛇咬伤。全身症状：一般被咬伤后无明显不适，常于 1 ～ 4 h 出现全身中毒症状，开始时有头晕、头重、全身无力、肌肉酸痛，继而出现眼睑下垂、斜视、视物模糊、语言障碍、吞咽困难、胸闷、呼吸急促且由快变浅，还可出现血压短暂升高、心跳加快、四肢变凉。患者可能因呼吸肌麻痹很快出现呼吸浅快，重症患者呼吸浅快且不规则，进而出现周围性呼吸衰竭，最终导致死亡。

2. 血液循环毒素类蛇咬伤。局部症状：伤口疼痛明显、肿胀，起水疱，出血不止，伤者一般有较大而深的毒牙痕，淋巴结红肿、压痛，伤口形成溃疡，局部症状表现明显。全身症状：全身症状可在 1 ～ 24 h 出现，主要表现为皮下或内脏出血、贫血，严重者可出现休克、血小板严重下降或 DIC、急性肾功能衰竭等。

3. 混合毒素类蛇咬伤。局部症状：患者被咬后疼痛明显，且痛感逐渐增加，伴麻木，伤口周围皮肤迅速红肿，局部症状明显。可扩展到整个肢体，严重者伤口迅速变黑或者出现坏死，形成溃疡。全身症状：主要症状为神经和血液循环系统的损害，被咬伤后患者会同时出现神经系统和血液循环的临床表现，其特点是发病急和全身症状明显。

【被毒蛇咬伤后的救治】

发病早期应先局部伤口排毒，及早使用抗蛇毒血清进行治疗。

1. 早期局部有效地去除毒素非常重要。伤口清创排毒通常以牙痕为中心呈"—"或"+"形切开皮肤 2 ～ 3 cm，深达皮下但不能伤及筋膜，使血和淋巴液外流，并剔除残牙。

2. 抗蛇毒血清特异性较高，可迅速中和体内游离的蛇毒，使其失去毒性，效果确切。抗蛇毒血清是目前国际公认的治疗毒蛇咬伤的首选特效解毒药。一般选用与毒蛇一致的同种抗毒血清，必要时可联用多种抗蛇毒血清。如抗眼镜蛇毒血清，其主要成分为经胃酶消化后的马蛇毒免疫球蛋白。

【毒蛇咬伤的常见并发症及相应处理】

1. 呼吸系统：被神经毒素类蛇咬伤者，容易致外周性呼吸麻痹，这种神经阻滞是可逆的，大多数患者能恢复自主呼吸。

2. 血液系统：血液循环毒素类蛇咬伤容易造成出血、微循环障碍、溶血和休克，应及时、尽早使用新鲜血浆、血小板、凝血因子等进行治疗。

3. 神经系统：被混合毒素类蛇咬伤后可能会出现昏迷、意识障碍等，应做好脑保护，进行脱水治疗、氧疗或高压氧治疗，防止脑缺氧损害。

4. 消化系统：胃肠道黏膜在机体应激状态下，处于缺血状态，可产生大量氧自由基、氧化生物膜，导致胃黏膜受损。

5. 泌尿系统：毒素可造成急性肾功能衰竭，应及时使用肾上腺皮质激素和利尿剂，严格控制补液量，遵照量出为入的原则；必要时进行血液透析治疗。

6. 骨筋膜室综合征：主要表现为肢体疼痛加剧、功能活动障碍、感觉减退、肢体远端脉搏减弱或消失、皮肤温度下降，一旦出现骨筋膜室综合征应立即切开筋膜进行减压。

【被毒蛇咬伤后的现场自救】

被毒蛇咬伤后应保持镇静，立即坐下或卧下，制动受伤肢体，切勿惊慌、奔跑，以减慢毒素的吸收。应掌握就地捆扎、冲洗、排毒等现场急救方法。

1. 包扎。这是一种简便而有效的现场自救和互救方法。被毒蛇咬伤后对伤肢进行制动，用鞋带、丝巾、软绳或翎带等绑扎伤口近心端 3～5 cm 处，松紧度以能插入一根手指为宜，绑得太紧或者时间过长都可能会导致肢体缺血坏死。每隔 15～20 min 松解 1 次，每次 1～2 min。

2. 冲洗伤口。若随身带有矿泉水或附近有水源，应立即冲洗伤口数分钟，一边冲洗一边挤出毒液。

3. 转送医院。迅速将患者送往就近医院接受进一步治疗，力争在 2 h 内处理伤口。运送途中，伤肢应制动并保持低于心脏水平。

【毒蛇咬伤的最新治疗】

近年来国外采用局部电击方法，用 9 V 电池产生 25 kV 电压和小于 1 mA 的电流，在蛇咬伤局部伤口放电，每 10 s 放电 1 次，共计 4～5 次，可减轻或防止全身中毒症状。

【蛇毒的利用】

利用蛇毒的毒性作用为人类治病，变毒为宝，造福人类，即常说的"以毒攻毒"。目前大量的研究报道证明，蛇毒有以下药理作用。

1. 止痛：从眼镜蛇毒中研制成的神经毒素对各种顽固性疼痛、神经痛、伤痛有显著的止痛作用。

2. 抗癌：毒蛇中的细胞毒素能使部分癌症患者的肿瘤生长缓慢、转移被控制，甚至完全良性化。

3. 据研究，蛇毒中有一种能引起细胞自杀的蛋白质，这种蛋白质不是从外部破坏细胞，而是从内部促使细胞自行毁灭。

4. 疏通微循环：目前已广泛用于脑血栓、脉管炎及血管硬化等血液系统疾病的治疗。从蝮蛇蛇毒中分离出来的清栓酶（也称蝮蛇抗栓酶），以及从五步蛇蛇毒中提炼出来的蛇酶等蛇毒制剂是治疗心脑血管病变的有效药物，具有抗凝、祛斑、降黏、溶栓、解聚、扩血管、激活脑细胞和改善循环等作用。

5. 制造抗蛇毒血清：将蛇毒注入马身体中，使马产生抗体后再从马血清中提炼出来的抗蛇毒血清，是疗效很好的药物。

案例二　四例农药中毒患者的救治和护理

一、患者一病例概述

【病情】

患者，女，14 岁。主诉：4 天前自行服用了"敌草快"10 mL。

【疾病史】

现病史：患者 4 天前自行服用"敌草快"10 mL 后开始出现恶心、呕吐、腹痛，未告诉家人。1 天前家属发现其精神不佳，并有呕吐，询问出其服药情况，遂送入附近医院行相关检查。检查结果示：肌酐 246.20 μmol/L，凝血酶原时间 19.10 s，国际标准化比值 1.69。给予抑酸、护胃、补液、利尿等治疗，并进行血液灌流、血液透析治疗，后转入较大型医院急诊科，予补液、头孢曲松钠抗感染、完善血药浓度检查等处理。患者现生命体征平稳，精神可，神志清楚，未诉恶心、呕吐、头晕、头痛等不适。

既往史：无特殊。

【辅助检查】

1. 实验室检查：血红蛋白 126 g/L，血小板计数 255×10^9/L，白细胞计数 8.42×10^9/L，中性分叶核粒细胞百分比 92.6%，淋巴细胞百分比 6.4%，活化部分凝血活酶时间 24.4 s，纤维蛋白原 4.21 g/L，凝血酶原时间 11.0 s，血浆 D- 二聚体 0.33 mg/L FEU，尿素 7.3 mmol/L，肌酐 210.00 μmol/L，eGFR 29.79 mL（min·1.73 ㎡）。

2. 心肌标志物检查：肌红蛋白 < 21.00 ng/mL，cTnT < 3.0 ng/L。

3. CT 检查：胸部 CT 平扫示双肺散在数个小结节，长径 0.2 ~ 0.4 cm，多系炎性结节；心脏未见增大。

【诊断】

"敌草快"中毒、肾功能不全、凝血功能异常。

【用药及治疗】

予注射用甲泼尼龙琥珀酸钠、维生素 C、注射用还原型谷胱甘肽保肝、抑酸等治疗。

【护理体检】

HR 89 次 /min，R 18 次 /min，BP 94/60 mmHg，SpO_2 99%。患者神志清楚，对答准确切题，皮肤及巩膜无特殊，双侧瞳孔等大等圆、对光反射灵敏，呼吸平稳，咽部无充血，扁桃体无肿大，心音正常，心律齐，心脏各瓣膜区无杂音，双肺呼吸音对称、清晰，双肺未闻及干、湿啰音，触诊全腹柔软，全腹无压痛、无反跳痛。肝脾未触及，肠鸣音活跃，双侧病理征阴性，脑膜刺激征阴性，四肢肌力 5 级，双下肢无水肿。

二、患者二病例概述

【病情】

患者，女，15 岁。主诉：1 天前不慎误服"敌草快"约 30 mL。

【疾病史】

现病史：患者 1 天前不慎误服"敌草快"约 30 mL，随即出现恶心、呕吐，呕吐物为胃内容物、量多，伴咽喉部烧灼感、咳嗽等不适，无发热、腹痛、腹胀等症状，当地县级医院予以肥皂水灌肠、洗胃等处置（治疗时距口服"敌草快"已 1 个多小时），后转诊至当地市级医院，完善相关检查，予以补液、抑酸等对症处置，症状稍缓解。现为进一步诊治来院就诊。

既往史：无特殊。

【辅助检查】

1. CT 检查：胸部 CT 平扫示右肺上叶小结节，多系炎性；心脏未见增大。

2. 实验室检查：血钾 3.09 mmol/L，血钠 136.4 mmol/L，血氯 97.0 mmol/L，肌酐 98.00 μmol/L，碱性磷酸酶 93 IU/L，尿素 10.4 mmol/L，β‐羟丁酸 0.43 mmol/L。

【诊断】

"敌草快"中毒、肾功能不全、低钾血症。

【用药及治疗】

予维生素 C 注射液、补液、血液透析等对症治疗。

【护理体检】

HR 73 次 /min，R 18 次 /min，BP 99/69 mmHg，SpO_2 100%。患者神志清楚，对答准确切题，皮肤及巩膜无特殊，双侧瞳孔等大等圆、对光反射灵敏，呼吸平稳，咽部稍充血，扁桃体二度肿大，心音正常，心律齐，心脏各瓣膜区无杂音，双肺呼吸音对称、清晰，双肺未闻及干、湿啰音，触诊全腹柔软，全腹无压痛、无反跳痛。肝脾未触及，肠鸣音活跃，四肢肌力 5 级，双下肢无水肿。

三、患者三病例概述

【病情】

患者，女，16岁。主诉：自行口服"敌草快"约20 mL。

【疾病史】

现病史：患者8 h前自行口服"敌草快"约20 mL，之后开始出现头痛、恶心、呕吐不适，伴有腹痛，以脐周和下腹疼痛为主，不伴呕血、黑便、呼吸困难，不伴意识丧失、四肢抽搐、大小便失禁，被送入当地医院就诊，予以洗胃、补液等处理后，现转入我院进一步救治。

既往史：无特殊。

【辅助检查】

1. CT检查：头、胸、腹部CT检查示食管管腔扩张，下段壁稍肿胀；腹腔脂肪间隙模糊，系膜肿胀，胃肠壁肿胀、增厚，肠系膜区淋巴结增多。顶枕骨颅板下见范围较大高密度影，多系伪影，余脑实质未见确切异常密度影，脑池、脑室未见异常，中线结构未见偏移。

2. 实验室检查：白细胞计数 16.01×10^9/L，中性分叶核粒细胞百分比87.2%，淋巴细胞百分比7.9%，中性分叶核粒细胞绝对值 13.96×10^9/L；第二天复查白细胞计数 11.56×10^9/L。

【诊断】

"敌草快"中毒。

【用药及治疗】

予维生素C注射液、补液、血液透析、注射用甲泼尼龙琥珀酸钠等对症治疗。

【护理体检】

HR 86次/min，R 20次/min，BP 112/79 mmHg，SpO_2 98%。患者神志清楚，对答准确切题，皮肤及巩膜无特殊，双侧瞳孔等大等圆、对光反射灵敏，呼吸平稳，心音正常，心律齐，心脏各瓣膜区无杂音，双肺呼吸音对称、清晰，双肺未闻及干、湿啰音，触诊全腹柔软，脐周有压痛、无反跳痛。肝脾未触及，肠鸣音活跃，双侧病理征阴性，脑膜刺激征阴性，四肢肌力5级，双下肢无水肿。

四、患者四病例概述

【病情】

患者，女，37岁。主诉：10 h前误服约30 ml被"百草枯"喷洒了的艾草熬的水。

【疾病史】

现病史：患者10 h前误服了约30 mL被"百草枯"喷洒后的艾草熬的水。恶心、呕吐，腹痛、腹泻，无头晕、头痛，无少尿，为求进一步诊治来院就诊。

既往史：无特殊。

【辅助检查】

实验室检查：中性分叶核粒细胞百分比 79.8%，淋巴细胞百分比 15.9%，嗜酸性粒细胞百分比 0.2%，中性分叶核粒细胞绝对值 7.09×10^9/L，凝血常规检查未见明显异常，红细胞计数 3.64×10^{12}/L，血红蛋白 112 g/L，葡萄糖 6.48 mmol/L，尿素 2.1 mmol/L，胆碱酯酶 6 123 IU/L。

【诊断】

"百草枯"中毒、肾功能不全。

【用药及治疗】

予谷胱甘肽、维生素 C 注射液、注射用甲泼尼龙琥珀酸钠等对症治疗，补液。

【护理体检】

HR 89 次 /min，R 18 次 /min，BP 104/63 mmHg，SpO_2 99%。患者神志清楚，对答准确切题，皮肤及巩膜无特殊，双侧瞳孔等大等圆、对光反射灵敏，呼吸平稳，咽部无充血，扁桃体无肿大，心音正常，心律齐，心脏各瓣膜区无杂音，双肺呼吸音对称、清晰，双肺未闻及干、湿啰音，触诊全腹柔软，全腹无压痛、无反跳痛。肝脾未触及，肠鸣音活跃，双侧病理征阴性，脑膜刺激征阴性，四肢肌力 5 级，双下肢无水肿。

五、护理诊断及措施

【护理诊断】

1. 有气体交换受损的危险：与毒素累及肺部组织，引起呼吸困难、肺水肿有关。

2. 体液不足：与毒素引起呕吐、腹泻、出血有关。

3. 水、电解质紊乱：与毒素引起呕吐、腹泻、出血有关。

4. 营养失调（低于机体需要量）：与舌、咽、食管及胃黏膜糜烂、溃疡而难以进食有关。

5. 其他潜在并发症：肺纤维化、多器官功能衰竭。

6. 知识缺乏：缺乏对农药中毒的预防和治疗相关知识。

【护理措施】

1. 一般护理

嘱患者取半卧位，定时帮助患者叩背及翻身，指导患者正确咳嗽；鼓励患者早期进流质饮食，而后可给予温凉半流质饮食，避免刺激性和粗糙食物，必要时给予静脉营养液滴注；注意观察患者的排便情况，特别是大便的形状、颜色等。

2. 口腔护理

密切观察患者的口腔黏膜有无渗液、糜烂、溃疡及感染等，一般 3 天后出现口腔咽部的溃烂、糜烂，可局部使用康复新液；若为口腔真菌感染，给予制霉菌素或 5% 碳酸氢钠漱口，保持口腔清洁。

3. 管道护理

严格无菌操作，做好管道的护理工作。患者携带 PICC、CVC、血透析导管期间严禁下床活动，制动并注意观察敷料处有无液体渗出。

4. 心理护理

大部分服药自杀的患者存在不同程度的心理问题，对患者进行疾病治疗的同时应加强对其心理的护理。

5. 用药护理

免疫抑制剂和吸入性糖皮质激素免疫抑制剂可抑制机体免疫，早期使用免疫抑制剂和大剂量吸入性糖皮质激素，可有效防止毒素在肺组织内的聚集，降低肺功能损害的风险，提高生存率。

6. 血液净化时的相关护理及注意事项

（1）恒定温度：血液净化治疗时需保证设备的温度，保证整个净化过程中保持37～38℃，这可以降低凝血发生的概率及血液净化的风险。

（2）净化过程护理：每 15～30 min 记录 1 次患者生命体征变化，对其穿刺部位进行加压包扎，严密观察穿刺部位的渗血情况。

（3）净化后护理：毒素进入人体后主要在肺脏中发挥作用，引发一系列肺部和呼吸道疾病，包括肺水肿、出血和纤维化等。对血液净化后的患者进行护理时，需严密观察其生命体征及意识、瞳孔变化，尤其是患者的呼吸状况。

7. 病情观察

（1）严密监测患者的生命体征，包括意识状态、瞳孔及生命体征等情况。准确记录患者 24 h 的出入量，必要时留置导尿管；严密观察患者的呕吐物及大便性状、颜色及量，及时判断有无消化道出血。

（2）密切观察患者的呼吸情况，观察患者有无出现咳嗽、咳痰、咯血及进行性呼吸困难等情况；另外，由于中毒后肺损伤最为严重，患者早期可出现呼吸窘迫综合征，应及时为患者清理呼吸道，保持其呼吸道通畅。还应定时监测血气分析情况，必要时行气管插管。

六、护理查房总结

1. 若发现中毒患者应尽早将其送医，尽早给予患者全胃肠道灌洗、血液灌流、保护脏器等综合治疗，从而减少并发症的发生，延长患者的寿命。

2. 对神志清楚者可询问患者本人；对神志不清或企图自杀者应向其家属、亲友或现场目击者了解情况。

3. 应详细了解患者的居住环境，既往病史，精神状态，服用毒物种类，中毒时身边有无药瓶、药袋等。

4. 对消化道中毒的患者，应注意检查剩余食物或剩余农药剂量；观察患者呕吐物或排泄物的气味、性状，是否有药物残渣，并将其及时送检。

5.对误服农药者应询问其他同食人员是否也有中毒表现等。

6.对于在工作或劳作过程中中毒的，应详细询问其职业史，接触毒物的种类、时间，环境条件，防护措施及以往是否发生过类似事故，在相同工作或劳作条件下的其他人员有无中毒表现等。

七、知识拓展

【农药中毒的途径】

1.吸入性中毒：呼吸道是农药侵入机体最快、最方便的途径，因肺泡数量多，表面积大，通透性强，毛细血管丰富，进入肺泡的药物可迅速被吸收而直接进入血液循环。中毒的程度取决于农药的毒性和肺部吸收量的多少。

2.接触性中毒：眼、口、鼻腔黏膜易于暴露，其中以眼结膜对毒物更为敏感。同样的中毒剂量，由眼进入体内的毒性作用发作要快得多。如果药物洒在皮肤上没有被及时清除或者患者穿了一些有农药残留的衣物，农药中的有害物质可经患者皮肤渗透到体内，造成中毒。

3.食入性中毒：我国以误服和口服自杀最为常见。误服的原因很多，如农药保管不善、误当食品或药物服用；食品被农药污染；进食因农药中毒死亡的动物或用农药拌种的粮食；误食用盛过农药的器具装的食品等，均可造成食入性中毒。

4.其他途径中毒：毒物通过肌肉、血管等途径进入体内，其临床表现更加凶险，愈后也非常差。

【农药中毒的临床表现】

农药中毒的原因多为口服，中毒表现与毒物摄入途径、速度、量及患者基础健康状态有关，也存在个体差异，常表现为多器官功能衰竭，以肺部的损害最为常见且突出。

1.吸入性中毒：毒物经呼吸道吸入后，可引起鼻出血、刺激性咳嗽和打喷嚏等，毒物吸入过多者会出现咳嗽、咳痰、胸闷、胸痛、呼吸困难及肺水肿。

2.接触性中毒：完整的皮肤对毒素有屏障作用，但局部皮肤可出现皮肤灼伤，表现为暗红斑、水疱、接触性皮炎、溃疡和坏死等；高浓度药物污染指（趾）甲，可引起指（趾）甲断裂甚至脱落；眼睛接触药物可表现为灼伤结膜、角膜，形成溃疡甚至穿孔；长时间接触药物可出现全身性损害，甚至危及生命。

3.食入性中毒：此类中毒者一般中毒剂量最大，早期可有口腔、咽喉部烧灼感，舌、咽、食管及胃黏膜糜烂、溃疡，可引起吞咽困难、恶心、呕吐、腹痛、腹泻等。如毒物清除不及时，患者可出现呼吸道症状，如呼吸困难、发绀；可出现泌尿系统症状，如尿频、尿急、尿痛；可出现肺部症状，如肺水肿、肺出血；还可出现头痛、头晕、幻觉、肝区疼痛、肝功能异常等，严重者可发生急性肾衰竭、抽搐、昏迷，甚至出现呼吸窘迫综合征而导致死亡。肺损伤者多死于弥漫性肺纤维化所致的呼吸衰竭。

4.其他途径中毒：其他途径中毒者还可有发热、心肌损伤、纵隔及皮下气肿、贫血等中毒表现。

【农药中毒的救治措施】

某些农药中毒目前尚无特效解毒药，应尽量在中毒早期控制病情发展，阻止肺纤维化的发生。毒物被摄入人体后数小时即可迅速进入人体内的组织，特别是肺组织。当农药与组织结合或被转运入细胞内则不能很好地被清除掉。目前肺脏是农药中毒受损最主要的脏器之一，大部分患者早期死于急性肺损伤，或中毒后期进展为肺纤维化则可能成为最终致死的主要原因。临床上主要采取防止毒物被继续吸收、加速已吸收毒物排泄、抗氧化、防止肺纤维化及对症支持等综合性治疗方法。

1.吸入性中毒者的救治措施

对吸入性中毒者，在评估周围环境安全的情况下，应立即将患者移离中毒现场，静卧于空气新鲜处，并密切观察患者病情，及时治疗。

2.接触性中毒者的救治措施

对接触性中毒者，应将患者快速脱离中毒环境，并脱掉其被污染的衣物，用大量清水或者肥皂水彻底清洗已经沾染毒物的皮肤和毛发，防止患者的皮肤和毛发继续吸收毒物；注意不要造成皮肤损伤，防止创口增加毒物的吸收。

3.食入性中毒者的救治措施

对食入性中毒者，应及时清除存留于患者胃肠道内的毒物。对于急性中毒患者应尽早、尽快给予催吐、洗胃、灌肠和导泻等处置，加快排出中毒患者胃肠道内的毒物，为中毒患者争取抢救时间。

4.其他救治措施

（1）行血液净化疗法：重症患者中毒后应尽早进行血液净化，包括血液灌流、血液透析和血浆置换。

（2）防止肺纤维化：患者中毒早期不进行常规吸氧，而应指导患者进行肺功能锻炼，鼓励患者咳嗽、排痰；早期大剂量的甲泼尼龙冲击治疗可改善中毒患者的预后。

（3）肺移植：肺脏是毒素损伤的主要靶器官，故肺移植是从根本上解救中毒晚期肺纤维化的重要方法。

（4）辅助治疗药物：①抗氧化剂及自由基清除剂，如维生素C、N-乙酰半胱氨酸和还原型谷胱甘肽。②抗肺纤维化药物，如吡非尼酮具有抗纤维化、抗炎和抗氧化作用；尼达尼布有延缓疾病进展和降低肺功能下降速率的作用。③竞争性药剂，如普萘洛尔，可与结合于肺的毒物竞争，使其释放出来，然后被清除。④吸入性糖皮质激素和免疫抑制剂，如环磷酰胺、地塞米松、羟氯喹、西罗莫司。⑤细胞因子拮抗剂，如依那西普白介素-17（1-17）中和性抗体、抗肿瘤坏死因子-Q（TNF-Q）单抗等。⑥补体抗体，如中和性抗人类C5a抗体（IPX-1）。⑦中药或中成药，如血必净注射液、葛根素等。⑧抗胆碱能药物，如盐酸戊乙奎醚注射液。⑨大环内酯类药物，如克拉霉素等。

（5）其他对症治疗：补液利尿，预防患者脱水，维持适当的循环血量，同时关注患者的心肺功能及尿量情况。可预防性使用抗生素防治继发感染，如有感染，马上用强效抗生素进行治疗；可给予患者吸氧、镇痛、镇静、抗焦虑等治疗，但吸氧需注意，除非 $PaO_2 < 40\ mmHg$ 或 $SaO_2 < 80\%$，否则禁止吸氧。若患者伴随呼吸衰竭，需早期采取无创正压通气，严重者给予气管切开或气管插管进行有创机械通气。

案例三　鼠药中毒患者的救治和护理

一、病例概述

【病情】

患者，男，52 岁。主诉：10 天前误服鼠药，1 天前出现舌出血。

【疾病史】

现病史：10 天前患者误服鼠药，无头晕、头痛、恶心、呕吐、呕血、黑便，无胸痛、腹痛，无皮肤出血，就诊外院诊断为鼠药中毒、凝血功能异常，给予维生素 K_1 后患者凝血功能好转，出院后患者间断使用维生素 K_1；1 天前患者出现舌出血，无头痛、胸痛、腹痛，无呕血、黑便，就诊外院完善检查提示凝血功能异常，外院已肌内注射 20 mg 维生素 K_1，为治疗来院就诊。

既往史：无特殊。

【辅助检查】

1. CT 检查：胸部 CT 平扫示右侧胸腔及叶间裂积液，部分包裹；双肺尖胸膜增厚。右肺中、下叶散在斑片影及条索影，多系感染。双肺散在小结节、部分钙化，多系炎性。主动脉壁少许钙化。

2. 实验室检查：红细胞计数 $3.88 \times 10^{12}/L$，血红蛋白 121 g/L，红细胞比容 0.37%，白细胞计数 $20.64 \times 10^9/L$，中性分叶核粒细胞百分比 90.2%，淋巴细胞百分比 6.0%，中性分叶核粒细胞绝对值 $18.62 \times 10^9/L$，单核细胞绝对值 $0.76 \times 10^9/L$，嗜酸性粒细胞绝对值 $0.001 \times 10^9/L$。

【诊断】

鼠药中毒。

【用药及治疗】

予维生素 K_1 肌内注射。

【护理体检】

T 36.5 ℃，HR 79 次 / 分，R 20 次 / 分，BP 100/66 mmHg，SpO_2 100%。患者神志清

楚，对答准确切题，皮肤及巩膜无特殊，双侧瞳孔等大等圆、对光反射灵敏，呼吸平稳，咽部无充血，扁桃体无肿大，心音正常，心律齐，心脏各瓣膜区无杂音，双肺呼吸音对称、清晰，双肺未闻及干、湿啰音，触诊全腹柔软，全腹无压痛、无反跳痛。肝脾未触及，肠鸣音活跃，双病理征阴性，脑膜刺激征阴性，四肢肌力 5 级，双下肢无水肿。

二、护理体检、诊断及措施

【护理诊断】

1. 有出血的危险：皮肤、黏膜多发性出血，血尿，便血，与毒素引起的凝血功能障碍有关。

2. 舒适度改变：与疼痛有关。

3. 有皮肤完整性受损的危险：与皮肤、黏膜多发性出血有关。

4. 知识缺乏：缺乏鼠药中毒的相关知识。

【护理措施】

抗凝血灭鼠剂中毒患者症状的潜伏期及轻重程度不一，在护理时，应全面问诊，了解患者中毒的时间。常见的护理措施如下。

1. 清除患者体内和体外未吸收的残余毒物

（1）洗胃。对于误服、自服毒物的患者，根据患者服药的时间，尽早洗胃，清除患者口、鼻、咽喉等部位的残留物和分泌物，反复清洗，直至排出的洗胃液清洁、无味为止。

（2）导泻。对服药时间较长、洗胃后的患者可使用促进胃肠排泄的药物，导泻排毒时应注意观察患者排泄物的颜色和量，并及时补充液体。

（3）清洁患者体表毒物。尽快为患者去除被毒物污染的衣物，并清洗体表、毛发；水温不宜过高，避免皮肤毛孔扩张，导致毒物快速吸收。

2. 一般护理

（1）卧床休息。患者应卧床休息；凝血功能较差的患者建议绝对卧床休息，防止跌倒、擦伤、碰撞等引起新的出血。

（2）饮食护理。给予患者高蛋白、高碳水化合物、高维生素、易消化、无刺激的半流质饮食，避免坚硬食物造成损伤，引起再出血。

（3）预防和控制出血。尽量减少有创操作，避免大静脉穿刺、留置管路等操作。

（4）基础护理。应保持床单位的清洁、干燥，加强口腔护理，操作时应动作轻柔，避免引起出血；嘱患者每天 3 餐前后漱口，保持口腔清洁。

（5）用药护理。维生素 K_1 能促进凝血因子的合成，是抗凝血灭鼠剂中毒的特效解毒剂；应注意肌内注射、静脉穿刺点的护理，避免出现新的出血点。

（6）对症护理。维持患者生命体征平稳，保持呼吸道通畅。

（7）心理护理。全面评估患者中毒的原因、心理状态；对误服患者，要消除其恐惧心理，树立战胜疾病的信心；对自杀患者必要时可请心理医生进行干预。

3. 观察要点

（1）密切观察患者的心率、呼吸、血压、神志、精神状态，尽量早期发现大出血引起的失血性休克和颅内出血引起的死亡风险；详细观察患者的出血情况，如出血持续时间、出血量、有无变化等；重点观察患者皮肤、黏膜出血点和淤斑情况，观察大小便的颜色和量，必要时留取标本送检。

（2）维生素 K_1 虽是抗凝血灭鼠剂中毒的特效解毒药物，但持续使用会给患者带来潜在风险，肌内注射维生素 K_1，可引起肌内注射部位的局部血肿，需加强观察和护理。

4. 健康教育

（1）规范使用抗凝血灭鼠剂。使用抗凝血灭鼠剂应有明确的标志和告知，施药地点应设置围挡避免儿童接触。

（2）加强药品管理。使用灭鼠剂时，应到规范的销售场所购买合格的产品，按照要求妥善保管，并放置明显的标志，放置在不易被儿童或其他家禽、家畜接触的位置。

三、护理查房总结

1. 在鼠药中毒的诊断中，对原因不明的维生素 K_1 产生依赖性凝血功能障碍患者，在排除其他疾病后，需考虑抗凝血灭鼠剂中毒的可能，应留取相关的生物样本，开展针对性的毒物检测。

2. 为鼠药中毒患者使用特效解毒药维生素 K_1 时，应根据患者摄入的剂量、凝血功能障碍的程度、药物的不良反应、基础疾病等综合因素调整药物治疗剂量和疗程。

3. 在治疗的过程中，除了关注患者的凝血功能情况，还应该关注毒物代谢动力学，综合评估患者的预后。

四、知识拓展

【鼠药中毒的原因与机制】

常见中毒原因：抗凝血灭鼠剂中毒常见的原因有误食、自行服用、投毒、职业暴露、药物滥用等，其中最常见的为各种原因导致的误食，经皮肤接触吸收少见，长期皮肤暴露或抗凝血灭鼠剂污染的皮肤用品导致的中毒鲜有报道。

中毒机制：抗凝血灭鼠剂的作用机制都是通过抑制维生素 K 环氧化物还原酶来发挥作用，可以直接造成毛细血管壁损伤，导致血管壁通透性增加，进一步加重出血。

【鼠药中毒的救治措施】

抗凝血灭鼠剂中毒起病隐匿，服毒后潜伏期一般为 3～5 天。主要的救治措施如下。

1. 根据患者凝血功能障碍程度，尽早治疗以使其凝血功能接近正常，并动态监测其凝血功能变化；另外还要监测血浆纤维蛋白原和血浆纤维蛋白降解产物。

2. 尽快清除毒物。对于急性摄入毒物的中毒患者可通过洗胃，快速处理体内残余的毒物；经皮肤、黏膜吸收的患者，应尽快去除衣物，并用大量清水清除皮肤、黏膜毒物。

3. 解毒剂治疗。维生素 K_1 是抗凝血灭鼠剂中毒的特效解毒药，动态监测凝血功能，用维生素 K_1 维持凝血功能在正常范围后逐渐停药，并检测药物的不良反应。

4. 加快毒物在体内的代谢。可以使用脂肪乳注射液、胆汁酸螯合剂促进抗凝血灭鼠剂由肝脏代谢到胆汁，排出体外，促进堆积在肝脏的毒物排出。

5. 对症支持治疗。对于重度贫血患者，应予以输注悬浮红细胞；对出血症状严重的患者也可输注含有稳定凝血因子的新鲜冰冻血浆，补充患者体内消耗的凝血因子，从而纠正凝血功能障碍。

案例四　食物中毒患者的救治和护理

一、病例概述

【病情】

患者，女，20岁。主诉：2天前食用皮蛋后出现发热，体温最高 39.2℃。

【疾病史】

现病史：2天前食用皮蛋后出现发热，体温最高 39.2℃，伴腹痛、恶心，呕吐胃内容物数次，解褐色便（具体不详），全腹部持续性胀痛，无气紧、心累，在当地医院就诊考虑"血容量性休克、急性胃肠炎、电解质紊乱"，给予补液、解痉止痛、抗感染等对症支持治疗（具体不详），现患者症状无明显好转，为求进一步诊治入院。

既往史：无特殊。

【辅助检查】

实验室检查：嗜酸性粒细胞百分比 0.01%，嗜酸性粒细胞绝对值 0.001×10^9/L，血红蛋白 112 g/L，抗凝血酶Ⅲ 73.2%，纤维蛋白及纤维蛋白原降解产物 23.8 mg/L，血浆 D- 二聚体 3.80 mg/L FEU，总蛋白 61.0 g/L，白蛋白 37.3 g/L，尿素 1.2 mmol/L，脂肪酶 65 IU/L，血氯 114.8 mmol/L，二氧化碳结合力 15.1 mmol/L，β- 羟丁酸测定 0.59 mmol/L，无机磷 0.55 mmol/L。大便细菌培养未分离出志贺菌及沙门菌，无革兰氏阴性杆菌，极少链球菌生长。

【诊断】

食物中毒。

【用药及治疗】

予头孢美唑抗感染，补液治疗，以及环丙沙星、蒙脱石散对症治疗。

二、护理体检、诊断及措施

【护理体检】

HR 78 次 /min，R 20 次 /min，BP 96/51 mmHg，SpO_2 96%。患者神志清楚，对答准确切题，皮肤及巩膜无特殊，双侧瞳孔等大等圆、对光反射灵敏，呼吸平稳，咽部无充血，扁桃体无肿大，心音正常，心律齐，心脏各瓣膜区无杂音，双肺呼吸音对称、清晰，双肺未闻及干、湿啰音，触诊全腹柔软，全腹有压痛、无反跳痛，肝脾未触及，肠鸣音亢进，双侧病理征阴性，脑膜刺激征阴性，四肢肌力 5 级，双下肢无水肿。

【护理诊断】

1.体温过高：与病毒、细菌感染有关。

2.疼痛：与毒物进入消化道引起腹部绞痛有关。

3.舒适度的改变：与中毒引起的疼痛等有关。

4.活动无耐力：与毒物进入人体后引起血红蛋白合成障碍导致贫血有关。

5.有体液不足的危险：与呕吐、腹泻有关。

6.知识缺乏：缺乏食物中毒后紧急处理方法的相关知识。

【护理措施】

1.现场急救护理：将患者快速脱离中毒环境，脱去衣帽等物品，观察患者神志的变化，保持患者呼吸道通畅；尽早清除毒物，多使用催吐的方法排出毒物。

2.一般护理

（1）休息及饮食：保持室内适当的温度及湿度，减少病室内的噪声，嘱患者多饮水，以促进毒物排出；患者可适当进食一些含铁丰富的食物，如猪血、猪肝、红枣等，有利于促进铁的吸收；对意识障碍者给予静脉高营养治疗，针对患者病情及机体需要量配制患者需要的营养液并进行鼻饲。

（2）疼痛护理：观察患者疼痛部位、性质、程度、持续时间有无改变；在未排除急腹症前禁止热敷。

（3）口腔护理：口腔牙龈易出血患者进食后应使用漱口液漱口，根据病情为患者选择合适的漱口液。

（4）皮肤护理：给予患者轻薄、柔软的病员服，保持床单的干燥、整洁；适时地协助患者翻身，防止压力性损伤的产生。

（5）意外伤害的预防：对头晕、乏力、出现精神症状的患者给予床栏保护，避免患者发生坠床；嘱患者进行日常活动，如起床或坐立时应放慢动作，预防直立性低血压的发生。

（6）管道护理：为意识障碍及危重症患者安置胃管及尿管等时，需要妥善固定好各种管道，并做好管道的护理。

（7）正确指导患者留取尿标本：食物中毒患者需多次留 24 h 尿标本，以检测尿铅含量，应指导患者正确留取尿标本。

（8）对症护理：在驱铅治疗时应及时补充电解质及能量合剂，以减轻不良反应。

（9）心理护理：帮助患者克服不良情绪。关心体贴患者，尽量满足其合理要求。为其讲解疾病相关知识，提高患者对疾病的认识，解除他们的思想负担，帮助他们树立战胜疾病的信心，以使其积极配合治疗。

3. 病情观察

（1）观察患者意识状态、精神状况的变化，早期识别脑水肿症状的发生。

（2）严密观察患者生命体征的变化。

（3）遵医嘱正确用药，并观察药效及用药后患者是否出现不良反应。

（4）观察患者洗胃液、呕吐物的颜色、性质和量；呼出气体是否有特殊气味；大小便的颜色、性状。

（5）观察患者疼痛的部位、性质、程度是否有改变。

（6）准确地记录患者 24 h 出入量，是否有口渴等主诉；指导患者及时留取大小便、呕吐物送检。

（7）观察患者皮肤有无色泽、弹性、温湿度的改变，对评估压力性损伤为高危的患者，应及时护理干预，避免皮肤破溃造成感染。

（8）观察患者面部、口唇、皮肤、甲床的颜色等，是否有头晕、乏力等贫血症状出现。

（9）遵医嘱及时复查患者血常规、电解质、血气分析及肝肾功能情况。

（10）生活防护：嘱患者注意远离高铅环境；生活中避免使用含铅物品，怀疑铅中毒时应到正规医院就诊，检查体内铅含量，诊断明确后应接受正规治疗。

三、护理查房总结

食物中毒治疗的原则是尽快清除毒物，应用特效解毒剂，补充液体损失，控制感染和对症处理。

1. 促进毒物的排出

（1）催吐。利用手指、压舌板触摸患者咽部，促使其将毒物呕吐出来；注意对已发生昏迷、抽搐、惊厥者，患有严重心脏病、食管静脉曲张和溃疡病者禁用此法，孕妇应慎用。口服中毒者，如果神志清楚，且中毒时间在 3 h 内，可尽快催吐。具体操作为让患者身体前倾，用压舌板刺激患者舌根部，诱发其呕吐，可给予适量的蛋清、牛奶、豆浆保护胃黏膜或沉淀铅；并于 6 h 内尽快洗胃。

（2）洗胃。清醒患者越快洗胃越好，但神志不清、惊厥、休克、昏迷者慎用，为保证患者的安全，必要时应在气道保护及生命支持的基础上实施床旁洗胃治疗。

（3）导泻。洗胃后灌入腹泻药，以清除肠道内的毒物；常用腹泻药有甘露醇等。

2. 补充液体

食物中毒的患者常由于剧烈呕吐、腹泻导致体液丢失，甚至出现酸中毒和休克，故应给予患者补液治疗。

3. 特殊解毒剂的应用

依据中毒机制，发生食物中毒后可用该毒物的特殊解毒剂以消除其毒性作用。

4. 防止继发感染

控制感染一般不用抗菌药物。细菌性食物中毒大多数可根据病情用抗菌药物控制病原菌；若病原菌未能及时查明，可先经验性选择抗生素治疗。

5. 对症支持治疗

保护脏器，提高机体免疫力，营养支持治疗。

6. 合理氧疗

急性中毒时，很多毒物会导致患者机体缺氧，应及时纠正。予患者吸氧，病情危重患者出现呼吸衰竭、肺水肿时，可用机械通气保持其呼吸道通畅，以改善机体组织缺氧。

四、知识拓展

【食物中毒的常见临床表现】

1. 消化系统。食入有毒食物后患者常在数分钟或数小时出现急性胃肠炎症状，表现为恶心、呕吐、腹泻、腹痛等不适，部分患者由于体液丢失出现口干、眼窝塌陷、脉搏细速、血压下降等休克、代谢性酸中毒的全身症状。

2. 神经系统。患者出现头痛、头昏、走路不稳、视物模糊、瞳孔变化、眼睑下垂、对光反射迟钝、语言模糊、吞咽障碍、声音嘶哑、呼吸困难等神经症状；少数病情严重者可出现谵妄、幻觉、呼吸抑制等表现，死亡率高。

3. 血液系统。进食后的部分毒物可引起溶血反应，导致患者出现褐色尿液、贫血等；亚硝酸盐中毒可致高铁血红蛋白血症，从而引起缺氧症状，导致呼吸浅快、窒息的发生。

4. 多器官损伤。病情严重的患者可并发多器官损伤，常见于肾衰竭所致的少尿、水肿；肝脏损害引发的黄疸、肝大、全身出血倾向等；心肌损伤并发的心律失常、心力衰竭等。

5. 其他。部分患者可出现过敏现象。

案例五　急性酒精中毒患者的救治和护理

一、病例概述

【病情】

患者，男，22岁。代诉：饮酒后呕吐，突发意识障碍。

【疾病史】

现病史：因饮酒后呕吐，突发意识障碍入院。

既往史：家属否认高血压、冠心病、糖尿病等病史。

【辅助检查】

实验室检查：随机血糖 6.1 mmol/L，pH 7.200；血钾 2.99 mmol/L，血钠 130 mmol/L，血氯 80 mmol/L，$PaCO_2$ 25 mmHg，PaO_2 68 mmHg，标准碳酸氢盐 10 mmol/L。

【诊断】

急性酒精中毒，水、电解质紊乱。

二、护理体检、诊断及措施

【护理体检】

T 36.5℃，P 100 次/min，R 20 次/min，BP 125/71 mmHg。患者意识不清、呼之不应，全身皮肤干燥，面色潮红，颈软，双侧瞳孔等大等圆、对光反射灵敏，咽部无充血，扁桃体无肿大，心脏各瓣膜区无杂音，双肺呼吸音对称、清晰，双肺未闻及干、湿啰音，触诊全腹柔软。肝脾未触及，肠鸣音亢进，双下肢无水肿。

【护理诊断】

1.急性意识障碍：与急性酒精中毒有关。

2.有窒息的危险：与呼吸道分泌物有关。

3.有体液不足的危险：与呕吐有关。

4.潜在并发症：吸入性肺炎、胃出血等。

【护理措施】

1.保持呼吸道通畅，防止窒息

（1）将患者置于平卧位，解开其衣领，清除其口、鼻内分泌物，有义齿者取出义齿，患者呕吐时将其头偏向一侧，防止误吸。

（2）必要时可建立口咽通气道、鼻咽通气道，甚至气管插管，以防止窒息；同时应严密观察患者呼吸节律变化，及时吸净分泌物，定时给患者翻身，防止发生压力性损伤。

2.纠正缺氧

（1）发绀者可行鼻导管给氧，呼吸浅而慢时，可用呼吸兴奋剂，使其尽快恢复有效呼吸，注意不可吸入纯氧或氧流量过高；发生呼吸衰竭时可采用人工辅助呼吸器，维持患者的有效呼吸。

（2）必要时采用面罩法或气管插管等。

3.一般护理措施

（1）对于寒冷的患者可因地制宜采用相应的物品，如衣服、被服、毛毯等为其包裹身体，保持体温。

（2）护工或患者家属需随时看护患者，适当限制患者活动，防止其跌倒或坠床。

（3）清醒患者可适量饮水、补液，防止电解质紊乱。

（4）催吐，防止呕吐物被误吸入气管。

4. 药物治疗

予以促进乙醇代谢、防止误吸、保肝、护胃、防治并发症等对症处理。

5. 清醒患者的健康宣教

帮助患者认识过量饮酒对身体的危害，以及长期酗酒对家庭、社会的不良影响；阐明酒精对机体的危害性，教育患者爱惜生命；帮助患者建立健康的生活方式，避免酒精中毒的发生。

三、护理查房总结

对酒精中毒患者的护理目标为患者意识障碍减轻至清醒和患者未出现并发症及意外伤害。

四、知识拓展

【酒精中毒概述】

酒精中毒俗称醉酒，是指患者一次性饮入过量酒精（乙醇）后发生的机体机能异常状态。医学上将其分为急性酒精中毒和慢性酒精中毒。按中毒的表现大致可分为3期。

1. 兴奋期（轻度）：眼睛发红（即结膜充血）、脸色潮红或苍白、轻微眩晕、逞强好胜、夸夸其谈、举止轻浮，有的表现粗鲁无礼、感情用事、打人毁物、喜怒无常。绝大多数人在此期都自认没有醉，继续举杯，不知节制；有的则安然入睡。

2. 共济失调期（中度）：动作不协调、步履蹒跚、语无伦次、发音不清。

3. 意识障碍期（重度）：脸色苍白、皮肤湿冷、口唇微紫、心跳加快、呼吸缓慢而有鼾声、瞳孔散大。严重者可出现昏迷、抽搐、大小便失禁，可因呼吸衰竭死亡。有的酒精中毒患者也可能出现高热、休克、颅内压增高、低血糖等症状。

【酒精中毒之后的急救措施】

可利用冲洗或催吐使未吸收的酒精尽快排出，注意保持呼吸道通畅，防止呕吐物阻塞气道或再次反流入胃，一定要注意为患者保暖，维持其正常体温，并迅速送医救治。

案例六　阿普唑仑中毒患者的救治和护理

一、病例概述

【病情】

患者，女，60岁。代诉：一次性服用阿普唑仑片100片。

【疾病史】

现病史：一次性自行服用阿普唑仑片 100 片后昏迷不醒，4 个多小时后被家属发现并送至急诊。入院后经过相关治疗和处理，16 h 后患者神志清楚，病情基本稳定，能下床活动，呼吸平稳，双肺呼吸音清。

既往史：高血压、糖尿病病史 10 年。

【辅助检查】

心电图检查：ST-T 改变。

【诊断】

阿普唑仑中毒，电解质紊乱，抑郁症。

【用药及治疗】

入院后立即给予患者氧气吸入，建立两条静脉通路，先后给予盐酸纳洛酮注射液 0.8 mg、呋塞米 10 mg 静脉推注，行导尿术，引出尿液 900 mL。患者清醒后给予清水 2 000 mL 催吐，直至洗出液无色、无味，给予保护胃黏膜、补液等药物治疗。

二、护理体检、诊断及措施

【护理体检】

T 35.0℃，HR 77 次 /min，R 17 次 /min，BP 145/100 mmHg，SpO_2 97%。患者呈嗜睡状态，呼吸浅慢，心律齐，双侧瞳孔等大等圆、对光反射存在，双肺呼吸音粗，未闻及干、湿啰音，心脏听诊未闻及异常，腹部柔软，未见肠形及蠕动波，四肢皮温较低，步态不稳，共济失调。

【护理诊断】

1. 急性意识障碍：与阿普唑仑中毒有关。

2. 有窒息的危险：与呼吸抑制、催吐有关。

3. 电解质紊乱：与呕吐有关。

4. 潜在并发症：吸入性肺炎、胃出血等。

5. 知识缺乏：缺乏对阿普唑仑危害的相关认识。

【护理措施】

1. 迅速清除毒物，立即催吐或用 1∶5 000 的高锰酸钾或温水洗胃。毒物服用时间 4～6 h 者仍需洗胃。活性炭对吸附各种镇静剂有效，禁用硫酸镁导泻，以避免镁离子吸收后加重中枢神经系统抑制。

2. 立即使用特效解毒药：氟马西尼是苯二氮䓬类拮抗剂，能通过竞争抑制苯二氮䓬受体而阻断苯二氮䓬类药物对中枢神经系统的作用。

3. 促进患者意识恢复：如遵医嘱使用纳洛酮。

4. 保持患者呼吸道通畅，防止窒息。

5. 注意患者保暖以及必要时对患者采取一定的约束，防止患者跌倒或坠床。

6. 做好患者清醒后的心理护理及健康宣教。

三、护理查房总结

老年患者通常存在着多系统疾病，在药物治疗的同时应采用恰当的心理护理，给予患者同情和理解，积极引导、鼓励患者，使其能够配合和接受治疗。同时做好患者家属的健康教育工作，做好药物相关知识宣教，并嘱其尽力给患者更多的关爱，以取得最佳的治疗效果。

四、知识拓展

【阿普唑仑概述】

阿普唑仑：别名甲基三唑安定、三唑安定、佳乐定，为苯二氮䓬类药物，临床常用于焦虑不安、顽固性失眠、恐惧及癫痫的治疗，药理作用与地西泮相似，但与地西泮相比其安眠作用及镇静作用强 3～500 倍，抗焦虑作用强 25～30 倍，催眠作用是地西泮的 3.5～11 倍，口服吸收迅速而完全，1～2 h 即达血药峰浓度，血浆半衰期为 12～18 h，2～3 天血药浓度达稳定。常见的不良反应有嗜睡、头昏、乏力等，少数患者有口干、精神不集中、多汗、心悸、便秘或腹泻、视物模糊、低血压等表现。偶见共济失调、震颤、尿潴留、黄疸。有成瘾性，长期应用后，停药可能发生停药症状，表现为激动或忧郁。

禁忌证：对苯二氮䓬类药物过敏者、青光眼、睡眠呼吸暂停综合征、严重呼吸功能不全、严重肝功能不全者、妊娠及哺乳期妇女禁用。

中毒发病机制：阿普唑仑经口服吸收后，通过血脑屏障进入大脑，直接抑制中枢神经系统，使机体处于应激状态，导致脑内 β-内啡肽释放增加，β-内啡肽系内源性吗啡样物质，作用于吗啡受体，引起中枢抑制，呼吸抑制。β-内啡肽抑制前列腺素及儿茶酚胺的心血管效应，可导致心率减慢，血压下降。

【阿普唑仑中毒的临床表现】

阿普唑仑中毒的临床表现主要有：中枢神经系统抑制较轻，主要症状是嗜睡、头晕、言语含糊不清、意识模糊、共济失调、体温降低、反射减退，偶可发生急性肌张力障碍，但很少出现死亡。老年体弱者可能发生晕厥。若同时摄取其他中枢抑制药，如吗啡或乙醇可使其毒性增加。

【阿普唑仑中毒的并发症】

阿普唑仑中毒的并发症主要有：肺炎、心律失常、急性肾衰竭。

【阿普唑仑中毒后简便易行的救治方法】

催吐洗胃术简便易行，对于服毒不久且意识清醒的急性中毒患者，是一种现场抢救有效的自救、互救措施。

1.适应证：适用于口服毒物不久，意识清醒、具有呕吐反射且能配合的患者。

2.方法：帮助患者取坐位，频繁口服大量洗胃液，至患者感胀饱为度，取压舌板刺激患者咽后壁，即可引起反射性呕吐，排出洗胃液或胃内容物。如此反复多次，直至排出的洗胃液清澈无味为止。

第九章 急诊传染性疾病患者的救治和护理

案例一 结核病患者的救治和护理

一、病例概述

【病情】

患者，男性，62岁。主诉：咳嗽、咳痰、夜间盗汗半年，痰中带血1周。

【疾病史】

现病史：因咳嗽、咳痰、夜间盗汗半年，痰中带血1周就诊，来时神志清楚，精神差，乏力，食欲缺乏，消瘦，偶有胸闷、气紧伴胸痛不适。

既往史：无。

【辅助检查】

1. X线检查：胸部X线示胸部左侧片状、絮状阴影，边缘模糊。

2. 实验室检查：血钠126 mmol/L，血钾3.2 mmol/L，白细胞计数13.08×10^9/L，红细胞计数3.63×10^{12}/L，血红蛋白106 g/L。痰涂片检查阳性，示痰液中存在抗酸杆菌，结核菌素（PPD）试验阳性。

【诊断】

肺结核、肺部感染、电解质紊乱。

【用药及治疗】

静脉予莫西沙星、氨溴索、氨甲环酸、卡络磺钠、浓氯化钠、氯化钾等对症治疗，口服异烟肼、利福平，行飞沫隔离。

二、护理体检、诊断及措施

【护理体检】

T 37.3℃，P 76次/min，R 20次/min，BP 110/66 mmHg。

【护理诊断】

1. 清理呼吸道无效：与呼吸道感染、痰液黏稠有关。

2. 气体交换受损：与肺内积血、呼吸面积减少、换气功能障碍有关。

3. 活动无耐力：与乏力、食欲缺乏有关。

4. 营养失调（低于机体需要量）：与机体消耗增加、食欲减退有关。

5. 潜在并发症：大咯血、窒息。

【护理措施】

1. 患者咳嗽剧烈且频繁时，应嘱其卧床休息，采取坐位或半卧位，遵医嘱使用祛痰药；胸痛不敢咳嗽时，可用双手轻压两侧胸壁，必要时遵医嘱使用止痛剂。

2. 指导患者深呼吸及有效咳嗽的正确方法：①深呼吸。嘱患者尽可能采取坐位，先进行深而慢的呼吸 5～6 次，深呼气至膈肌完全下降，屏气 3～5 s，然后缩唇缓慢地将肺内气体呼出。②有效咳嗽。深吸一口气后屏气 3～5 s，身体前倾，进行 2～3 次短促而有力的咳嗽，咳嗽时收缩腹肌或用自己的手按压上腹部，帮助痰液咳出。

3. 遵医嘱予患者鼻导管吸氧 3 L/min，并观察用氧疗效。

4. 防止疾病传播：嘱患者咳嗽时用餐巾纸轻捂住口鼻，有痰时将痰液咳在餐巾纸或痰杯内按医疗垃圾处理。

5. 嘱患者在保证充足睡眠的基础上，逐步提高活动耐力，制订休息与活动计划，活动量以患者不感到疲乏为宜。

6. 制订膳食计划：肺结核为一种慢性消耗性疾病，患者宜选择高热量、高蛋白、富含维生素和易消化的饮食，忌烟酒及辛辣刺激性食物，可多进食优质蛋白如鱼、肉、蛋、奶，多进食新鲜蔬菜和水果，补充维生素。监测体重，了解营养状况是否得到改善。

7. 行相关疾病健康宣教：嘱患者勿用力咳嗽，保持情绪稳定，避免加重咯血。

8. 休息与活动：患者少量咯血时可自行静卧休息，大量咯血时应绝对卧床休息，嘱患者减少翻身活动，取患侧卧位。密切观察患者病情，注意有无大咯血先兆（如喉咙发痒、胸闷加剧、胸内发热、全身发麻、口渴等），准确记录咯血量，定时监测呼吸、血压、脉搏，了解双肺呼吸音的变化等。嘱患者身心放松，不宜屏气，禁用呼吸抑制剂、镇咳剂，一旦患者咯血量增加，床旁应配备负压吸引装置，防止窒息，并做好急救准备。

三、护理查房总结

肺结核是常见的传染性疾病，肺结核合并咯血是导致患者死亡的主要因素之一，通过此次查房，我们了解了肺结核病人的护理及如何早期识别其潜在并发症。在临床工作中，应密切观察患者有无咯血先兆，同时向患者做好健康宣教，使其主动避免诱因，预防大咯血、窒息的发生。

四、知识拓展

【肺结核】

肺结核是常见的传染性疾病，目前我国将其作为重点防控疾病，如果肺结核患者未接受规范化、合理化治疗，则其疾病复发率会大大增加，且患者对药物的耐药性也会明显升高。肺结核合并咯血是导致患者死亡的主要因素之一，咯血可引起窒息、失血性休克等，进而危及患者生命。

案例二　布鲁氏菌病患者的救治和护理

一、病例概述

【病情】

患者，男性，40岁。主诉：腰痛、右侧大腿痛5个月余，伴盗汗、发热。

【疾病史】

现病史：患者家住西北，家中养羊、牛。患者5个月前无明显诱因出现腰痛及右侧大腿痛，活动后加重，休息后缓解，伴盗汗、发热，无头晕、头痛，无咳嗽、咳痰、咯血，无心累、胸闷气紧，无腹痛、腹胀、胡言乱语，于青海某医院就诊。为求进一步诊治来院就诊，来时神志清楚，精神差，腰痛及大腿疼痛明显，其妻子同期患布鲁氏菌病。口服利福平后出现全身皮疹，遂自行停药。

既往史：不详。

【辅助检查】

免疫学检查：虎红平板凝集试验（RBT）阳性，试管凝集试验（SAT）滴度1：50（++）。

【诊断】

布鲁氏菌病、布鲁氏菌性脊柱炎。

【用药及治疗】

予多西环素联合链霉素进行病原治疗，予多西环素治疗脊柱炎，物理降温。

二、护理体检、诊断及措施

【护理体检】

T 38.3℃，P 92次/min，R 21次/min，BP 148/87 mmHg。

【护理诊断】

1.体温过高：与布鲁氏菌感染有关。

2. 疼痛：与布鲁氏菌病变累及骨关节、肌肉和神经有关。

3. 躯体移动障碍：与疾病慢性期骨骼、关节、肌肉受损有关。

4. 有体液不足的危险：与体温过高致反复出汗有关。

5. 焦虑：与反复发热、疼痛、疾病迁延不愈有关。

6. 知识缺乏：缺乏疾病预防、治疗的相关知识。

7. 有跌倒的危险：与发热、疼痛有关。

8. 其他潜在并发症：心内膜炎、心肌炎、肺炎。

【护理措施】

1. 嘱患者卧床休息，恢复期无并发症者可逐步增加活动量；监测患者体温，了解其热型，每 2～4 h 测 1 次体温，同时密切监测患者的脉搏、呼吸、血压变化；嘱患者进食清淡、易消化的高热量、高蛋白、维生素丰富的食物，保证足够的水分摄入；遵医嘱给予患者补液，使用抗生素、退热剂等进行对症治疗，并注意药物副作用及退热效果；病室勤通风，室温维持在 18～22℃，每日用紫外线或者空气消毒剂消毒，保持室内空气清新。

2. 对患者做好疼痛的观察和评估，嘱患者在急性期疼痛期卧床休息，减少活动，注意保暖；协助患者取舒适体位，保持关节功能位，局部用 5%～10% 硫酸镁湿敷，每天 2～3 次，也可用短波透热疗法、水浴疗法等减轻疼痛；协助患者按摩、做肢体被动运动等，以防关节强直、肌肉萎缩；对于神经疼痛明显者，可遵医嘱使用消炎止痛剂或者普鲁卡因局部封闭。

3. 对慢性期患者，应教会其使用放松术，如深呼吸、听音乐、肌肉放松等方法，以缓解疼痛。

4. 评估患者活动受限程度，给予其生活护理，指导其用健侧肢体帮助患侧肢体活动，并进行适当的功能锻炼。

5. 及时处理患者的发热、疼痛，并教会患者处理高热及疼痛的办法，为患者创造安静、无刺激的环境；在患者急性期加强巡视，注意患者的心理反应，耐心倾听患者的诉求，减轻患者的焦虑、孤独情绪，及时解答患者疑问，建立良好的护患关系。

6. 向患者讲解本病的传染源、传播途径、临床表现、预后以及治疗要点，指导患者遵医嘱用药；嘱患者注意饮食、饮水卫生，不吃不洁食物，饭前洗手，不喝生水，不吃生肉。

7. 予双侧床档保护，将物品放置在患者易触及处，定时协助患者翻身、活动，保持床单位整洁，勿用力拖、拽患者。

三、护理查房总结

规范化的疼痛管理，可以提高护理工作对疼痛治疗和管理的个性化、精准化及规范化。这不仅可以增强护理人员对患者疼痛的主动护理意识，细化护理流程及评估护理工具应用的准确性，还可为疼痛护理管理提供统一标准，增强镇痛效果，并有效提高患者睡眠质量，提高其生活质量，因此护理中应该做到以下几点。

1. 建立规范化疼痛管理记录档案制度，内容主要包括评估日期，评估时间，疼痛的部位、程度、性质、持续时间及频率，患者活动情况，数字疼痛评分表（NRS）评分情况，合并的其他症状，对睡眠的影响程度，镇痛方式方法，缓解疼痛时间，治疗后各种评分等。

2. 建立相应的规范化随访制度，指导患者出院后正确书写疼痛日记，教会患者自我评估疼痛的方法，建立随访记录表，详细记录每次随访的时间、内容及患者现实情况、医护人员答疑内容等。

四、知识拓展

【布鲁氏菌病概述】

布鲁氏菌病是由布鲁氏杆菌感染引起的人畜共患传染病，典型临床表现为肌肉关节疼痛、全身乏力、高热和出汗等。布鲁氏杆菌常常侵犯骨关节系统，尤其是脊柱，腰椎是最常受累的部位，导致患者出现布鲁氏菌性脊柱炎，严重的可因脊柱椎间盘和椎体破坏出现椎管内神经受压，有些患者出现椎旁脓肿时伴随全身中毒症状。延迟诊断和治疗可能会使患者出现严重并发症，所以我们应做好该病的预防、识别及处理。

【布鲁氏菌病的预防与控制】

1. 加强预防与控制的健康教育，避免再次感染或疾病的扩散。

2. 管理传染源：对牧场、乳厂和屠宰场的牲畜进行定期卫生检查，对检查出的病畜及时进行隔离治疗，必要时宰杀。

3. 切断传播途径：加强对畜牧产品的卫生监督，禁食病畜肉及乳品，病畜的流产物及尸体必须消毒后深埋，皮毛消毒后需放置 3 个月以上方可运出疫区，病畜、健畜应分群分区放牧，病畜用过的牧场需要经过 3 个月自然净化后才能供健畜使用。

4. 保护易感人群：对接触羊、牛、猪等牲畜的饲养员、挤奶员等均应进行预防接种；注意工作时的防护，避免吸入气溶胶，避免伤口直接接触病菌。

案例三　阿米巴肝脓肿患者的救治和护理

一、病例概述

【病情】

患者，男性，36 岁。主诉：间断发热 15 天，伴腹痛、腹泻 3 天。

【疾病史】

现病史：间断发热 15 天，伴腹痛、腹泻 3 天入院就诊，来时神志清楚，精神差，急性面容，左上及中上腹压痛、反跳痛。

既往史：不详。

【辅助检查】

1. 超声检查：肝左叶可见 53 mm×32 mm 不均质液性暗区，其边缘可见宽约 7 mm 无回声，边界清，提示肝脓肿。

2. 诊断性胸腔穿刺和胸腔积液检查：穿刺可见引流出血性脓液。

3. 实验室检查：血钾 3.1 mmol/L，血钠 128 mmol/L。大便常规检查出溶组织内阿米巴滋养体。

【诊断】

阿米巴肝脓肿，水、电解质紊乱。

【用药及治疗】

遵医嘱予甲硝唑、补充水及电解质等对症治疗。

二、护理体检、诊断及措施

【护理体检】

T 38.8℃，P 122 次 /min，R 22 次 /min，BP 135/86 mmHg。

【护理诊断】

1. 体温过高：与脓肿有关。
2. 营养失调（低于机体需要量）：与发热、食欲缺乏、营养摄入不足有关。
3. 潜在并发症：脓肿破裂。

【护理措施】

1. 严密观察患者体温变化，注意其发热的过程、热型、持续时间、伴随症状，根据病情确定测量体温的间隔时间；采取有效的降温措施，通常应用物理降温，冷敷时避免长时间作用于同一部位，注意周围循环情况，加强基础护理；患者发热期应绝对卧床休息，减少耗氧量，补充营养和水分；保持室内适应的温度、湿度，定期通风，保持空气流通。

2. 嘱患者在急性期绝对卧床休息，取舒适体位，建议左侧卧位，以缓解肝区疼痛；观察患者生命体征，观察肝脏肿大进展情况，有无叩痛，准确评估并记录疼痛的部位、性质、有无放射痛和持续的时间，若疼痛影响患者休息，可遵医嘱给予镇静、止痛药物，用药后及时评估者的疼痛改善情况。

3. 嘱患者避免剧烈活动，以免导致脓肿破溃；注意观察患者有无脓肿破溃的征兆，如咳嗽、气急、局部软组织水肿、腹膜刺激征等；遵医嘱予病原体治疗及抗菌治疗，并注意药物副作用；为患者补充水、电解质，维持水、电解质平衡。

4.对患者执行肠道隔离措施，隔离至症状消失、大便连续 3 次查不到滋养体和包囊，做好终末消毒。

三、护理查房总结

阿米巴病是由溶组织内阿米巴滋养体侵入人体所引起的疾病，根据临床表现及病变部位不同分为肠阿米巴病及肠外阿米巴病。肠阿米巴病的主要病变部位在结肠，典型临床表现有果酱样粪便等痢疾样症状，肠外阿米巴病最常见的为阿米巴肝脓肿，肝穿刺可见巧克力酱状脓液。在治疗、护理的过程中，及时区分、早期识别、对症治疗、加强观察、避免并发症的发生尤为重要。

对阿米巴病患者的护理目标主要有：控制体温，逐步降至正常，增加患者舒适度；肝区疼痛缓解；腹泻缓解，不出现严重并发症。

四、知识拓展

【肝脓肿破裂的识别】

观察患者有无脓肿向周围组织穿破的征兆，如咳嗽、气急、局部软组织水肿、腹膜刺激征等。如出现突发性的剧烈胸痛、高热和呼吸困难，有时还有发绀甚至休克症状，应警惕脓肿向右侧胸腔破裂；如出现突发胸闷，呼吸困难，全身冷汗，极度烦躁，面色苍白或发绀，神志不清，呈现休克或休克前状态，应考虑心包溃破导致静脉系统淤血、心脏压塞。

【阿米巴病的预防与控制】

1.普查普治，查治患者和无症状包囊携带者，尤其是饮食行业从业人员，以控制传染源。

2.改善公共卫生条件，特别是环境卫生，保护水源；进行粪便无害化处理，杀灭其中包囊。

3.消灭苍蝇、蟑螂等传播媒介。

4.保护易感人群：大力倡导合理饮食、锻炼身体、增强体质，以提高人群免疫力；倡导养成良好个人卫生习惯，如饭前便后洗手、饮用水应煮沸、食用水果和蔬菜前应洗净等。

5.疾病知识指导：解释阿米巴病感染过程、临床经过、常见并发症、常用治疗药物及其不良反应等；指导患者在治疗期间卧床休息、禁饮酒、避免进食刺激性食物，避免受凉、劳累，以防复发或并发症出现，出院后 3 个月内应每月复查粪便 1 次，追踪有无复发。

案例四　登革热患者的救治和护理

一、病例概述

【病情】

患者，男性，32 岁。主诉：畏寒、发热 5 天，伴恶心、呕吐，皮疹、鼻出血 1 天。

【疾病史】

现病史：患者一周前有越南旅居史，自服感冒药未见好转，于发热第 3 天出现皮疹，伴恶心、呕吐、鼻出血，为进一步检查入院就诊。患者来时神志清楚，精神差，颜面潮红，紧张，焦虑，全身散在点状出血疹。

既往史：不详。

【辅助检查】

1. 实验室检查：血小板计数 65×10^9/L。

2. 其他检查：血清学检测示登革病毒 IgM 抗体阳性，病原学检测示登革病毒核酸检测阳性。

【诊断】

登革热、血小板减少待诊。

【用药及治疗】

予退热、补液等对症支持治疗，并关注其皮疹及鼻出血情况，必要时予止血药物及鼻腔填塞。

二、护理体检、诊断及措施

【护理体检】

T 39.2℃，P 118 次/min，R 22 次/min，BP 128/83 mmHg。

【护理诊断】

1. 体温过高：与登革病毒感染有关。

2. 有组织完整性受损的危险：与登革病毒感染导致皮肤黏膜损伤、毛细血管炎症有关。

3. 有体液不足的危险：与高热、多汗、血管通透性增加致血浆外渗等有关。

4. 焦虑：与急性起病，持续高热、频繁呕吐等有关。

5. 知识缺乏：缺乏登革热病的相关知识。

6.其他潜在并发症：颅内出血。

【护理措施】

1.退热：采取有效的降温措施，通常应用物理降温，可以用温水擦浴或冷敷，冷敷时避免长时间作用于同一部位，注意周围循环情况，加强基础护理；高热患者不能耐受物理降温时可予对乙酰氨基酚治疗，慎用阿司匹林（乙酰水杨酸）、布洛芬和其他非甾体抗炎药物，避免加重胃炎或出血；严密观察患者体温变化，注意发热的过程、热型、持续时间、伴随症状，根据病情确定测量体温的间隔时间；患者发热期应绝对卧位休息，减少耗氧量，补充营养和水分；保持室内适应的温度、湿度，定期通风，保持室内空气流通。

2.密切关注患者皮疹的消长变化，保持其局部皮肤清洁、干燥，禁用碱性清洁剂，避免拖、拉、拽等动作，避免损伤患者皮肤；皮疹消退后可能出现皮肤干燥，应注意保湿，皮肤结痂后让其自行脱落，勿强行撕脱。

3.密切观察患者病情变化，警惕出血性休克和登革休克综合征，注意记录24 h出入量，监测水、电解质、酸碱平衡情况，观察患者有无口渴、尿少等失水征象。出汗较多或腹泻者，根据患者脱水程度给予补液治疗，以口服补液为主；对于有恶心和厌食症状的患者，可以通过少量多次口服补液来补充。口服补液盐或汤、果汁均可以防止水、电解质失衡。慎用碳酸饮料，避免引起生理应激相关的高血糖症。对频繁呕吐、进食困难或血压低的患者，应及时静脉输液，可予等渗液如0.9%氯化钠溶液等输注。

4.观察患者出血情况，及时发现出血及先兆，明确出血部位、主要表现形式及发展或消退情况，动态监测患者心率、血压，观察有无皮肤黏膜淤点、淤斑、鼻出血、牙龈出血、注射部位出血、便血、尿血等，做好饮食与休息指导，避免增加出血危险或加重出血的行为；患者严重出血或血小板计数低于20×10^9/L时，必须绝对卧床休息；协助患者做好生活护理，保持大便通畅，必要时遵医嘱应用缓泻剂，避免颅内压增高诱发颅内出血；防止鼻黏膜干燥，勿用力拧鼻、用手抠鼻痂。

5.有出血倾向者，遵医嘱使用止血药物。少量鼻出血者，可用棉球或吸收性明胶海绵填塞，无效者可用0.1%肾上腺素棉球或凝血酶棉球填塞，并局部冷敷；后鼻腔出血严重者，可配合医生行凡士林油纱条填塞术，术后保持局部黏膜湿润。

6.耐心倾听，加强沟通，向患者讲解疾病的相关知识，及时了解患者及其家属的需求及担忧，并给予必要的解释和心理护理；为患者介绍治疗成功的案例，营造良好的诊疗环境，建立良好的护患关系。

7.对登革热患者实施虫媒隔离措施，在发病5天内实行隔离治疗，病程超过5天，并且症状缓解、退热24 h以上可解除。

三、护理查房总结

登革热是由登革病毒引起的、由伊蚊传播的急性发热性传染病，是全球传播最广泛、最快速的虫媒传染病之一，其临床特点为突起发热，全身肌肉、骨、关节痛，极度疲乏，皮疹，淋巴结肿大及白细胞减少。登革热是一种自限性疾病，通常预后良好。在急性期做好对症处理，缓解患者症状，密切观察患者病情变化，及早识别重症登革热，可有效挽救患者生命。

四、知识拓展

【登革热的预防与控制】

当前我国登革热的预防控制策略为政府主导、多部门合作、联防联控、属地管理和全社会参与。

1. 开展健康教育：以强化监测预警为重点，严防输入病例引起的本地传播暴发，提高诊治水平，加强病例管理，减少发病和死亡。

2. 建立多部门合作机制：各级政府负责登革热防控的领导，街道办事处和乡镇政府主要负责组织和执行，居委会和村委会负责广泛发动群众参与防蚊、灭蚊。

3. 严防登革热病例输入引起的本地传播：检验检疫部门应做好入境人员检疫监测、排查，一旦发现发热等可疑症状，应将具体信息告知卫生健康部门，做好疑似病例及密切接触者的后续跟踪处置，严防登革热病例输入。

4. 防蚊灭蚊是预防本病的根本措施。清除室内外各蚊虫滋生地，开展预防性灭蚊，降低或消除登革热暴发风险；在登革热媒介伊蚊活动季节若发现输入或本地病例，应立即启动应急监测；指导居民做好个人防护。

5. 各级疾病控制机构应加强登革热流行病学调查、疫点处置、媒介监测和控制及实验室检测等能力，确保登革热疫情处置能力不断提升，一旦发生登革热聚集性病例，各级政府应按照突发公共卫生事件应急响应机制，成立登革热处置工作指挥部，迅速启动相应级别的应急响应。

6. 开展登革热防控知识宣传教育：宣传部门应在卫生健康部门的支持下，采用电视、广播、报纸、宣传画及新媒体如微信公众号等形式，开展登革热防控健康教育。各级政府应及时发布登革热疫情进展，宣传部门应做好登革热舆情跟踪与引导、疫情报道、风险沟通和群众动员等，避免引起居民恐慌情绪。

7. 赴登革热流行国家或地区旅行、生活时，应严格做好个人防护措施，防止蚊虫叮咬；若怀疑患登革热，应及时就医，主动报告旅行史，并接受医学随访。

案例五　病毒性肝炎患者的救治和护理

一、病例概述

【病情】

患者，男性，40岁。主诉：乏力、厌油1个月，皮肤及巩膜发黄伴皮肤瘙痒1周。

【疾病史】

现病史：因乏力伴食欲缺乏、厌油 1 个月，皮肤及巩膜黄染伴皮肤瘙痒 1 周入院就诊，来时神志清楚，精神差。

既往史：既往乙肝病史，未经正规治疗。

【辅助检查】

实验室检查：丙氨酸氨基转移酶 530 IU/L，天冬氨酸氨基转移酶 230 IU/L，血氨 35 μmol/L，胆红素 113 μmol/L，直接胆红素 53.6 μmol/L，血钾 3.1 mmol/L，白蛋白 32 g/L。

【诊断】

重型乙型肝炎（肝衰竭）、凝血功能异常、低钾血症。

【用药及治疗】

予静脉保肝退黄、补充电解质等对症处理，必要时可运用人工肝进行治疗。

二、护理体检、诊断及措施

【护理体检】

T 36.2℃，P 84 次 /min，R 18 次 /min，BP 128/83 mmHg。

【护理诊断】

1. 活动无耐力：与肝功能受损，能量代谢障碍有关。

2. 营养失调（低于机体需要量）：与摄入量减少有关。

3. 有跌倒的危险：与精神差、肢体乏力有关。

4. 有皮肤完整性受损的危险：与皮肤瘙痒有关。

5. 其他潜在并发症：肝性脑病、出血。

【护理措施】

1. 密切观察患者生命体征，做好休息与饮食指导，遵医嘱用药。

2. 嘱患者在急性期绝对卧床休息，以降低机体代谢率，减少体力消耗，减轻肝脏负担，待病情稳定后可适当加强运动。

3. 减少饮食中的蛋白摄入，以减少肠道内氨的来源，静脉滴注白蛋白、血浆等，维持水、电解质、酸碱平衡，防止和纠正低血钾，补充维生素。

4. 遵医嘱行对症护肝治疗、抗病毒治疗，积极防治并发症；注意观察患者皮肤是否出现出血点或淤斑，牙龈、鼻腔是否有出血，有无消化道出血现象。

5. 加强病情监护，评估患者神智、意识状态，监测其生命体征，记录其体重，腹围，尿量，排便次数、性质、量等，积极进行病因治疗。

6. 加强对患者跌倒风险的评估，予床档保护，加强巡视，落实防范措施。

7. 指导患者正确缓解皮肤瘙痒症状，勿抓挠皮肤，保持床单位及皮肤清洁、干燥，保持病房环境舒适、清洁、安静，及时解除患者的不适感。

8. 尊重患者，加强沟通，讲解疾病相关知识，告知患者避免诱发肝性脑病的因素。

9. 为患者定期复查生化、血常规，关注红细胞计数、血红蛋白水平、电解质、肝酶指标等，防止继发感染，预防二重感染的发生。

三、护理查房总结

乙型肝炎是由乙型肝炎病毒引起的以肝损害为主的一组全身性传染病，以疲乏、食欲减退、厌油、肝功能异常为主要表现，少数病例可发展为肝硬化和肝细胞癌。我们应重视肝炎的治疗，防患于未然；当出现肝衰竭时更应积极处理，避免并发症，挽救生命，必要时行人工肝及肝移植治疗。

四、知识拓展

【人工肝治疗】

人工肝支持系统，简称人工肝，它是暂时替代肝脏部分功能的体外支持系统，通过体外的机械、理化和生物装置，清除各种有害物质，补充人体必需物质，改善人体内环境，为肝细胞再生及肝功能恢复创造条件，或作为肝移植前的准备。人工肝有三大类：非生物型人工肝、生物型人工肝和混合型人工肝。目前非生物型人工肝已在临床广泛使用，并被证明是行之有效的体外肝脏支持方法。

血浆置换是临床上最常应用的人工肝治疗模式。血浆置换的治疗原理是将患者的血液引出体外，经过膜式血浆分离方法将患者的血浆从全血中分离出去弃去，然后补充等量的新鲜冰冻血浆或人血清白蛋白等置换液，这样便可以清除各种代谢毒素，还可清除蛋白、免疫复合物等大分子物质，因此对有害物质的清除率远比血液透析、血液滤过、血液灌流为好；同时又可补充人体内所缺乏的白蛋白、凝血因子等必需物质，较好地替代肝脏的某些功能。

案例六　狂犬病患者的救治和护理

一、病例概述

【病情】

患者，男性，50 岁。主诉：全身乏力、饮水困难、怕风 3 天。

【疾病史】

现病史：2 周前曾被野犬咬伤，咬伤部位伤口有出血，未予特殊处理；因全身乏力、饮水困难、怕风 3 天就诊。来时神志清楚，精神差，呕吐，言语增多，有时出现紧张、恐惧的感觉。

既往史：不详。

【辅助检查】

1. 实验室检查：白细胞计数 13.2×10^9/L，淋巴细胞百分比 84%，红细胞计数 4.8×10^{12}/L，血红蛋白 120 g/L。

2. 脑脊液检查：细胞数 32×10^9/L，以单核细胞为主。

【诊断】

狂犬病。

【用药及治疗】

彻底清洗伤口，予开放引流、严格免疫接种、常规预防感染等治疗。

二、护理体检、诊断及措施

【护理体检】

T 36.6℃，HR 98 次/min，R 20 次/min，BP 124/78 mmHg，SpO_2 97%。

【护理诊断】

1. 有皮肤完整性受损的危险：与犬咬伤有关。

2. 有受伤的危险：与发作时狂躁、兴奋有关。

3. 体液不足：与饮水困难有关。

4. 低效性呼吸型态：与中枢神经系统受损导致呼吸肌痉挛有关。

5. 其他潜在并发症：惊厥发作、窒息。

【护理措施】

1. 彻底清洗消毒伤口，注射狂犬病免疫血清，单间接触隔离；被患者唾液沾染的用品均需消毒，病房用空气净化器消毒，医护人员如有皮肤破损，应戴乳胶手套。

2. 详细记录患者皮肤伤口的变化，包括位置大小、有无肿胀渗出，局部皮肤温度及患者对伤口疼痛的主观感受，增加蛋白质和碳水化合物的摄入量，以维持正氮平衡。

3. 保持病房安静，病房光线宜暗淡，避免水、风、光、声等刺激；简化医疗、护理操作，各种检查与护理操作应尽量集中、轻柔，减少对患者的刺激。

4. 应同情、关心患者，做好治疗与专人护理，尽量使患者有安全感，缓解其焦虑、紧张感；遵医嘱使用镇静剂，必要时行保护性约束。

5. 观察患者 24 h 出入量，补充血容量，纠正水、电解质代谢紊乱和酸碱平衡失调，监测电解质及血常规，动态评估是否需要给予肠内营养。

6. 严密监测患者生命体征，向其讲解疾病相关知识；指导患者有效识别早期惊厥征象，及时干预，评估抽搐部位及发作次数；评估患者自觉症状、呼吸频率、节律，遵医嘱予鼻导管吸氧，并评估氧疗效果；保持室内空气清新，室温 18 ～ 22℃，湿度 50% ～ 70%，指导患者衣着宽松，避免影响呼吸。

7.指导患者掌握缓解焦虑的方法，如听音乐、看书等，以转移注意力，评估患者神志变化，预防性使用保护性约束装置，予双侧床档保护，避免患者受伤。

三、护理查房总结

狂犬病是由狂犬病病毒引起的一种以侵犯中枢神经系统为主的急性人畜共患传染病，为国家法定乙类传染病。狂犬病通常由病兽经过唾液以咬伤方式传染人，临床表现有恐水、怕风、咽肌痉挛、进行性瘫痪等。一旦狂犬病发病，治疗仅为支持性，包括深度镇静和安慰治疗，患者通常在症状出现后 3 ～ 10 天死亡。所以一旦被犬咬伤，应及时、严格地处理伤口，尽快使用 20% 肥皂水或 0.1% 苯扎氯铵反复冲洗至少 30 min，再用大量清水冲洗，并及时注射狂犬病免疫球蛋白。

四、知识拓展

【狂犬病暴露分级和预防处置原则】

（1）Ⅰ级：以完好的皮肤接触动物及其分泌物或排泄物者，暴露后应清洗暴露部位，无须进行其他医学处理。

（2）Ⅱ级：①无明显出血的咬伤、抓伤。②无明显出血的伤口或已闭合但未完全愈合的伤口接触动物及其分泌物或排泄物。符合两种者，应处理伤口，接种狂犬病疫苗，必要时使用狂犬病被动免疫制剂。

（3）Ⅲ级：①穿透性的皮肤咬伤或抓伤，临床表现为明显出血。②尚未闭合的伤口或黏膜接触动物及其分泌物或排泄物。③暴露于蝙蝠。符合情况之一者，应处理伤口，使用狂犬病被动免疫制剂，接种狂犬病疫苗。

案例七 艾滋病患者的救治和护理

一、病例概述

【病情】

患者，男性，45 岁。主诉：发热、咳嗽、咳痰伴气紧 15 天多。

【疾病史】

现病史：因发热、咳嗽、咳痰伴气急 15 天多，加重 2 天就诊，来时神志清楚，精神差，呼吸急促，口腔黏膜白斑伴疼痛。

既往史：不详。

【辅助检查】

1.CT 检查：双肺弥漫性病变、肺孢子菌肺炎可能性大。

2. 实验室检查：CD4$^+$ T 淋巴细胞计数 180/mm^3，HIV 抗体阳性。

【诊断】

艾滋病、肺部感染。

【用药及治疗】

予抗反转录病毒治疗，遵医嘱应用齐多夫定、拉米夫定、耐韦拉平等药物。加强营养支持治疗，辅以心理治疗。

二、护理体检、诊断及措施

【护理体检】

T 38.6℃，HR 108 次，R 22 次/min，BP 132/74 mmHg，SpO$_2$ 97%。

【护理诊断】

1. 体温过高：与 HIV 病毒感染导致大量致热源释放或药物反应有关。

2. 气体交换受损：与肺部感染有关。

3. 活动无耐力：与 HIV 病毒感染、肺部感染有关。

4. 疼痛：与口腔黏膜白斑有关。

5. 有继发感染的危险：与免疫缺陷有关。

6. 恐惧：与艾滋病预后不良、疾病折磨、担心受歧视有关。

【护理措施】

1. 严密观察患者体温变化，遵医嘱运用退热药物，并根据患者病情确定测量体温的间隔时间；采取有效的降温措施，通常应用物理降温，冷敷时避免长时间作用于同一部位，注意周围循环情况，加强基础护理；嘱患者在发热期绝对卧床休息，以减少耗氧量，补充营养和水分；保持室内适宜的温、湿度，定期通风，保持空气流通。

2. 评估患者呼吸频率、节律、状态，监测患者 SaO$_2$ 及动脉血气分析结果，遵医嘱予氧气吸入，保持输氧装置通畅，必要时配合医生行机械通气。

3. 鼓励患者非发热期在床边活动，但应避免劳累，疼痛明显时遵医嘱运用止痛剂。

4. 对患者实施保护性隔离，并预防针刺伤，密切观察患者有无肺部、胃肠道、中枢神经系统、皮肤黏膜等机会性感染发生；加强患者个人卫生，遵医嘱应用漱口水，加强口腔和皮肤清洁，防止继发感染，减轻口腔、外阴因真菌、病毒等感染引起的不适。

5. 了解患者恐惧的对象、内心负担，加强与患者的沟通，运用倾听技巧，关心、体谅患者，注意保护患者的隐私；介绍治疗成功的案例，鼓励患者树立治疗信心，向患者介绍可获得社会支持的相关组织或途径。

三、护理查房总结

艾滋病即获得性免疫缺陷综合征（AIDS），是由 HIV 引起的一种严重慢性传染性疾病，它主要通过性传播、血液接触传播和母婴传播，人群普遍易感。有男男同性性行为者、静脉注射毒品者、跨性别人群、与 AIDS 患者有性接触者、多性伴侣人群、性传播感染群体为高风险人群。本病潜伏期长，可分为急性期、无症状期和艾滋病期，治疗要点一般为抗反转录病毒治疗，目标是最大限度抑制病毒复制，重建或维持免疫功能，降低病死率，提高患者生活质量，减少艾滋病传播。

四、知识拓展

【HIV 暴露处理与预防阻断】

HIV 暴露分为职业暴露和非职业暴露。

1. 职业暴露：HIV 职业暴露是指卫生保健人员、人民警察或其他人员在职业工作中与 HIV 感染者的血液、组织液或其他体液等接触，而具有感染 HIV 的危险。

（1）HIV 职业暴露后的处理原则：①用肥皂液和流动水清洗被污染局部。②污染眼部等黏膜时，应用大量等渗氯化钠溶液反复对黏膜进行冲洗。③存在伤口时，应轻柔地由近心端向远心端挤压伤处，尽可能挤出损伤处的血液，再用肥皂液和流动水冲洗伤口。④用 75% 的酒精或 0.5% 的碘伏对伤口局部进行消毒。

（2）HIV 职业暴露后的预防性用药原则：①阻断方案，首选推荐方案为 TDF/FTC+RAL（或 DTG）；也可考虑选择 BIC/FTC/TAF。如果 INSTIs 不可行，根据当地资源，可以使用 PIs 如 LPV/r 和 DRV/c；对合并肾功能下降并排除有 HBV 感染的可以使用 AZT/3TC。国内有研究显示，含艾博韦泰（ABT）的 PEP 方案（ABT+DTG，或 ABT+TDF+3TC）具有较高的治疗完成率和患者依从性，及很好的安全性，但这方面尚缺乏更多的研究证据。②开始治疗用药的时间及疗程为在发生 HIV 暴露后尽可能在最短的时间内（尽可能在 2 h 内）进行预防性用药，最好在 24 h 内，但不超过 72 h，连续服用 28 天。

（3）HIV 职业暴露后的监测：发生 HIV 职业暴露后，应立即、4 周、8 周、12 周和 24 周后检测 HIV 抗体。对合并 HBV 感染的暴露者，注意停药后对 HBV 相关指标进行监测。

（4）预防职业暴露的措施：规范操作，做好标准预防。

2. 非职业暴露：指除职业暴露外其他因个人行为发生的 HIV 暴露。暴露评估及处理原则，尤其是阻断用药与职业暴露相同。特别注意评估后阻断用药应遵循患者自愿原则，并应规范随访，以尽早发现感染者。

3. 注意事项：①任何阻断都应在当事人自愿的前提下开展和实施，并签署知情同意书，强调规范随访。②关注患者阻断前的 HBV 感染状态、肝肾功能和血常规等。

案例八 流行性腮腺炎患者的救治和护理

一、病例概述

【病情】

患者，女，12岁。代诉：发热伴左耳疼痛3天，头痛、呕吐1天，腹痛半天。

【疾病史】

现病史：因发热伴左耳疼痛3天，头痛、呕吐1天，腹痛半天入院就诊。

既往史：不详。

【辅助检查】

1. 实验室检查：血常规未见明显异常。

2. 脑脊液检查：入院时脑脊液白细胞数 $15 \times 10^9/L$，脑脊液中未分离出腮腺炎病毒；入院第6天，脑脊液中分离出腮腺炎病毒。

【诊断】

流行性腮腺炎。

【用药及治疗】

应用利巴韦林等为患者进行抗病毒治疗，物理降温，补充水、电解质和能量。

二、护理体检、诊断及措施

【护理体检】

患者神志清楚，精神差，双侧瞳孔等大等圆、对光反射灵敏，左侧腮腺肿胀，压痛明显，右上腹压痛、无反跳痛。

【护理诊断】

1. 疼痛：与腮腺非化脓性炎症有关。

2. 体温过高：与病毒感染有关。

3. 营养失调（低于机体需要量）：与腮腺肿大不能张口进食有关。

4. 潜在并发症：脑膜炎。

【护理措施】

1. 嘱患者在急性期卧床休息，保持环境安静、舒适、温暖，保持口腔清洁，协助患者饭后、睡前使用生理盐水或复方硼酸溶液漱口，预防口腔感染；疼痛剧烈者，遵医嘱局部间歇冷敷、中药外敷或使用镇痛药，忌酸、辣、坚硬等饮食，以防加剧疼痛，教会患者缓解疼痛的方法。

2. 严密监测患者生命体征，重点观察其体温变化，遵医嘱运用物理降温及药物降温，及时更换衣物，保持局部皮肤清洁、干燥，加强基础护理。

3. 嘱患者发热时注意休息，补充营养及水分，维持水、电解质、酸碱平衡，必要时遵医嘱静脉补液；结合患者的营养状况与患者共同制订饮食计划，指导患者进易消化的高热量、高蛋白、高维生素的流质或半流质饮食；因疼痛剧烈不能张口进食者，应遵医嘱予肠内营养，以满足机体需求，定期监测体重、血常规、电解质。

三、护理查房总结

流行性腮腺炎是由腮腺炎病毒引起的一种常见的急性呼吸道传染病，在全球广泛流行，主要临床表现为腮腺区肿大、疼痛。腮腺肿大表现为以耳垂为中心，向前、向后、向下发展，边缘不清，部分病例有发热、头痛、无力、食欲缺乏等前驱症状，在冬、春季常见，儿童和青少年是流行性腮腺炎高发人群，主要通过呼吸道飞沫传播，传染性较强。本病具有自限性，主要以对症及抗病毒治疗为主。

四、知识拓展

【流行性腮腺炎的治疗】

1. 目前尚无流行性腮腺炎病毒的特效药，主要为对症支持治疗，注意口腔清洁，饮食以清淡流食及软食为主，避免食用刺激性食物；患儿如出现高热可遵医嘱采用布洛芬及对乙酰氨基酚等进行退热治疗。

2. 中医方面以清热解毒、软坚散结为基本原则，采用内、外治法结合治疗，内治根据不同的症候使用不同的中成药物，如蒲地蓝消炎口服液、安宫牛黄丸（散）等；外治有使用鲜仙人掌捣碎、青黛等外敷或针灸疗法等，均有一定疗效。

3. 被动免疫，按时接种麻腮风三联减毒活疫苗是关键。该病流行期间应少去公共场所，有接触史的易感儿童应隔离观察。患儿确诊后应及时进行隔离治疗，直至腮肿完全消退后 3 天为止。

案例九　疟疾患者的救治和护理

一、病例概述

【病情】

患者，男性，32 岁。主诉：反复高热、寒战 3 天。

【疾病史】

现病史：3 天前无明显诱因反复出现寒战、高热，伴头痛、全身乏力，持续数小时后自行退热、出汗，自行服药后仍反复出现上述症状，3 周前有非洲工作史。

既往史：不详。

【辅助检查】

实验室检查：白细胞计数 4.3×10^9/L，中性粒细胞百分比 6%，未见嗜酸性粒细胞，血红蛋白 98 g/L，入院时血培养呈阴性。血涂片找到疟原虫。

【诊断】

疟疾。

【用药及治疗】

予青蒿素片、磷酸氯喹等口服治疗，物理降温，予对乙酰氨基酚、布洛芬等对症治疗。

二、护理体检、诊断及措施

【护理体检】

T 39.5℃，HR 112 次/min，R 25 次/min，BP 110/78 mmHg，SpO_2 96%，神志清楚，呼吸急促，全身淋巴结无肿大，脾脏轻度肿大。

【护理诊断】

1. 体温过高：与疟原虫感染，大量红细胞被破坏，大量疟原虫及其代谢产物入血，刺激致热中枢有关。

2. 体液不足：与发热引起大量出汗而摄入量不足有关。

3. 活动无耐力：与疟疾发作后出现感染中毒性症状、贫血有关。

4. 潜在并发症：黑尿热、肾炎、肾病综合征。

【护理措施】

1. 密切观察患者生命体征，尤其注意其热型、体温的升降方式，定时记录体温的变化。

2. 观察患者面色，注意其有无贫血的征象。

3. 患者发作时应绝对卧床休息，能进食者给予高热量的流质或半流质饮食；有呕吐、不能进食者，可静脉补充液体。发作间歇给予患者高热量、高蛋白、高维生素、含铁丰富的食物，以补充能量消耗、纠正贫血；嘱患者在寒战期注意保暖，加盖棉被，防止高热、抽搐，避免使用过多退热药物，以防出现虚脱、四肢冰冷、血压下降等表现；患者出汗后，给予温水擦浴，及时更换衣物，保持其皮肤及床单位清洁、干燥，防止着凉。

4. 一旦患者出现抽搐，应保持其肢体功能位，避免磕伤及坠床。

5. 遵医嘱使用抗疟疾药，观察药物疗效及不良反应；指导患者饭后服用，减少对胃肠道刺激。由于氯喹和奎宁可引起血压下降及心脏传导阻滞，严重者可出现心搏骤停，故应控制滴数，以每分钟 40～50 滴为宜，并密切监测患者生命体征，禁止静脉推注，联合用伯氨喹时应观察患者有无急性血管内溶血表现，一旦患者出现严重毒性反应，应立即停药，并嘱患者多饮水或静脉补液，促进药物排泄。

6. 记录患者 24 h 尿量，病情较重者，记录 24 h 出入量，保持出入量平衡。观察患者是否存在明显口干、皮肤弹性下降等表现。补充液体入量以满足发热期的消耗及生理需要量为宜，鼓励患者多喝水，保证每天 2 000 ～ 3 000 mL.

7. 观察患者是否出现头晕、脸色苍白，关注血常规变化；指导患者合理运动与休息。

8. 密切观察患者的体温、神志、小便及血红蛋白、生化指标、用药不良反应等，一旦出现溶血反应或尿量骤减，应警惕并发症的发生。

9. 执行虫媒隔离措施，把患者安置在有防蚊纱窗、纱门的病房。

三、护理查房总结

疟疾是由人类疟原虫引起的寄生虫性疾病，通过雌性按蚊叮咬人体传播，主要临床特点为反复发作的间歇性寒战、高热，继之大汗后缓解。疟疾是世界性的公共卫生问题，对人类危害极大，虽然全球已进行严格的疟疾防控，但目前疟疾仍是值得关注的重要虫媒传染病。我们应该采取虫媒隔离措施，病室应防蚊、灭蚊；对患者做好疟疾发作期休息、饮食及发热等对症护理的同时，严密观察患者病情变化，及时发现危急状况，积极预防和处理并发症的发生；血标本随时可采，但恶性疟疾在发热期或退热后数小时内进行可提高阳性率。

四、知识拓展

【常用抗疟药物】

1. 常用杀灭红细胞内裂体增殖期疟原虫的药物（控制临床症状）

（1）磷酸氯喹：4- 氨基喹啉类药物，对各种疟原虫的红内期无性体均有较强杀灭作用。

（2）磷酸哌喹：也为 4- 氨基喹啉类药物，对各种疟原虫的红内期无性体均有较强杀灭作用，但与氯喹有交叉抗药性。

（3）磷酸咯萘啶：为苯并萘啶类新型抗疟药物，对各种疟原虫的红内期无性体均有较强杀灭作用，与氯喹无交叉抗药性，可用于抗氯喹恶性疟的治疗。

（4）青蒿素类药物：能杀灭各种疟原虫的红内期无性体，并可阻碍恶性疟原虫配子体的发育，广泛用于抗氯喹恶性疟的治疗。目前主要包括青蒿琥酯与蒿甲醚注射剂和以青蒿素为基础的复方口服药物。

2. 杀灭红细胞内疟原虫配子体和肝细胞内迟发型子孢子的药物（控制复发、中止传播）

（1）非重症疟疾的治疗：①对间日疟及卵形疟有磷酸氯喹 / 磷酸伯氨喹 8 日疗法、

磷酸氯喹／磷酸伯氨喹 14 日疗法、青蒿素复方＋磷酸伯氨喹方案。②对三日疟和诺氏疟有双氢青蒿素／磷酸哌喹片、琥酯／阿莫地喹片、青蒿素／哌喹片。

（2）重症疟疾的治疗：由于重症疟疾病情凶险，病死率高，除抗疟治疗外需应用综合性急救措施。患者应绝对卧床休息，保持全身和口腔清洁。注意维持水、电解质、酸碱平衡。出现严重酸中毒、肺水肿或 ARDS、肾功能衰竭及一般治疗无效时应考虑转入重症监护病房（ICU）治疗。应坚持病因治疗和对症治疗并重的原则。病因治疗：①首选青蒿琥酯注射剂静脉注射。②如无青蒿琥酯注射剂，可采用蒿甲醚注射剂肌内注射。

案例十　莱姆病患者的救治和护理

一、病例概述

【病情】

患者，男性，51 岁。主诉：发热 7 天，皮疹 2 天。

【疾病史】

现病史：患者于 7 天前在树林中被不知名虫叮咬左上臂，当天出现畏寒发热，体温 38.6℃，伴头痛、乏力，1 天前全身出现多个红色皮疹伴瘙痒。

既往史：不详。

【辅助检查】

实验室检查：白细胞计数 6×10^9/L，中性粒细胞百分比 76%，血红蛋白 112 g/L，血小板计数 180×10^9/L。抗莱姆病 Bb 抗体蛋白印迹测定示热休克蛋白 P62+、鞭毛蛋白 P41+。

【诊断】

莱姆病。

【用药及治疗】

予多西环素等抗菌药物进行病原治疗，给予物理降温、解热镇痛等对症治疗。

二、护理体检、诊断及措施

【护理体检】

T 39.5℃，HR 112 次 /min，R 22 次 /min，BP 140/78 mmHg，SpO_2 96%。患者神志清楚，急性面容，左上臂被虫咬处结痂，浅表淋巴结未扪及肿大。

【护理诊断】

1.体温过高：与病原体感染有关。

2. 皮肤完整性受损：与全身多发皮疹及瘙痒有关。

3. 疼痛：与疾病引起神经系统征象有关。

4. 活动无耐力：与持续发热、疲劳有关。

【护理措施】

1. 密切观察患者生命体征，尤其注意其热型、体温的升降方式，定时记录体温的变化，遵医嘱应用物理降温、解热镇痛类药物、抗生素，并注意药物副作用。

2. 游走性红斑是莱姆病皮肤损害的典型特征，因此需注意观察患者红斑的位置、特征、大小、数目、颜色、形状等，观察有无新增红斑、皮疹；保持患者皮肤清洁、干燥，勿使用刺激性洁肤剂，勿抓挠皮肤，局部皮肤瘙痒明显者，可予炉甘石外涂，着宽松衣物。

3. 病程初期常伴有乏力，嘱患者卧床休息，尤其在高热期应绝对卧床休息，低热期酌情适量运动，病情恢复期可逐步增加活动量，避免剧烈运动；密切观察患者神志、瞳孔，注意观察患者有无脑膜炎、运动及感觉性神经根炎等神经系统症状，及早发现、及时干预。

三、护理查房总结

莱姆病是一种经硬蜱虫叮咬传播由伯氏疏螺旋体感染所致的人兽共患自然疫源性疾病。本病 1910 年由欧洲最早报道，受人类活动和气候变化等因素的影响，其发病率不断增高，流行范围不断扩大。近年来，我国莱姆病患者不断增多，苯姆病虽已被纳入法定职业性疾病名录，但尚未被纳入法定传染病管理。莱姆病临床表现多样，诊断、治疗方法尚未统一且不规范，极易出现误诊、漏诊和治疗不彻底，导致病情迁延不愈，或反复发作，甚至导致患者残疾。莱姆病的早期诊断和正确使用抗生素治疗可以有效预防疾病进展，所以早期识别及预防是关键。

四、知识拓展

【蜱叮咬后的处理】

由于蜱的口器内存在大量病原体，因此在除去蜱时，连同蜱的口器一同去除至关重要。当发现皮肤有蜱叮咬时，应首先使用含有麻醉剂及／或抗感染的软膏涂抹蜱叮咬处 15 ～ 20 min，以利于蜱口器放松，然后使用镊子贴紧皮肤，夹住蜱头部后垂直、轻轻地将其拔出，并认真检查取出的蜱是否含有头部及口器，同时严密观察叮咬处皮肤有无蜱的残留成分。将取出的蜱保存好以备鉴定，同时用肥皂和清水清洗蜱附着的部位并使用抗感染软膏涂抹患处。需要注意的是，蜱受到剧烈刺激时其口器叮咬更紧，因此不能使用点燃的烟头、蚊香、氯仿、乙醚、煤油或者汽油等进行去除操作。

【慢性游走性红斑、早期神经系统受累的识别】

1. 莱姆病在早期可表现为游走性红斑，应与皮肤损害表现的离心性环状红斑、匐行性回状红斑、多形红斑、二期梅毒疹、恙虫病及蜱传斑点热等进行鉴别。①离心性环状红斑是一种原因不明的反复发作的环状红斑型皮肤病，好发于躯干和四肢，有离心性扩大的特点。②匐行性回状红斑是指内脏肿瘤所致的游走性、同心性红斑，呈环状丘疹，可出现融合，皮损边缘隆起呈鲜红色或紫红色，内缘可有鳞屑。③多形红斑是多种因素造成的靶形损害即虹膜状皮疹并有不同程度黏膜损害，多呈反复发作特征。④二期梅毒疹多表现为斑疹、斑丘疹、丘疹等，其中以掌跖部斑丘疹、铜红色丘疹最具特征性。⑤恙虫病表现为恙螨叮咬后皮肤出现焦痂样溃疡，周围有红晕，患者合并出现发热及淋巴结肿大等。⑥蜱传斑点热在蜱叮咬后初始表现为粉红色斑疹，之后转变为深色斑丘疹或融合成淤斑及皮下出血。上述疾病的鉴别必须根据病史特点和特异的实验室检查结果进行判断。

2. 神经及精神系统疾病：由于莱姆病累及神经系统病变以脑膜、脑神经、神经根和周围神经损伤最为常见，因此应当与病毒、细菌及真菌感染引起的脑膜炎/脑膜脑炎、脑血管病、脑肿瘤、面神经炎、多发性硬化等进行鉴别；莱姆病慢性期可以表现为精神障碍，例如精神分裂症、双向情感障碍、抑郁症及痴呆等，因此，对于有流行病学史及上述表现的患者进行莱姆病特异性的实验室检查有助于进行鉴别。

案例十一　鼠疫患者的救治和护理

一、病例概述

【病情】

患者，男性，54 岁。主诉：发热、寒战、呼吸急促、轻微咳嗽。

【疾病史】

现病史：2 月 5 日 19：00，患者因发热、寒战、呼吸急促、轻微咳嗽入院。

经调查发现，患者于 1 月 27 日、28 日分别在野外捡到 1 只半死兔并剥皮，给自家放羊的牧民在家煮食。患者 2 月 1 日自觉发热、发冷、浑身疼痛，2 月 2 日乘自行车回到自己家中，并自服感冒药。患者于 2 月 4 日到县医院就诊，并拿药到其儿子家，请镇社区卫生院护士到其儿子家为其输液。护士于 2 月 2 日下午向刚刚接受鼠疫防治知识培训的医生讲述该患者症状，医生怀疑该患者可能是鼠疫患者，因此亲自到患者家看望患者，并以疑似鼠疫患者向县疾控中心报告。

1 月 27 日 15：00 至 2 月 2 日 14：00，患者均在自己家中活动，其间接触了自家雇佣的羊倌；2 月 2 日 14：00 左右接触次子和儿媳。2 月 2 日 15：00 左右，患者由次子接至其家居住，一直到 2 月 4 日 13：00，其间接触了妻子和都呼木移民区的王某（患者与妻子、王某接触时有佩戴口罩）。

2 月 4 日 13：00 左右，患者由次子用私家车接至家里，其间接触了女儿、孙女、孙子；14：20，患者由次子用自家车送往县医院看病，途中未接触他人；14：30，患者到县医院就诊，其间接触了医生 3 人、护士 2 人、B 超师、检验师、药剂师；16：40 左右患者离开医院，返回家后接触了侄儿、妹妹、妹夫。

2 月 5 日 9：00，镇社区门诊护士在患者儿子家为患者输液；16：00 左右，该社区的门诊医生（戴口罩）来到其家中为患者诊察，发现其症状疑似鼠疫，便向疾控中心报告。期间接触患者的还有其侄儿媳 2 人。

2 月 6 日开始，动物流调工作全面展开，在患者家中找到了其所食野兔的尾骨，并进行了检验（骨髓分离出鼠疫耶尔森菌）。对以患者居住地为中心 2 km 范围内的地区进行了拉网式清查病死动物和动物鼠疫监测，在鼠洞密集、鼠迹新鲜的地方开展了挖掘鼠巢的工作，在患者居住地周边地区进行了捕鼠工作；对以患者牧点居住地为中心半径 2 km 范围内地区的猫、狗进行捕杀，并用生石灰消毒深埋；对以患者居住牧点为中心 10 km 范围内的狗进行拴养；对以患者居住牧点为中心 19 km 范围内的牧民进行了鼠疫防治知识宣教。

从 2 月 5 日 19：00 开始，到医院对患者病房、走廊及与患者接触的检验人员和流调人员进行了消毒，随后对患者密切接触者住房进行了消毒。

2 月 6 日对患者儿子的私家车进行了消毒。

【辅助检查】

1. X 线检查：胸部 X 线示右肺上叶和左肺下叶有点片状阴影。

2. 实验室检查：痰涂片和淋巴穿刺涂片检查示镜下可见革兰氏阴性杆菌。细菌培养示患者血液、淋巴结穿刺液、口咽分泌物及病死兔尾中均分离出鼠疫耶尔森菌。

【诊断】

鼠疫。

【用药及治疗】

予链霉素等抗菌药物进行病原治疗，同时予以冰敷，乙醇擦浴等物理降温措施，对症治疗。

二、护理体检、诊断及措施

【护理体检】

T 41℃，BP 140/80 mmHg，P 116 次 /min。右腋下淋巴结 3 cm×5 cm，右颈部可触及 1 个 2 cm×3 cm 淋巴结，听诊双肺呼吸音粗糙。通过对与患者接触者的血清学检测，确定 4 人为鼠疫隐性感染者，当时均无临床症状。

【护理诊断】

1. 有传染的危险：与鼠疫耶尔森菌传播途径有关。

2. 体温过高：与鼠疫耶尔森菌感染有关。

3. 气体交换受损：与肺鼠疫有关。

4. 潜在并发症：出血、感染中毒性休克、DIC。

5. 社交孤立：与严密隔离有关。

【护理措施】

1. 严密隔离与消毒：鼠疫患者和疑似病例应立即分别按甲类传染病进行严格消毒、严密隔离、就地隔离治疗。肺鼠疫和败血症型鼠疫患者应住单人间，严禁与外人接触。患者的分泌物、排泄物应及时消毒，可能污染的物品应严格消毒或彻底焚毁。同时应严格执行消毒杀虫等措施，做到病区及病室无鼠、无蚤。

患者体温正常后，情况良好且符合下列条件者，可解除隔离：①腺鼠疫患者隔离至症状消失后，其淋巴结穿刺液细菌检查 3 次均为阴性。②肺鼠疫患者在症状消失后，每隔 3 天行痰液检查 1 次，连续 6 次阴性。③败血症型鼠疫患者在症状消失后，血培养 3 次阴性。④皮肤鼠疫患者创面每隔 3 天检查 1 次，3 次菌检阴性或创面愈合。

2. 按时测量患者体温，鼓励患者适量饮水，结合药物治疗和物理降温，及时更换汗湿的衣服，避免着凉。

3. 对于肺鼠疫的患者，应将患者置于半坐位或坐位，及时清除其呼吸道分泌物，必要时可行气管切开，以保证呼吸道通畅，并给予吸氧。

4. 密切监测患者的生命体征和神志变化；密切观察患者局部淋巴结病变及其变化情况；观察患者有无呼吸困难、发绀、胸痛、咳痰等支气管肺炎的表现；观察患者皮肤黏膜有无出血坏死，以及有无脏器、腔道出血的表现；准确记录患者 24 h 出入量，及时复查血常规、尿常规、细菌学、血清学等实验室检查，以便及时发现病情变化。

5. 做好患者的心理护理。因严密隔离致患者与外界隔绝，尤其是不能与家人、朋友交流，加之对鼠疫的恐惧等因素，患者很容易产生孤独、被人遗弃、悲观失望甚至绝望等心理反应。护理人员应：①向患者解释隔离、消毒的目的、必要性及具体要求，争取患者的理解和合作。②积极主动关心患者，不可流露出怕被传染的厌恶情绪。③鼓励患者树立战胜疾病的信心，积极配合治疗。④创造条件，可令患者通过电话、视频等使患者与家人、朋友交流，保持与外界的联系，缓解患者的孤独情绪。

三、护理查房总结

鼠疫是鼠疫耶尔森菌引起的啮齿动物自然疫源性疾病，野鼠和其他野生啮齿动物是主要传染源，患病家鼠是鼠疫的重要传染源，肺鼠疫患者是肺鼠疫的传染源。临床上以高热、寒战、出血倾向和休克等为特征，可分为腺鼠疫、肺鼠疫、败血症型鼠疫和其他类型鼠疫等，致死率很高。主要采取支持、对症和抗菌治疗。本病预防是关键，要保持室内环境卫生，避免接触老鼠及跳蚤，加强个人防护等。对患者及家属进行有效的健康教育为重点。

四、知识拓展

【鼠疫的主要传播途径】

1. 鼠蚤叮咬传播：鼠蚤叮咬是主要的传播途径，由此可将动物身上的病原体（鼠疫耶尔森菌）传播给人，形成"啮齿动物→蚤→人"的传播方式。

2. 呼吸道感染：患者呼吸道分泌物带有大量的鼠疫耶尔森菌，可经呼吸道飞沫形成人际间传播，并可造成人间鼠疫的大流行。

3. 经皮肤传播：接触传播。健康人破损的皮肤黏膜与患者的脓血、痰液或与患病啮齿动物的皮肉、血液接触可发生感染。

案例十二　伤寒患者的救治和护理

一、病例概述

【病情】

患者，男，21岁。主诉：高热、食欲缺乏、腹部不适、乏力1周。

【疾病史】

现病史：某酒店餐饮部工作人员，一周前开始发热，午后体温可为40～41℃，伴腹痛、腹泻，无恶心、呕吐，食欲下降，全身乏力，有上呼吸道感染治疗史，用药史不详。

既往史：不详。

【辅助检查】

实验室检查：白细胞计数3×10^9/L，中性分叶核粒细胞百分比56%，淋巴细胞百分比38%，单核细胞百分比6%，未见嗜酸性粒细胞。入院时血培养呈阴性，肥达试验结果示O抗体效价1：160，H抗体效价1：80；入院后第7天复查肥达试验，结果示O抗体效价1：640，H抗体效价1：640。

【诊断】

伤寒。

【用药及治疗】

予左旋氧氟沙星等进行病原治疗，予物理降温、小檗碱（黄连素）等进行对症治疗。

二、护理体检、诊断及措施

【护理体检】

T 40.5℃，P 88次/min，R 28次/min。患者精神恍惚，表情淡漠，反应迟钝（伤寒面容），听力减退。触诊见肝脾肿大、质软，肝区压痛。右胸前皮肤可见数个玫瑰疹，压之褪色（常见于胸、腹、背部和四肢皮肤，为淡红色小斑丘珍，数目少，分批出现），舌尖红、舌苔黄厚。

【护理诊断】

1. 有传染的危险：与伤寒杆菌传播途径有关。

2. 体温过高：与伤寒杆菌感染有关。

3. 意识形态改变：与伤寒杆菌所致神经系统损害有关。

4. 有皮肤完整性受损的危险：与伤寒杆菌所致皮疹有关。

5. 腹泻：与感染导致肠道功能失常有关。

6. 营养失调（低于机体需要量）：与高热及摄入减少有关。

7. 其他潜在并发症：肠出血、肠穿孔。

8. 知识缺乏：缺乏伤寒疾病的预防知识。

【护理措施】

1. 执行消化道隔离：隔离至体温正常后 15 天或体温正常后每周行粪便培养 1 次，连续 3 次阴性者，方可解除隔离；接触者应行医学观察 2 周，对发热的可疑患者应立即隔离；不同病种患者应分室居住，同一病房患者需做好床边隔离，患者的餐具和便器应专人专用，其排泄物、呕吐物和剩余食物应消毒后处理。

2. 发热患者以物理降温为主，必要时遵医嘱使用药物降温。皮疹患者禁用乙醇擦浴；周围循环不良的患者禁用冷敷及乙醇擦浴，避免长时间作用于同一部位，防止冻伤；患者高热期间应注意卧床休息，大量出汗后应用温水擦浴，及时更换衣物、被套，保持皮肤清洁、干燥。

3. 密切观察患者生命体征、意识状态及面色变化。患者神志恍惚、反应迟钝，说明其意识状态已经发生改变，应严密观察以防其加深而进入昏迷；如若昏迷，应将患者头偏向一侧，保持其呼吸道通畅，实施吸痰等对症处理。

4. 保持患者皮肤清洁、干燥，嘱患者皮肤瘙痒时勿抓挠皮肤，穿宽松、棉质衣物，患者高热出汗后，及时更换衣物，防止皮肤破溃感染；保持床单位整洁，防止碎渣、皮屑等刺激局部皮肤；患者卧床休息时应定期帮其翻身，预防压力性损伤，密切观察患者皮疹出现的部位、性质、数量、颜色。

5. 嘱患者及时补水，保持肛门干燥，以免皮肤破损和出血；嘱患者多饮水，进食清淡、高能量、高蛋白的食物；腹泻患者需大剂量补充电解质，反复腹泻者可以使用湿纸巾轻擦肛门，以避免破裂出血。

6. 嘱患者绝对卧床休息至热退后 1 周，休息可减少能量消耗，发热期间应给予营养丰富、易消化、清淡的流质饮食，少量多餐，必要时静脉补液；热退期间应进高热量、高蛋白、高维生素、无渣或少渣的半流饮食；密切关注患者病情变化，防止其跌倒或坠床。

7. 潜在并发症的预防：①有肠出血者应禁食，绝对卧床，密切观察生命体征、意识、便血等情况；遵医嘱使用止血剂或适当输血。禁止灌肠；内科治疗无效时，行手术治疗。②有肠穿孔者应禁食、胃肠减压，静脉输液以维持水、电解质、酸碱平衡，加强消炎药物治疗，控制腹膜炎；密切观察生命体征并做好术前准备。

8. 开展关于伤寒的卫生宣教：嘱患者勿进食生水和不洁食物，注意个人卫生，搞好"二管一灭"，降低伤寒的发病率；宣传伤寒消毒隔离知识，餐饮店、托儿所、自来水厂等从业的人员应定期体检，以便早发现、早治疗。

三、护理查房总结

伤寒是乙类传染病。对于持续发热，伴全身中毒症状，经对症用药未能缓解的患者，应考虑有伤寒的可能，早期做伤寒快速反应试验，早确诊，进行病因治疗，尽早使用氯霉素、氯哌酸等抗伤寒杆菌的药物，同时，做好消毒隔离工作、加强饮食、饮水卫生及个人卫生，把住病从口入关。向患者讲解并发症的有关知识，嘱其当出现伤寒并发症症状时，立即告知医护人员，以便及时进行处理。

四、知识拓展

【伤寒的病因】

伤寒主要由人体感染伤寒杆菌所致。致病菌进入机体后是否引发疾病，取决于所摄入细菌的数量、致病性以及宿主的防御能力等多个原因。伤寒杆菌属于沙门菌属。正常情况下，致病菌随污染的水或食物进入消化道后，一般可被胃酸杀灭，但若入侵数量较多或机体防御机制异常，未被杀灭的病原菌便可进入肠道，并穿过肠黏膜上皮屏障，侵犯肠道淋巴组织，之后再经淋巴管和血液播散到机体多个组织器官中，从而致病。

案例十三　水痘患者的救治和护理

一、病例概述

【病情】

患者，女，30 岁。主诉：全身多发红斑、丘疹、水疱伴瘙痒 2 天多。

【疾病史】

现病史：患者 2 天前出现发热、疼痛等不适症状，自行在外诊所治疗，诊断为"疱疹"，用药不详；服药后发热、疼痛未好转，前胸、后背起红斑、丘疹伴瘙痒；后红斑、丘疹加重伴发水疱及瘙痒，遂入院就诊，门诊以"水痘"收入住院。

既往史：不详。

【辅助检查】

实验室检查：白细胞计数 11×10^9/L，水痘特异性 IgM 抗体阳性。

【诊断】

水痘。

【用药及治疗】

1.皮肤科护理常规，二级护理，清淡饮食，床旁隔离。

2.积极完善相关检查和三大常规、肝肾功。

3.予以更昔洛韦抗病毒，10% 葡萄糖酸钙、维生素 C 降低毛细血管通透性、抗感染，依巴斯汀片口服抗组胺止痒，炉甘石洗剂外用，皮损处大换药等对症治疗。

二、护理体检、诊断及措施

【护理体检】

T 36.6℃，P 84 次 /min，R 20 次 /min，BP 140/78 mmHg。双侧瞳孔等大等圆、对光反射灵敏，伸舌居中，颈软，气管居中，甲状腺未扪及肿大，双侧胸廓对称无畸形，双乳房对称，乳头无溢液，乳房软未扪及确切结节，双肺呼吸音欠清，未闻及明显干、湿啰音，心脏各瓣膜听诊区未闻及明显病理性杂音。腹软，无压痛、反跳痛及肌紧张，肝脏肋下未触及。

全身散在红斑、丘疹，部分红斑中间有水疱，疱壁紧张，疱液清亮；部分水疱已经破溃，形成少许渗液及糜烂面。皮损以躯干、四肢为甚，微感瘙痒；皮疹面积，胸背部 5 cm×20 cm，四肢 10 cm×5 cm，总面积约 150 cm²。患者精神可、睡眠可、大小便正常、舌红、苔薄黄、脉浮数。

【护理诊断】

1.有传染的危险：与病毒通过空气飞沫及接触等传播途径有关。

2.有皮肤完整性受损的危险：与病毒感染、皮肤瘙痒有关。

3.营养失调（低于机体需要量）：与患者发热、食欲减退有关。

4.其他潜在并发症：感染、水痘肺炎、脑炎等。

5.知识缺乏：缺乏水痘疾病的相关知识。

【护理措施】

1.由于本病传染性极强，且自动免疫尚未普及，故一旦确诊，应立即实施呼吸道隔离和接触隔离，且应隔离至全部疱疹结痂或出疹后 7 天，无传染性方可去公共场所；保持病室空气流通，每天用紫外线消毒，患者的呼吸道分泌物及污染过的物品也应进行消毒处理。

2.嘱患者在急性期卧床休息，衣服宜宽大、柔软，被褥平整、清洁，防止因穿过紧的衣服和盖过厚的被子，造成过热引起发痒。观察患者皮疹的形状、部位、数量，是否反复出现，有无增多；水痘患者常有皮肤瘙痒，应剪短指甲，保持手的清洁，避免抓挠引起感染，并注意保持皮肤及口腔清洁。发病期间患者可以简单冲凉，冲凉后吸干身上的水分，再抹上止痒药，以增加舒适度。如有瘙痒，局部可涂擦炉甘石洗剂或口服抗组胺药物；如有化脓可涂抗生素软膏。

3.嘱患者选择高蛋白、高维生素、清淡、易消化的饮食，多喝开水和果汁，补充足够水分；忌食辛辣、鱼、虾等易导致过敏的食物；必要时静脉补充营养，定期监测营养指标。

4.密切观察患者体温变化；水痘患者一般禁用肾上腺皮质激素，若患水痘前，因其他疾病长期使用激素治疗者，应尽快减为生理剂量或停止使用。观察患者有无气促、呼吸困难等肺炎症状，有无头痛、呕吐、烦躁不安，甚至嗜睡等脑炎等症状，一旦发现，及时报告医生，给予相应的处理。

三、护理查房总结

水痘患者应隔离至疱疹完全结痂或出疹后 7 天，对易感接触者实施医学观察 21 天；保持室内空气流通，及时对患者呼吸道分泌物及污染物消毒；接种水痘病毒减毒活疫苗或对有接触史的免疫力低下的易感者，早期肌内注射丙种球蛋白或使用带状疱疹免疫球蛋白可有效预防。

四、知识拓展

【水痘和带状疱疹的区别】

1.首先，水痘和带状疱疹实际都是由水痘－带状疱疹病毒引发的疾病。不同的是，它们属于两种发病过程。水痘多见于儿童，水痘症状消失后，感染的病毒以潜伏形式长期存在于神经细胞中，一旦被某种因素激发，便会暴发成人的带状疱疹。但不是所有被病毒感染的儿童都会出水痘，这也就是说孩童时期没有出过水痘的人，长大后也有可能患带状疱疹。

2.其次，带状疱疹并不具有传染性，但常伴有明显的神经痛。与水痘的散状分布不同，带状疱疹起初的症状表现是皮肤发红，严重的会伴有发热症状，其后皮肤上会出现粟粒或绿豆大小的团集水疱。这种病毒性疾病一般都会自愈，但若及时就医，不仅会加快病愈，也可防止或减轻神经痛后遗症的发生。

3.最后，两者所不同的是带状疱疹还会反复发作，因为疱疹病毒是一直潜伏在神经细胞内的，无法根除。即使皮肤上的疱疹被治愈，与之相伴的神经痛却是长期的，有的可能会持续 1～2 年。但是水痘每个人最多患 1 次。

因此，何为带状疱疹，何为水痘，用我们普通的语言可以理解为，水痘和带状疱疹是由同一个原因引起的，不同的是他们发生的阶段不同。

案例十四　甲型流感患者的救治和护理

一、病例概述

【病情】

患者，女，58岁。主诉：间断发热8天。

【疾病史】

现病史：患者于8天前受凉后出现发热，最高体温不详，伴有明显寒战，间断咳嗽，咳黄绿色痰，无恶心、呕吐，无腹胀、腹痛，无心慌、胸闷气急，无尿频、尿急、尿痛等，遂至当地诊所予以药物（具体不详）静脉输液治疗，发热缓解，3天前患者再次出现发热，体温最高达40℃，伴明显畏寒，今为求进一步诊治，入院就诊，门诊以"肺部感染"收入院。

既往史：体健，否认高血压、糖尿病等特殊病史，否认近10天内到过活禽市场，否认活禽类及人感染禽流感患者接触史，否认食物及药物过敏史。

【辅助检查】

X线检查：胸部X线示右肺下叶（或中叶）大叶性肺炎。

【诊断】

甲型流感、社区获得性肺炎。

【用药及治疗】

1.一般治疗：嘱患者卧床休息，多饮水。高热与中毒症状重者给予吸氧和补充液体。

2.对症治疗：解热、镇痛、止咳、祛痰及支持治疗。

3.抗病毒治疗：遵医嘱使用奥司他韦等药物。

二、护理体检、诊断及措施

【护理体检】

T 36.5℃，P 86次/min，R 20次/min，BP 125/80 mmHg。患者神志清楚，精神稍差，营养中等，正力型体型，步行入病房，查体合作，双侧瞳孔等大等圆、对光反射灵敏，皮肤及巩膜无黄染，浅表淋巴结未触及肿大，颈软，双肺呼吸音粗，可闻及少许湿啰音，腹平软，无压痛、反跳痛，肝脾未触及肿大，腹水征阴性，肠鸣音正常，双下肢无肿大，病理征阴性。

【护理诊断】

1.气体交换受损：与气道内黏液堆积、肺部感染等因素致呼吸面积减少，不能维持自主呼吸有关。

2. 有传染的危险：与病毒通过空气飞沫及接触等途径传播有关。

3. 体温过高：与流感病毒感染，以及细菌引起继发性肺部感染有关。

【护理措施】

1. 评估患者呼吸频率、节律、型态、实验室检查结果，并正确留取痰液检查标本。

2. 指导患者戴口罩，穿隔离衣，将医疗垃圾严格分类处理；告知与患者接触人员佩戴口罩，出入病房前后要洗手及关门，不随便触摸患者及物品。

3. 测量患者的体温、脉搏和呼吸，如有突然升高或骤降时，应及时测量并记录。

4. 嘱患者卧床休息，以减少组织对氧的需要；尽量将治疗和护理集中在同一时间内完成，以保证患者有足够的休息时间。

5. 为患者及时补充营养和水分，患者暂不能进食时可静脉补液。

6. 患者寒战时注意保暖；高热时进行物理降温；大量出汗时应及时更换衣服和被褥，并注意保持皮肤的清洁、干燥；做好口腔护理。

7. 遵医嘱早期应用足量、有效抗感染药物，并注意观察药物疗效和毒副作用。

8. 密切观察患者的生命体征和病情变化，当患者出现高热或体温骤降至正常体温以下、呼吸浅快、烦躁不安、肢冷出汗、尿量减少（小于 30 mL/h）等早期休克征象时，应立即报告医生；准确记录出入量，估计患者的组织灌注情况；在监护室安置专人护理，注意患者保暖。

9. 为患者开放两条静脉通道，用于扩充血容量、纠正酸中毒、使用血管活性药物及吸入性糖皮质激素、抗感染治疗。

10. 实时监测、评估患者的意识、生命体征、皮肤、黏膜、尿量的变化。

11. 正确评估患者营养状况，加强鼻饲及静脉补充营养，增加抵抗力；在实施肠内营养时，应摇高床头防止误吸；监测血糖，控制血糖在正常范围内；定期监测患者生化全套，观察营养评估指标。

12. 每 2 h 观察患者压力性损伤高风险部位皮肤的受压情况，检查受压部位保护措施是否有效；每 2 h 帮助患者进行左右侧卧位翻身，角度为 15°～30°，躯干朝向应与头部朝向保持一致；避免鼻尖、腹部、女性胸部、男性生殖器等部位受压。

13. 关心、体贴患者，向其讲解呼吸衰竭的特点，鼓励患者积极配合治疗；多与患者沟通，有针对性地进行心理疏导；向患者介绍病区环境及管床医生、护士，消除其对环境的陌生感；帮助同病室患者之间建立良好的关系；与患者家属充分沟通讲解手术过程，介绍成功案例，消除患者及其家属的紧张心理。

三、护理查房总结

甲型流感作为传染性疾病，在护理此类患者时，应注意做好隔离措施，加强手卫生及飞沫传播隔离，根据患者病情做好护理计划并实施，加强患者及家属心理护理及健康宣教。帮助患者克服恐惧心理，战胜疾病，恢复健康。

四、知识拓展

【甲型流感的预防措施】

1. 疫苗接种：接种流感疫苗是预防流感最有效的手段。推荐老年人、儿童、慢性病患者和医务人员等流感高危人群，每年优先接种流感疫苗。

2. 药物预防：药物预防不能代替疫苗接种，只能作为没有接种疫苗或接种疫苗后，尚未获得免疫能力的重症流感高危人群的紧急临时预防措施。可使用奥司他韦、扎那米韦等。

3. 甲流的健康教育：①活动。嘱患者平时多参加体育锻炼，注意劳逸结合，增强体质和免疫力。长期卧床及年老体弱者，应经常为其翻身拍背，促进咳痰。②饮食。嘱患者进高热量、高蛋白、高维生素、易消化的流质或半流质饮食。③心理护理。给予患者心理支持，注意其情绪变化。④必要时为患者注射流感疫苗或肺炎疫苗。⑤指导患者遵医嘱用药。⑥嘱患者定时随访复查。

（王晓云、李家英）